（美）杰罗尔德·温特 著
阎少华 译

优雅老去

你的前100岁健康指南

人民卫生出版社

本　书　献　给

我的妻子芭芭拉

译者序

大家可能都知道，药物有两面——疗效和不良反应，但少有人知道，药物还有第三面。在本书中，你将读到一些历史上真实发生的故事，这些故事来自权威医学杂志的记载，有助于你了解什么是相关性，什么是因果性；什么是双盲试验，什么是安慰剂效应；医学科学的进步为什么会一波三折、医疗灾难频频发生；在医学探索的历史长河中，有哪些是真诚的努力，有哪些是故意的骗局；有哪些医者仁心仁术、以身试药；有哪些贩子利欲熏心、忽悠大众；人类的营养需求在哪里获得，膳食补充剂到底该不该吃……如今网络时代，想查一查上述问题的答案也许非常简便，但在乱花迷眼的多个结果中做出明智选择则并非易事。

碎片化的知识如何才能转化为系统的知识，批判性的思维框架如何才能形成，通过本书了解一些医学常识固然是作者所乐见，但作为译者我始终觉得，要是读者朋友能由此学会思辨并逐步形成批判的思维体系，本书作者可能会感到更加欣慰。

本书的作者温特教授是美国纽约州公立大学之一布法罗大学（水牛城大学）的知名药理学教授，他用一个个鲜活的医学故事，抽丝剥茧，娓娓道来，带我们走进医学历史，走近医学前沿，让我们分清事实与迷雾，学会分析与判断。作者在讲解这些事实的时候，除了清晰准确地解释了“是什么”以外，更多的笔墨花在了分析“为什么”上面，令读者思考，让读者回味。正是故事后面的这些“为什么”，才是本书的精华所在，也是作者的真正用意所在。

真正的科学总是欢迎挑战，现代医学科学也是在不断迎接质疑、不断推翻过往的教条中不断在逼近真相。著名物理学家普朗克曾说过这样一句话，大意是“一个新的科学真理是无法通过说服那些反对者而令他们相信的，胜利只能等到熟悉它的下一代人成长起来”。也许普朗克过于悲观了。译者感觉到，作者在书中多处都对本书的读者群体高看一眼，并相信大家有了批判性思维体系之后，今后在面对真相与忽悠的时候，能嘴角上扬，露出超然而自信的微笑。

翻译本书，对译者来说是一次学习知识之旅、塑造思维之旅，也相信读者能有类似阅读体验。知识无涯，思维无价。拨亮慧眼，优雅一生，为自己，为所爱。

译者
2019 年春于北京

不要低眉顺眼，走进那暮年良宵。

老年要像夕阳燃烧，如老骥咆哮。

咆哮，咆哮，勇面时光之凋！

——狄兰·托马斯（英国诗人）

前言

“咆哮，咆哮，勇面时光之凋！”诗人的话，听起来的确慷慨激昂。可是，这一切都是徒劳的！因为人有生必有死。但在死亡之前，我们所有人，都必将经历一个逐渐衰老的过程。在这个过程中，我们都将听命于三个因素：我们自身的基因、我们的运气以及我们的自由意志。而其中只有最后这一项因素，即自由意志，才是我们自己能够掌控的。没错，我们不能战胜死神，但我们都能够直面无知、愚蠢、贪婪和懒惰这些个坏蛋，勇敢地去咆哮。正是这些个坏蛋，让我们很多人，从几乎无病无痛的成年初期，走向过早的无助和过早的死亡。

本书尝试通过系统化地梳理关于衰老、营养、锻炼、药物、荷尔蒙、癌症、脑卒中、心脏病、糖尿病、肥胖、骨质疏松以及阿尔茨海默病等各种病症的相关知识，让大家能真正地理解那些成千上万的信息碎片。为了实现这个目标，我们应该做到美国哲学家威尔·杜兰特多年前所说的那样：“把对难免犯错误的恐惧放到一旁，努力去获得一个全面视野。”互联网的兴起，让我们获得全面视野变得既更加容易，也更加困难了。说变得更加容易了，是因为相关的海量信息，现在唾手可得；说变得更加困难了，是因为如何去选择这些信息，我们都面临着难题。正如赫伯特·斯宾塞（译者注：英国著名哲学家、社会学家和教育家）所说：“如果一个人的知识不成体系，那么他知道的越多，他就会越感到困惑。”

我先举个例子，2009 年的“诺贝尔生理学或医学奖”，授予了三位美国科学家，他们发现了染色体端粒及其受控机制。这一研究成果，对于研究衰老过程和癌症，具有重大意义，因为我们细胞的老化机制有可能在以同样方式令癌细胞也能不停地致命扩散。但是要将这一发现成果，应用到医疗卫生上面，或许还得再等上个几年或者几十年。我通过上网随便一搜就能看到，除了冥想、锻炼和节食等五花八门的办法之外，还有一个叫“TA-65”的神奇东西，声称可以延长我的染色体端粒，据说“TA-65”来源于一种天然植物。网上商家给了我一个诱人的整体解决方案：包括测量我的染色体端粒长度、提供维生素和矿物质补充剂、一次贴心的老年健康管理专家咨询服务（打电话就可以接受咨询服务）以及供应我吃一年的“TA-65”。套餐价格：21 010 美元，而且患者无需参加“医保计划”或“医助计划”等医疗保险。提供这项服务的商家，并没有给出这个灵丹妙药有益于健康的任何相关证据。更让人惊讶的是，1994 年，美国出台的《膳食补充剂健康与教育法》（缩写为 DSEHA），允许任何膳食补充剂，在无需提供安全性及有效性证据的前提下，就可以上市销售。所以也就不奇怪了，“TA-65”的商品说明，就敢声称自己源自一种中草药。

先不说保健品和补充剂，还有另一个问题更需要我们面对。总体来讲，科学是一个美好事物，医学科学更是如此：麻醉术，为多种外科手术打开了便利之门；从前会致命的那些细菌感染，现在已被磺胺类药物和青霉素及其衍生药品所驯服；疫苗，激活了我们的免疫系统，让我们有可能彻底消灭白喉、麻疹、小儿麻痹以及其他许多致命疾病……回顾医学的进步史，我们对这些伟大医学发现的价值，都充满了信心。然而，当我们要亲身面对当今医学进步的一波三折，事情就变得不再那么清晰，不再那么容易判断了。

我们再来看一下，当年那个所谓的“女性保健计划”（WHI）。在20世纪的最后10年，美国有些医生，其中大部分为男性医生，都相信采用更年期补充雌激素的疗法，不但可以缓解女性老龄化的各种棘手症状，而且还可以减少心脏病和骨质疏松的发生。为了证实以上这些好处，1993年开始，美国实施了所谓的“女性保健计划”，并召集了16万余名女性参加该实验。该实验的一个研究项目里，绝经后的女性有的接受了雌激素治疗，有的接受了雌激素加黄体酮两种治疗。这项研究的结果报告发表于2002年，其结果事与愿违，引人瞩目。研究发现，接受以上药物治疗之后，心脏病、脑卒中（中风）、血栓和乳腺癌的风险反而增加了！这让我想起了美国作家马克·吐温说过的那句话：“如果我们所深信不疑的已知是错误的，那么已知要比无知给我们带来的麻烦更大。”这件事也给我们带来更深层次的教训，那就是在医学上，绝不能犯半点教条主义。我们今天的所知所信，仅仅是在以往所知的基础上对事实真相做出的当前最佳推断而已。我们要时刻做好准备，随着大自然秘密的不断揭开，随时调整我们对人类衰老的研究方法。

二十多年前，我写过一本书，是关于营养与健康的。我的出版商、已故的托马斯·兰宁根先生，当时劝我要多写正面的东西。他跟我说：“光靠揭露别人，不会卖好。”确实，揭露骗局，打击虚假，是一种消极做法。著名传染病专家肯特·塞普科维奇这样说过：“我们现在需要的，是一点仙尘，一点魔法，一个不世的天才……他能一眼洞穿问题的实质所在……枯燥乏味、慢条斯理的科学研究看上去总是那样的枯燥乏味和慢条斯理。”值得庆幸的是，关于老龄化和自我保健方面，确实还有很多正面的东西可以写。不过，即使有了托马斯·兰宁根先生的劝告，我还是会偶尔揭露一下那些可能有害的错误观念。不管是在网络媒体还是在传统媒体，你都有机会看到这些有害的错误观念。在本书讨论中，我也几乎都会给大家提供相应的历史背景情况。因为对过去的了解，有助于我们理解当下的不确定性，预知未来的方向。

杰克·温伯格，是当年加州大学伯克利分校“言论自由运动”的领袖人物。他 24 岁那年，曾说过这样一句名言：“不要相信任何年纪大于 30 岁的人。”2014 年，杰克已经 74 岁了。大部分上了一定年纪的人，每当回首往事，也许都能会心一笑，感叹时光流逝，感慨自己思想变化之巨。

说到老龄，不到四十多岁的年纪，很少有人会想到这个话题。对于我们大多数人，也只有到了这时才会不由自主地领悟到：人生并不是一场带妆彩排。也往往到了大约这个年纪，才会有少数幸运儿开始琢磨，如何过好接下来的六十多年。虽然我觉得，本书可以让各个年龄段的读者都能受益，但还是要现实一点。

> 一个人需要一定的年龄阅历，才能认识到生命正在走向终点。更重要的是，你才会认识到，你今天所做的一切，将在很大程度上改变你的余生，影响你以何种方式走向生命的终点。

不幸的是，在能有这个顿悟之前，我们中很多人都会在无忧、无虑、无知的青年时期和中年时期，或吸烟上瘾，或感染性病，或通过肮脏的注射器感染艾滋病，或变得肥胖和罹患其他诸多疾病。不过，已知也好，未知也罢，芸芸众生，皆在冥冥之中任其引领，一路前行着。无论余生几何，我们现在的所作所为，都将深远地影响我们自己的余生。记住，越早开始行动，效果越好。

本书共分三个部分。第一部分：我们生命中的化学物质；第二部分：我们所能掌控的事情；第三部分：我们希望避免的事情。在第一部分，读者将会了解到，药物是如何发挥作用的、药物的生理依赖和药物上瘾的现象。这些我将通过费韦德·特林布太太的经历来加以说明。她时年 87 岁，充满活力。老太太因为过度用药而衰弱，多亏她儿媳妇及时救了她一命。接下来，我将向读者介绍，1994 年出台的美国《膳食补充剂健康与教育法》，来看看这部法案是怎样在事实上允许了那些几乎不受监管、未经测试的各种补充剂产品上市销售的。“老化的大脑——制药行业与饱受诟病的医学顽童”这部分内容，将介绍用于治疗老年痴呆症、焦虑症、抑郁症和精神失常的各种药物。同时我也将用一个具体案例，来警示个别医药领域的不端行为。

本书第二部分共分七章，首先讨论锻炼身体的效果，并给出了一个锻炼计划。接下来从现实和历史的角度，对多种常量营养和微量营养做出了全面综述和介绍。其余各章，分别讨论肥胖、体重控制以及身体功能的增强。

本书的第一部分和第二部分，是第三部分的讨论基础。第三部分各章分别讨论了疼痛缓解、多种疾病的治疗以及可能的预防措施，包括阿尔茨海默病、癌症、脑卒中（中风）、心脏病以及骨质疏松症。最后一章，讨论生命的谢幕，全书结尾。

本书各部分内容既是彼此联系又是相互独立的。我希望本书不论从哪里读起，都能让人开卷有益。因此我不反对有读者想了解减肥或者癌症方面的内容，请直接从第八章或第十三章开始读起。我一直牢记这样一个目标，并贯穿全书的写作过程：本书能为各位读者，不论年龄大小，都提供一套思考体系，从而让我们大家患病失能的可能性最小，让健康幸福长寿的可能性最大。

（美）杰罗尔德·温特

目录

第一部分

我们生命中的化学物质

第一章

认识药物

——药物的正面、反面以及阴暗面

我想先在本章打下一个讨论药物知识的基础。之所以首先讲药物，是因为我们身边充满了各种各样的药物，药物深切地影响着我们健康的方方面面。药物有时候对我们有益，有时候对我们有害。在接下来的几乎每一章，我都会谈到一种或多种药物。首先，我给大家分享一个故事，这个故事是约翰娜·特林布女士讲给我听的，说的是她自己的婆婆，这个案例很好地说明了药物的不良反应有不可预知性，尤其对老年人。

约翰娜的婆婆叫费韦德·特林布，当年87岁，住进了老年公寓的医疗中心。住院的最初原因，是有一天早晨醒来后，她感觉一站起来就会晕倒。她当时在吃的药只有一种，叫“万络”（罗非考昔），这是一种类似阿司匹林的药，用来治疗关节病。

> “万络”因为增加中风和心脏病风险，现已被市场取缔。

在住院后的几个星期里，特林布女士服用了九种不同的药物，其中有三种药都会降低大脑中化学物质乙酰胆碱的作用。这些药的后果也早已清楚，会损害人的记忆力。为了治疗尿路感染，医院给特林布女士服用了呋喃妥因，这是一种常用于泌尿系统感染的抗生素，由于其在尿中浓度非常高，因此医生在治疗尿路感染时常会选用。但由于该药存在一定的不良反应，且不良反应发生的几率常常随着年龄增加而增大，此刻，该药对特林布老太太显露出了不友好的一面。

虽然她们自家人都认为，老太太只不过是因为住院，心里有点烦恼而已，但医院为了完善治疗方案、改善抑郁症状，也是为了防止意外发生，还是给特林布女士服用了两种抗抑郁药物。这些药物，都属于选择性5-羟色胺再摄取抑制剂，缩写为SSRI。成千上万的美国人都在服用以下这些药来治疗抑郁症和焦虑症，这些药物的名称人们大都耳熟能详：百优解（氟西汀）、西酞普兰、百可舒、左洛复（舍曲林）和立普能。选择性5-羟色胺再摄取抑制剂有一种潜在副作用，称为血清素综合征，包括激动、意识混乱甚至抽搐。现在还已知，有大量其他药物也会增加选择性5-羟色胺再摄取抑制剂所引起的血清素综合征的风险，这其中的一种，就是曲马多。曲马多是一种类似吗啡的药，用于止痛，医生给特林布女士也开了曲马多。几周之后，她就出现了血清素综合征。遗憾的是，人们都忽视了这一点，没有及时给她停药，她被误诊为阿尔茨海默病。

幸运的是，特林布女士的儿媳妇约翰娜注意到了这种副作用。经与医护人员协商，把最近所开的各种药物全部停掉了。用约翰娜的话来说，“停药后，婆婆的神智恢复了。（阿尔茨海默病呢？怎么不见了？！）不仅神智恢复了正常，而且老人的身体状况也有所改善，能够进行日常的各种活动和锻炼了（这与她刚开始服用那些药物时卧床不起、神志不清的状态形成了鲜明对照）。婆婆身体恢复得非常好，我们去看她，她能和我们一起出门了，去她最喜欢的海鲜餐馆吃牡蛎，喝白葡萄酒，这让我们大家都欣喜不已。婆婆是2008年10月去世的，在去世前的最后几个星期，她一直在夸我们大家，说我们把她照顾得非常好。婆婆对家人的疼爱、感激和夸赞之情，溢于言表……”

约翰娜所讲的这个案例，虽然很令人感慨，但也只不过算一次医疗个案，医疗政策和医疗实践并不会因此而有任何改变。现代医学取得了巨大的进步，也存在固有的局限。药物不良反应的发生并非医者的过错，而是药物与生俱来难以回避的，药物就像一把双刃剑，在发挥正常的治疗作用的同时，也带来我们不希望看到的副作用，这种副作用难以在某个个体身上提前预知，只能通过用药后的观察来发现。后面我会继续多讲一点有关药物的知识，还会告诉大家一个近期的研究结论。

该结论完全支持这个观点：对老年患者联合应用过多品种的药物，其结果往往是弊大于利。药物无法医治全部的疾病，对于某些老年患者，药物的使用可能带来益处，也可能降低带病生存的质量，这取决于患者对药物的反应，也取决于患者自身的要求，需要双方细致磨合。

药理学是医学的一个分支，它研究的是化学物质与生命系统的相互作用。药理学家和医生所感兴趣的生命系统，就是人体。如果某些化学物质对我们有害，我们就称之为毒药或毒素，研究这方面的药理学，称之为毒理学。如果某些化学物质，能够治疗、预防或缓解疾病，我们就称之为药物，研究这方面的药理学，称之为治疗药理学或临床药理学。为了帮助大家对五花八门的药物能有一个更好的了解，下面我引入药物受体这个概念，并以费韦德·特林布女士的用药为例加以说明。

首先，来说说药物的名称。大家可能已经注意到了，在上面列出特林布女士所用药物的时候，我是这样写的："万络"（罗非考昔）、"Macrobid（呋喃妥因）、"Ultram"（曲马多）。括号外面的是药物的商品名，也叫专用名；括号里面的是药物的通用名。本书中，我一般主要采用药物的通用名称，除非商品名已深入人心，我才会同时也给出它的商品名。

我们继续来看特林布女士的案例。为了说明问题，我要对她所用的其他药物做个猜测。我们知道，有两类5-羟色胺再摄取抑制剂，先假设是氟西汀和西酞普兰。而剩下的四种药，可选择的范围就太大了。给老年人常用的有阿普唑仑、氯氮平、美托洛尔和氢氯噻嗪。另外，准备治疗“阿尔茨海默病”的药是多奈哌齐。

罗非考昔、呋喃妥因、曲马多、氟西汀、西肽普兰、阿普唑仑、氯氮平、美托洛尔、氢氯噻嗪、多奈哌齐。我的天啊！这么多药物，它们怎么知道自己应该要去哪儿啊？但我们知道，我们希望这些药去该去的地方：呋喃妥因去尿道，美托洛尔去心脏，氟西汀去大脑，等等。上面问题的答案很简单：药物们不知道它们要去哪儿！实际上，它们哪里都能去。除少数例外，药物吃下肚之后，先由肠道吸收，再通过肝脏，最后进入血液循环。药物一旦进入血液，就将到达全身每一个细胞，深入全身每一个组织。于是就引出了药物受体的概念，药物通过附着于一种叫作受体的细胞结构而产生药效。受体很挑剔，它只对某种药物有反应，而对其他药物没反应。特林布女士所吃的药物，到达了她全身各处，但只对那些有合适受体的组织产生了药效。

如果药物能到达身体的每一个细胞，那么它会不会去到我们不希望它去的受体呢？那些不相干的受体，又会不会产生我们所不希望的药物效果呢？答案是肯定加确定！吗啡就是个很好的例子。吗啡提炼于罂粟，是用来缓解重度疼痛的首选药物。

> 约翰·霍普金斯医学院的创始人威廉·奥斯勒医生，把吗啡称为“上帝的自备药”。

吗啡的止痛作用之所以如此神奇，是因为它能作用于大脑和脊髓中的受体，从而减轻各种剧痛。然而，我们身体的消化道中也存在吗啡的多种受体。当消化道中的受体接受吗啡的作用之后，肠胃蠕动能力就会减弱，就会导致便秘。那你可能会说了，拿便秘来换疼痛，这买卖不挺合算的吗？但是你可要知道，便秘这种事其后果可大可小，尤其对老年人来说，绝不可掉以轻心。罗宾·威廉先生，就是在手术后用了吗啡，结果不得不把神父都召唤了进来，“作法驱魔”，给他排便。不过，还是让我们先把这个话题说完整吧。有时候，我们不还需要故意诱导便秘吗？是的，确实是这样。过去很多做了父母的人都知道，某种止痛剂可以用来治疗儿童腹泻。这种止痛剂，就是鸦片的酊剂，是天然吗啡。当然现在临床对付腹泻自有其他良药了。

药物受体的概念，是理解药物作用的基础。在接下来的各章内容里，我会经常提到这个概念。为了讲解大家都有可能接触到的各种药物，下面我还要再引入三个定义：药物耐受性、药物身体依赖性和药物成瘾。我还是以吗啡为例，来说明这三个概念。

假设我得了转移性癌症，疼痛难忍。医生给我开了吗啡，止疼效果非常好。但是过了一段时间，为了维持镇痛效果，必须给我加大吗啡剂量才行，这时就可以说，我对吗啡的止痛效果产生了耐受性，这种耐受性可以通过不断加大药物剂量来克服。几个月之后，我接受的吗啡剂量会达到相当大的程度。要是在我还没形成吗啡耐受性之前，这样的大剂量可能早就要了我的命了。药物耐受性，就其本身而言，其实是件好事。

在接受吗啡止痛期间，我的大脑除了经历了一个耐受性的变化之外，同时还经历了一个适应性的变化过程。然而，我自己是完全意识不到这些的。只有当吗啡停药之后，这些适应性才会显露出来。停药之后产生的各种体征和症状，统称为戒断综合征或停药综合征。这时就可以说，我身体对吗啡产生了依赖性。换句话说，当产生了身体依赖性之后，就必须继续服用吗啡，我身体才能正常工作。只要给我用上所依赖的药物，我就不会出现停药综合征。

长期使用吗啡所产生的身体依赖，还有一个更通用的叫法，叫做类鸦片身体依赖性。这个术语所体现的是，不管是从鸦片中提取的海洛因，还是人工合成的麻醉剂，如哌替啶和美沙酮，很多类似吗啡的药物都会产生类似的身体依赖性。类鸦片停药综合征，常常被描绘得非常戏剧化，比如电影《绵绵雨夜》《金臂人》《迷幻列车》里都有所描述。威廉·伯勒斯在其经典著作《瘾君子》中，也描述了他自己的亲身经历。这些症状包括：坐立不安、焦虑、呕吐和腹泻、流鼻涕、肌肉酸痛、发冷、发热以及出汗，跟重度流感的症状非常相似。你一定还记得自己上次得流感时的惨样，要是有谁能瞬间救你于水火，你是不是都会恨不得要啥给啥、付出一切了？！因此，正是人们对药物的依赖性和对戒断综合征的畏惧，贩毒生意才一直兴隆。因为停药综合征的严重程度，直接取决于类鸦片药物的受体内药物的流失速度，所以在医生指导下，通过逐渐减少剂量，是可以把停药的不适症状减到最轻的。

药物耐受性和身体依赖性，是不可避免的药理现象，这与个人意志力毫无关系。作为人类，实际上包括一路进化到今天的所有动物，都会对某种药物产生身体依赖。至于药物成瘾，则是另一回事。药物成瘾的定义多种多样，但没有一个能令人彻底满意。美国药物成瘾学会，目前给出了一个生物学上的定义：药物成瘾是大脑回馈、动机、记忆和相关回路的一种本源性、慢性疾病。既然大家在药物成瘾的定义上无法统一，那我倒是倾向于使用一个更具可操作性的定义，即药物成瘾是一种不由自主地、不受控制地、渴望药物的一种行为状态，这个定义是美国国家药物滥用研究所的前任所长阿兰·莱斯纳医生提出的。

我们刚刚讲过，吗啡可以引起身体依赖。事实上，只要我们都一致认为出现了停药综合征，那么这种药物，都可以符合我们的药物成瘾定义。直到不久以前，人们普遍认同的身体依赖有两种：一种是刚才讲的类鸦片；另一种是乙醇、巴比妥类。第二种身体依赖，酗酒者会对酒精产生身体依赖，一旦戒断酒精或者类似药物，就会出现戒断综合征。毫无疑问，长期酗酒或吸食鸦片，就会导致成瘾，即身体无法控制对其渴望。下面我们再来看看另外一种成瘾。

丹尼尔·戴维斯去找他叔叔共进午餐，他已经好久没见过他叔叔了。面前的叔叔表情僵硬、坐立不安、身形憔悴、神经兮兮。“这次戒烟我可遭老罪了，从没有这样难受过。”他说他不能入睡，不能集中思想，啥事都想不了。这已经影响到他的工作、婚姻和日常思维了。很多人可能已经看出来了，这就是戒烟综合征。丹尼尔的叔叔是个烟民，他的成瘾药物，就是尼古丁。他叔叔的症状，就是尼古丁戒断综合征。

我说过，身体依赖并不等于成瘾，但是一旦身体对尼古丁产生了依赖，想去逃避戒断综合征的这种念头，就会成为继续吸烟的强大动因。套用英国作家托马斯·哈代的说法，一旦你遭受过戒断综合征的折磨，小小的救济（复吸）都会令人欣喜不已。虽然烟草行业多年来一直否认，但吸烟者跟海洛因吸食者是一模一样的，他们都是成瘾者。

四十年前，一位国际权威人士，曾经信誓旦旦地说过，可卡因永远不会成为一个主要社会问题，因为可卡因不会产生身体依赖。今天我们知道了，可卡因、甲基苯丙胺以及其他各种兴奋剂，都是很强的成瘾药物，只不过它们的戒断综合征轻微一点罢了。以兴奋剂为例，或许可以很清楚地阐明，重度戒断综合征与成瘾二者之间的区别所在。

> 除了吸烟者之外，我们当中很少有人会在以前曾经有过药物成瘾，但实际上，我们每个人都会在将来受到某种能产生身体依赖性的药物作用。

我刚讲过了吗啡和酒精，我还要加上各种抗抑郁药、安眠药、5-羟色胺再摄取抑制剂以及咖啡因。没错，咖啡因也会产生身体依赖，咖啡因戒断的最典型症状就是头痛。很多经常喝咖啡、喝茶或者喝含咖啡因饮料的患者，在手术之后，除了正常的术后疼痛，还会伴有剧烈的头痛。这是因为术前术后的这段时间里，饮食中没有了咖啡因，于是就出现了咖啡因戒断综合征。现在，只有少数医疗机构已经意识到了这种不同寻常的并发症，因此会在术后给患者小心地用上一些咖啡因来缓解头痛。

为什么说老年人及其家属对药物耐受性、药物身体依赖和药物成瘾需要有一个基本的认识非常重要呢？原因有两点：一是除了停药所带来的不适感之外，停药综合征很有可能与神志功能老化相混淆，尤其对老年人来说，容易被误诊为老年痴呆症，从而带来严重后果；二是医生往往因为无缘无故地担心药物成瘾，不愿意给患者开足够剂量的类鸦片止痛药。正如我前面讲的，身体依赖不是成瘾。用恰好适量的药物来治疗疼痛，也许会导致身体依赖，但患者并没有成瘾。据估计，在印度，给患者的吗啡用量，只有不到应给剂量的十分之一。即使在美国，对疼痛的治疗尤其是对晚期患者，也常常未能达标。本书第三部分，我会专门讨论疼痛及其治疗。

在本章开头，我介绍了约翰娜和费韦德·特林布女士的案例，说明了老年人过度用药及其可能的危害。在本章结尾，我要给大家介绍一项称为“老年人多种用药的系统化停药方法的可行性研究”。这项工作的研究人员是两位医生——多伦·戈芬科尔和德瑞里·曼金。他们的研究结果发表在 2010 年的《内科医学档案》杂志上。通过排除癌症患者以及预期寿命小于 3 个月的患者之后，他们召集了 70 名参与者，这些患者平均年龄 82.8 岁。所有参与该研究项目的患者，都不是独居，26% 的人无需照顾并可自主行动，57% 的人身体虚弱，但仍可以自行走动，17% 的人需要一定的日常生活照料。可想而知，这把年纪的老人，肯定都患有这样那样的疾病。有四分之一的参与者正在接受五种病症的药物治疗，同时服用多种药物。63% 的人有高血压，57% 的人有痴呆症，43% 的人有抑郁症或焦虑症。其中很多人有糖尿病、高脂血症、心脏病和骨质疏松症，也都在服用各种药物。

研究开始时，参与者每人平均接受 8 种药物。研究人员采用了“最优化老年温和用药程序”。这其实就是一种有步骤地“质疑与决策”的用药过程：继续用药、换成另外一种药、减少用药量、完全停止用药。

研究结果之好，非常令人兴奋。当然，我们大家都已经知道了前面特林布女士的故事，对这个结果也就不会感到意外了。从患者角度来看，88% 的参与者感到整体健康状况改善了，情绪好转了，思维能力也提高了。超过 58% 的药物都停用了，只有 2% 的药物需要继续服用，只有 6 名参与者，未能做到停药（停用至少一种就算停药）。参与者没有出现明显的不良事件。我说过，一开始有 63% 的参与者都在接受高血压的治疗，而现在 84% 的高血压药物都停掉了。所有阿司匹林及其类似药物也都停掉了，当然，这又在预料之中。2009 年，美国医疗预防服务工作组指出，没有证据支持，需要向超过 80

岁的老年人推荐阿司匹林。

还有一类药物，值得提请大家注意，就是治疗情绪失调和行为失调的那些药物，这些疾病包括焦虑症、抑郁症、明显精神分裂症等一系列疾病。戈芬科尔和曼金两位医生研究的这群患者当中，有36人（占比51%）在接受抑郁症的治疗，33人（占比47%）在服用5-羟色胺再摄取抑制剂，8人（占比11%）在服用抗精神病药物。在采取他们的用药策略之后，三分之一的5-羟色胺再摄取抑制剂可以停药，有3人继续服用抗精神病药物。那36人中，只有1人需要继续接受抑郁症治疗。在后面章节我还会继续讲到这些药物，但在这里我要先指出，这些抗焦虑症药物，被称为苯二氮䓬类药物。大家可能都熟悉以下这些名字：阿普唑仑、氯二氮平、地西泮、氟硝西泮、氟西泮、劳拉西泮、奥沙西泮、三唑仑。我还要指出，长期服用此类药物可以导致身体依赖。苯二氮䓬停药综合征包括：失眠、颤抖和严重焦虑。这类药物的身体依赖性被大众所认知，是源于1979年著名的舞蹈家芭芭拉·哥顿的作品《我心飞扬》，该书中有她停用安定（地西泮）之后症状的生动写照。不过，这种苯二氮䓬类药物至今仍在继续广泛用于老年患者。它除了加重患者意识混乱和身体依赖性之外，还是导致跌倒受伤的主要原因。

我们知道，对老年人的过度用药治疗，也是一种疾病，而且是后果严重的一种病。要特别注意：同其他疾病一样，过度用药的处理也需要有经验的专业人士来进行最好。在患者、患者亲属以及开药医生三方之间没有进行协商之前，绝不可随意停止用药。

第二章

膳食补充剂

——谁在为我们的健康把关

对很多人来说，对本章副标题的回答，自然是“美国食品药品管理局”（缩写为 FDA）。因为 FDA 获得了大家的普遍信任。最近关于处方药的一项调查表明，有十分之四的成年人相信，FDA 只会批准那些特别有效的药物；四分之一的人相信，经过 FDA 批准的药物，不会有严重副作用。但事实上，如果某个药物的收益与风险比率为正面，FDA 就会批准它。换句话说，如果某种药物的预期好处大于其预期害处，就会得到批准。批准的依据，也往往是基于有限的患者数量和较短的观察周期。另外，FDA 在批准新药的时候，常常要面对巨大的政治压力和商业压力。

如果说连 FDA 对于处方药的批准程序，都并非完美无缺的话，那么对于膳食补充剂，这些与健康息息相关而又不需要医生处方的产品，对它们的监管就更加薄弱啦！那么这种尴尬局面，该由谁来负责呢？这个问题，我们可以在 1994 年通过立法的、美国《膳食补充剂健康与教育法》里面的相关条款找到答案。稍后，我会回过头来再谈这部法案。

虽然 FDA 成立于一百多年前，但直到 1930 年，它才有了目前的名称。那时候 FDA 的管理职责还仅限于监管虚假宣传和欺骗宣传，而且就连这么一丁点权力，还经常受到挑战而被诉至法庭。FDA 能有今天的地位，还要多亏历史上的两次医疗灾难。

希尔德加德·多马克，是个六岁小女孩，活泼可爱。有一天，她手里拿着绣花针从楼梯上下来去找妈妈。结果从楼梯上摔了下去，绣花针扎进了她的手掌。绣花针直达腕骨处并且折断了。这事发生在德国，时间是 1935 年。希尔德加德接受了很好的医院治疗，拍了 X 光片，做了手术，取出了绣花针，伤口缝合，小姑娘回到家里。几天后，她的手开始红肿，沿着胳膊出现了一条红色斑痕。这条斑痕非常像链球菌感染的症状。在当时情况，截肢是唯一办法，而且也未必能保住性命。

在这三年前，希尔德加德·多马克的父亲格哈德·多马克，当时在德国“I·G·法尔本公司”的实验室工作。他发现了一种新药，后来被称为“百浪多息”。但由于该药当时还没有经过患者的广泛测试，因而还不能上市使用。生死攸关时刻，他给自己女儿使用了这个未经证实的药物，女儿的命保住了。“百浪多息”是一种新药——磺胺类抗菌药的首个药物。多马克医生的这个发现不仅救了他女儿一命，而且后来还为他赢得了 1939 年的“诺贝尔生理学或医学奖”。

遗憾的是，多马克医生未能前往瑞典领取该奖。因为在这之前，德国和平主义者卡尔·冯·奥西茨基，刚刚获得了“诺贝尔和平奖”，希特勒对此非常恼火。

到了 1937 年，全世界有十几家公司都开始销售一种或多种磺胺类药物。这种新药的一个缺点是难溶解于水，也难溶解于其他用来制作糖浆和酏剂的溶液里。美国田纳西州布里斯托市的马辛吉尔制药公司在二亚乙基乙二醇中找到了解决这个问题的方法，并开始销售一种口服的甜味“磺胺酏剂”。有 100 多个美国人，包括十几名儿童，服用该药之后死亡。罪魁祸首，就是二亚乙基乙二醇。马辛吉尔药厂因此被罚款 2.1 万美元，这是根据 1906 年出台的《食品与药品法》作出的处罚，法律依据是基于酏剂名称下的药物中不能含有酒精，而在当时还没有关于临床上使用未经测试药物的相关法律限制。虽然 1906 年的《食品与药品法》在 1912 年做出了修订，但也还是仅仅禁止药物的虚假宣传和欺诈宣传而已，对销售未经测试的药物仍未做出禁止。1938 年，立法工作对“磺胺酏剂”很快做出了反应，出台了美国《联邦食品、药品与化妆品法》，这一法律是美国历史上首次授权美国 FDA 有权要求所有药物上市销售之前都必须证明安全。然而，《联邦食品、药品与化妆品法》仍然没有要求药物必须证明其有效性。有关这方面的立法工作，还要再等上 24 年，直到发生了比“磺胺酏剂”事故还要严重得多的、第二次医疗灾难事故。

怀孕早期会恶心和呕吐。几乎所有母亲，都对孕吐这个名词不陌生。有很多药物可以用来治疗孕吐，但都不太理想。1956 年，一家德国药厂推出了沙利度胺，商品名叫“反应停”，这药本来是用于治疗失眠的，无需医生处方即可购买，这直接反映出该药的安全性非常之好。很快，这个药也被用于治疗孕吐。该药的使用范围，从德国普及到欧洲其他国家以及加拿大、澳大利亚。为了在美国销售，根据《联邦食品、药品与化妆品法》，该药必须证明其安全性。这事看起来很容易做到，因为该药从未因过量使用而导致死亡，即使用它来企图自杀都没用。该药在美国的销售商理查森－迈乐公司，给沙利度胺起了个商品名，叫“Kevadon”。负责该药评审的 FDA 职员是位新人，名叫弗朗西斯·奥尔德姆·凯尔西，是个医学博士。令理查森－迈乐公司管理层气恼不已的是，这个新来的凯尔西女士，不但是一位有着医生背景的药理学博士，而且还是个锱铢必较、一丝不苟的人。用斯坦利·沙因德林的话来说，她就是个“吹毛求疵”的人。

1960 年年底一期的《英国医学杂志》刊登了一封署名莱斯利·弗洛伦斯医生的来信，信中指出，“总的说来，沙利度胺没有什么毒性，但有四名服用该药的患者出现了神经损伤的情况。”当年读研究生的时候，凯尔西博士曾经参与过“磺胺酏剂”的毒理研究工作。看到这封来信之后，她坚决顶住理查森－迈乐公司给她顶头上司的持续压力，继续押后对沙利度胺的批准进度。之后不到一年，德国出现了一种罕见新生儿症状案例的急剧增加。这种新生儿畸形，被称为海豹肢症（短肢畸形）。畸形婴儿的四肢，就像海豹的鳍一样，而且由于内脏也存在发育不良，这种婴儿有十分之四会在一年内死亡。发现这种畸形与沙利度胺有关的，是一位儿科医生，名叫维杜金德·伦茨。德国政府迅速把该药从市场撤除了。尽管反应迅速，但还是有大约 1 万名受到沙利度胺侵害的婴儿在德国出生了。而在美国，却仅有 17 个这样的患儿出生，这要多亏那个“吹毛求疵”的凯尔西博士。既然美国并没有批准该药上市，那么怎么在美国还是会有 17 个这样的婴儿出生了呢？原因就是，理查森－迈乐公司在等待 FDA 的审批期间，赠送过免费的药物样品！

1962年10月10日，约翰·肯尼迪总统签署法令，批准《1962年药物法修正案》，即"基福弗–哈里斯修正案"。该法案赋予FDA更广泛的权力，即监管药物上市销售之前的实验工作，其中就包括药物要证明其有效性。直到今时今日，制药企业与FDA之间，关于药物批准程序的争吵早已是家常便饭，争吵的最大焦点就是抱怨官方批准的速度太慢。要我说，有了"沙利度胺"的前车之鉴，还是慢点批准为好吧！

2012年3月，犹他州参议员奥林·哈奇提出了一项议案，旨在加快FDA的审批进度。用他的话来说，"患者的治疗，不应受到政府官僚体制的拖延"，稍后我会再多介绍一下哈奇参议员的背景。不过，大多数人现在会同意说，FDA现在有了相应的资源和法律手段，可以来保护我们，免受危险药物或无效药物的伤害了。至于膳食补充剂，这话就没人敢说了。

几乎每个美国人，都熟悉动画片"唐老鸭"，以及它特有的略带嘶哑的呱呱叫声。然而，可能很少人知道，"鸭子呱呱叫"这个词（quack），在英语里还有庸医的含义。庸医就是江湖骗子，假装自己懂点医学，靠蒙人骗钱。

2014年全年，美国人花在所谓膳食补充剂上面的金钱，高达300亿美元（对，没错，就是300个亿！）。这一事实令我相信，很多人还都不清楚，江湖骗术在美国是有法律庇护的。这个法律，我指的就是，1994年出台的《膳食补充剂健康与教育法》。

在《膳食补充剂健康与教育法》中，膳食补充剂被法定为维生素、矿物质、草药或者其他植物产品、氨基酸以及所有这些东西的混合物。与药物不同，FDA 无法要求膳食补充剂的厂家来证明其产品的有效性，即产品说明要与产品效果相符。还有一点，也与对药物的监管不同，即膳食补充剂的销售者，无需证明其产品的安全性。相反，某个膳食补充剂的不安全性，要由 FDA 来负责证明。2013 年，FDA 的全年经费预算只有 45 亿美元，这点资源根本不可能完成那些安全性测试。更要命的是，在某个膳食补充剂上市之前，FDA 还无权审批其广告。正如某膳食补充剂的商人所说的那样，"在被抓到之前，老子早就赚得盘满钵满了！"膳食补充剂这类广告的套路，一般都是上来先说某种疾病，比如癌症，然后再去描绘一种"大自然恩赐我们的灵丹妙药"，接着连篇累牍地堆砌各种安全、各种天然的字眼。直到最后面，才会有关于 FDA 的字样："本广告的说法，尚未经过 FDA 审批……本产品不可用于诊断、缓解、治疗或预防任何疾病。"1994 年，《膳食补充剂健康与教育法》刚刚出台那年，美国市场上膳食补充剂产品，共有大约 9000 个品种。而到了今天，其品种数量已经超过了 6 万个，而且其中大多数产品的有效性和安全性，都未经过证实。

如今我们常常听到人们抱怨政府监管，说政府监管会侵犯我们作为美国人的自由云云。事实上，2012 年的美国总统选举，在很大层面上，都是围绕政府在社会中应该扮演何种适当角色而展开的。其中一方强烈要求减少政府监管，弱化政府角色。我需要政府机构来告诉我哪里才让吸烟吗？我需要政府官僚们来告诉我该去买医疗保险吗？为什么不允许我售卖没有灭过菌的生牛奶？为了抵制肥胖，是不是将来某一天，州际高速公路系统还要设立磅秤检查站，除了要检查货车的重量，还要称一称人的体重？以上所有这类问题，实际上都经不起推敲，我一个也不想回答。不过，鉴于前面所讲的"磺胺"和"磺胺酏剂”的案例，我们大多数人都会同意这一点，即药物监管，可以保护我们的生命。既然如此，那《膳食补充剂健康与教育法》又是如何出台的呢？理由何在呢？保罗·莱伯在2002年说，该法案采用了“类似英国作家奥威尔的作品《1984》里所讲的那种手法。国会（立法机构）把那么多完全符合药物定义的、成千上万种的化学物质，另外起了个名字，叫作膳食补充剂。”2009年，彼得·科恩，也表达了他的看法，“在FDA没有被授权去监管膳食补充剂之前，将有千百万的美国人，为了那些子虚乌有、未经证实的所谓健康好处，继续让自己暴露在极大的风险之中。”

《膳食补充剂健康与教育法》的颁布源自犹他州人们的健康情况。这部法案也是该州参议员奥林·哈奇个人色彩的体现。1993年7月，哈奇先生向国会参议院提出该议案，说“膳食补充剂能促进健康，预防疾病。”他还说，在犹他州，由于健康的生活方式和“普遍使用膳食补充剂以及草药”，使得犹他州在癌症和心脏病的发病率方面与众不同。

没错，犹他州的居民身体确实比较健康，该州的癌症和心脏病死亡率，在全美各州的排名最低。但是，在我们把这一事实归功于膳食补充剂之前（哈奇先生所说的是补充剂的功劳），请允许我把摩门教这一因素，也作为可能的原因之一。犹他州的六成居民，都是“耶稣基督后期圣徒教会”（俗称摩门教）的信徒。

摩门教有一个核心特色，就是其创立者约瑟夫·斯密斯在1833年接收到的那个神谕——《智慧语》。基于神的启示，大多数摩门教徒都不喝咖啡，不喝茶，不吸烟，不饮酒，不用违禁药物，而且还被鼓励多吃水果和蔬菜谷物，极少吃肉。在阅读了《膳食补充剂健康与教育法》以及本书第八章中关于地中海饮食方式之后，你也许会认同一个摩门教徒营养学家所说的，美国的营养指南与《智慧语》的说法是一致的。犹他州的吸烟者比例也是全国最低的，除了5个州以外，犹他州的肥胖比例也比其他各州都低。

我与奥林·哈奇议员的争论焦点不在于政治。他是老练的民选政客，他的大部分竞选经费还要指望犹他州的膳食补充剂厂家呢。他的儿子斯科特·D·哈奇，是首都华盛顿游说公司——沃克-马丁-哈奇公司的创始人之一，也是一名效力于美国营养食品协会的注册说客。哈奇先生关注的领域很多，如行动自由、个人责任自由、自由企业精神、消费者自我保护权利、在家乡创造就业机会等。因此，不难理解为什么哈奇议员更赞同一种比较温和的政府监管，就像《膳食补充剂健康与教育法》那样。哈奇议员把该法案的胜利，看作是消费者健康自由的体现。斯蒂芬妮·门西摩尔是一位犹他州居民，也是《琼斯母亲》杂志的作者。她认为《膳食补充剂健康与教育法》确实促进了自由，她说："它促进的是人们心甘情愿、勇当试验小白鼠的自由，为了一个产值高达亿万美元的行业、一个大部分基础都构建于欺诈之上的行业。"

我与哈奇先生的争论焦点在于科学。我们怎样去获得知识？我们怎样去发现真理？比如，我们怎样才能判断出，犹他州居民相对比较健康的身体状况，是因为哈奇先生所认为的吃了膳食补充剂的结果，还是如我所认为的，在很大程度上是该州60%居民不吸烟、不饮酒和不肥胖的结果呢？这道选择题很简单。通过一丝不苟的、公正的科学调查即可找到答案。这样的科学调查，已经获得了无可辩驳的真凭实据，并且早已告诉我们，吸烟是癌症的首要原因，酒精会导致一系列医疗和社会危害，而肥胖则能极大增加糖尿病和心脏病的风险。但是，却没有哪怕一丁点可以与此相提并论的证据能够表明，我们的健康会因服用膳食补充剂而得益，哪怕是那些所谓最有益健康的补充剂，比如维生素。更何况，正如我下面所要说明的，很多在《膳食补充剂健康与教育法》这面大旗庇护之下、大行其道的各种膳食补充剂，根本就谈不上任何益处。

2012年中，我在谷歌搜索栏里敲下“膳食补充剂”几个字，返回了3800万个结果。坦白讲，我没有挨个看一遍。我只挑了两个例子来加以说明，它们分别是维生素B_{17}和“OxyElite Pro”（减脂精英）。这二者加在一起，正好体现了《膳食补充剂健康与教育法》这部法律，在关乎美国民众健康方面是多么彻头彻尾地愚昧无知。

我们所有人在人生的某个阶段，都会直接或间接地受到癌症的困扰。虽然现代医学已有很多手段可以用来治疗癌症，比如手术治疗、放射治疗、化学治疗等，但很多情况下，癌症还是无法痊愈。另外，昂贵的治疗费也在不断上涨，无论你是否买了医疗保险，治疗费都超出了许多人的经济承受能力。医学和经济上的力所不及之处，就让膳食补充剂这家伙钻了空子，比如苦杏仁苷，也叫扁桃苷或维生素B_{17}。

> 在讨论营养素的第六章，我并没有提到维生素B_{17}，因为营养科学和医学科学并不认同维生素B_{17}的存在。然而我们别操心，维生素B_{17}这个名字，听上去依然是那么的“自然”、那么的“悦耳”。

大部分膳食补充剂，实际上都没什么有效成分，只是充当安慰剂效应。但与一般膳食补充剂不同，苦杏仁苷却是一种毒素。纽约州阿提卡市小女孩伊丽莎白·汉金的故事，就是个悲剧案例。当时，伊丽莎白的父亲得了癌症，在吃一种含苦杏仁苷的产品。也许是受到了维生素B_{17}的忽悠所致，他以为所吃的药物没有什么危害。当时，小伊丽莎白才11个月大，无意中吃下了几片他父亲的药。她很快陷入昏迷，三天后死亡。伊利郡的验尸官朱迪思·拉欧提给她做了尸体解剖，指出死因是氰化物中毒。人类从古代就知道，桃核或杏核中，含有能致人死命的东西，这种物质就叫做氢氰化物。当年纳粹分子杀人的毒气室、1978 年邪教头目吉姆 · 琼斯灭杀自己的多个信徒，用的都是这种物质。兜售苦杏仁苷的那些人声称，癌细胞可以被有选择性地杀死。很遗憾，这种说法并没有证据支持。

对此类苦杏仁苷制剂稍微有些关注的人们，可能都会以为这种事早已淡出人们视野多年。但实际上，控告这些江湖药贩子的官司从未停止过，很多庸医也因此被判了刑。1977 年，威斯康辛州关停了一家苦杏仁苷制药厂。一位法官指出，“把苦杏仁苷作为食品或药品的任何宣传和销售，都构成对消费者的欺诈罪”。同一年，著名科学家、美国 FDA 局长、后来的斯坦福大学校长唐纳德 · 肯尼迪博士，向美国所有医生发表了一封公开信，指出：“苦杏仁苷没有价值，苦杏仁苷很危险，苦杏仁苷受到了玷污。”肯尼迪博士的结论是基于成千上万名患者使用该药的研究结果。

医学上打败苦杏仁苷的压顶石，或者说是对苦杏仁苷盖棺定论的最后一击，发生于 1982 年。这是一篇发表于《新英格兰医学杂志》上的文章，题为“苦杏仁苷（扁桃苷）用于人类癌症治疗的实验研究”。文章的首席作者，是梅奥诊所肿瘤科的查尔斯 · G · 莫特尔医生。该项研究的设计方案，在科学上无懈可击。研究人员给 178 名癌症患者使用苦杏仁苷，同时也使用包括膳食营养、酶以及维生素在内的代谢疗法，来精确模拟苦杏仁苷的日常治疗。这项研究，在加州大学洛杉矶分校癌症中心、亚利桑那大学癌症中心、纪念斯隆 · 凯特林癌症中心以及美国国家癌症中心等多个研究机构同时进行。莫特尔医生及其同事们的最终结论明确指出：“苦杏仁苷（扁桃苷）是一种毒药，它对治疗癌症无效。”

2012 年 5 月，在莫特尔医生的研究结论发表后的三十年，我在互联网上又看到了一篇文章，作者是密苏里州利斯萨米特地区独立癌症研究基金会的麦克·弗伦塔斯。文章开篇这样说道："天然癌症药物！向您推荐，大自然母亲的神奇癌症妙药！能治疗癌症的苦杏仁苷（维生素 B_{17}）……该治疗方案，能有效杀死癌细胞。"这些文字的下面，是佛伦塔斯先生的免责声明："本文提供的信息，仅供教育学习之用，并不构成医疗建议……你须自我评估风险……本产品是膳食补充剂……未声明含有任何具体疗效……不用于诊断、治疗、康复或预防任何疾病……本文信息，并未获得美国有关医学机构、FDA、美国癌症学会以及美国医学会的批准。"

弗伦塔斯先生免责声明的最后一句话，实际上是话里有话。用他的观点来讲，美国医学会、FDA 和美国癌症学会这三家机构，再加上其他一些被他称之为"大政府"的机构一起，组成了一个他所谓的"垄断联盟"，来专门压制"天然癌症疗法"，以便让这些大机构里面的人赚大钱。最后佛伦塔斯先生说："为自己制订癌症治疗方案，是上帝和宪法赋予你自己的权力。"要我说，他最好再加上这一句："这也是 1994 年颁布的《膳食补充剂健康与教育法》所鼓吹的权力。"该文还给出了销售苦杏仁苷的网站地址。如果还觉得不够贴心，花 200 美元，你就可以享受一次电话咨询服务。

由此造成的悲剧可以从两个方面来分析。首先，信以为真而上钩的癌症患者，会把时间和金钱都投入到毫无价值且可能有害的治疗上面；其次，也是更主要的，耽误或者完全忽略了那些已经得到证实的、并且可能非常有效的治疗机会。苹果公司的奇才领袖斯蒂芬·乔布斯的患病和死亡，就是第二种情形的一个很好案例。2003 年 10 月，乔布斯做了一次 CT 扫描，来检查是否患有肾结石。检查结果显示未发现肾结石，倒是在胰脏上发现了一片阴影。随后不久，他被确诊为胰腺神经内分泌性肿瘤。这是一种罕见的症状，占所有胰腺癌种类的不到2%。对大多数患者来说，早期切除都能获得很好的预后。尽管家人和朋友不断催促，乔布斯还是选择了另外的治疗方法，包括针灸、膳食补充剂和各种果汁。在最初诊断结果的9个月后，乔布斯做了手术，结果发现癌症已经扩散到了肝脏。2011年10月5日，乔布斯去世，终年56岁。用他的传记作者沃尔特·艾萨克森的话来说，"我认为，乔布斯自己有点迷信。他觉得，如果你蔑视某件事情，如果你不想它存在，那么你就可以获得魔法思想的护体，而这种魔法在过去，对他还真都显过灵。"我们不知道，这九个月的拖延，是否缩短了乔布斯的生命。但我们确切知道，那九个月里他所采取的治疗方法，是无效的。无论我们多么希望结果是另一种结局。

可能除了癌症患者人群，最有可能上庸医骗子圈套的人群有两类。一类是想强身健体的人，大部分为男性；另外一类是想减肥的人，大部分为女性（本书第八章将详细讨论用于减肥的膳食补充剂）。你可能还记得，《膳食补充剂健康与教育法》对膳食补充剂给出的其中一项定义，就是"草药及其他植物制品"。基于这个定义，补充剂厂家的上策就是把植物与药物结合起来。药物范围从咖啡因到与处方药相关的同族化学药物，到可以逃避监管的、含糊其辞的各种药剂。例如，一种"男性健康"（这是补充剂厂商的行话，就是指阳痿）的补充剂产品里面发现了作用等同于西地那非的某种未经测试的药物，其主要有效成分就是"万艾可"（俗名伟哥）。

一种叫做"OxyElite Pro"（减脂精英）的补充剂产品里面含有一种化学成分，叫做1,3-二甲基丙烯酰胺，缩写为DMAA。这类补充剂产品有14种之多。这类药物的直接对象，就是健身的年轻人。商品名称五花八门，包括"Nutrex Hemo-Rage Black"和"Muscle Meds Code Red"。《纽约时报》的两位记者娜塔莎·辛格和彼得·赖特曼，引述了一位使用者的话，说："这东西能让你身体发狂，欲望爆燃，想举起更大重量；它让你呼吸频率加速，让你能量爆满，有使不完的劲儿”。

从药理学以及该药的化学结构上可以预知，DMAA 与安非他明药物家族非常近似（本书第九章有详细介绍）。甲基苯丙胺（甲基安非他明 / 脱氧麻黄碱）最近老上新闻，该药引起了上瘾的流行，尤其是在美国南部和西部地区。该药也是墨西哥贩毒集团的心爱货物。与安非他明一样，DMAA 作用于大脑，抑制疲劳感，诱导身体产生活力与力量感。也跟安非他明一样，这药还有一个额外“好处”，就是可以抑制食欲。

> 事实上，很多含有 DMAA 成分的补充剂产品，都是作为减肥产品来推销的，就像某个广告词说的那样，“可以大幅减肥。”DMAA 有别于安非他明的一点就是，安非他明已经被归类为与可卡因和吗啡一类，即药物。它可以作为医疗之用，但法律严禁其滥用。相反，虽然美国反兴奋剂机构已经把 DMAA 列为运动违禁药，但 DMAA 仍不受 FDA 的管控。

2011 年 12 月，美国国防部下令，从所有军事基地的军队福利商店下架含 DMAA 的商品。该药与两名士兵的死亡相关，他们在进行身体训练时，死于致命心脏病。安非他明一个广为人知的效果，就是会造成心律失常，尤其是在进行高强度身体训练时候，而 DMAA 极有可能也有同样的效果。“OxyElite Pro”（减脂精英）生产商的反应，早在人们的意料之中，该公司的代表律师彼得巴顿 · 哈特说：“DMAA 是在联邦法律允许之下，作为膳食补充剂进行合法销售的。”哈特先生当然熟知这个法律，因为他是 FDA 的前首席律师。该公司的发言人还说，“DMAA 是一种发现于亚洲天竺葵中的自然合成物。”这个说辞才切中要害。要是不说 OxyElite Pro（减脂精英）中所含的 DMAA 来源于自然，那它就不符合《膳食补充剂健康与教育法》中所定义的补充剂。但 2013 年和 2014 年所做的多项研究表明，即使承认在某些天竺葵的提取物中，发现了微量的 DMAA，但最终结论仍是：OxyElite Pro（减脂精英）产品中所含的 DMAA 药量之巨大，说明它根本不可能来源于大自然。

讲完苦杏仁苷和 OxyElite Pro（减脂精英）这两个案例，我们回到本章标题所问的那个问题，关于膳食补充剂，是“谁在为我们的健康把关？”答案还是 FDA。不过，现在我希望你应该能意识到了《膳食补充剂健康与教育法》对 FDA 监管的各种限制和束缚。实际上，说到膳食补充剂，要我说，答案就是没人替我们把关！我们只有自己靠自己。这让我想起，过去商店里的那句老话，“买者自愿，出门概不退换”。

我并不奢望，我所写的这些文字能减少那些膳食补充剂的销量和使用。你看即使那些所谓的民间偏方，在无数确凿证据面前，不也还是信者如云、依然如故吗？正如某补充剂厂家代言人曾经说的那样，“我们应对那些对我们不利的研究结果，办法就是一个字：耗！时间一耗长，人们就会淡忘了，对我们生意啥影响都没有。”这时，我想起了帕特·帕克先生写的那本很好看的小说《重生》里面的一句话：“他们放弃了理性，看起来更加兴高采烈。”说实在的，我对那部膳食补充剂法案将来能否重归理性，一点都不乐观。

> 我的唯一希望就是，当大家以后再看到那些膳食补充剂的广告，当大家决定自己身体要吃进什么东西的时候，能更加谨慎一点，心里能多几个问号，最好嘴角能再挂上一撇嘲笑。

第三章

老化的大脑

——制药行业与饱受诟病的医学顽童

∷

焦虑、抑郁、健忘和失忆，这些都是常见的老年病。事实上，在美国的各种安老中心，有超过一半的老年人被诊断患有抑郁症，十分之四患有痴呆症。目前，医学对这类疾病的治疗办法，在很大程度上都是采用中枢神经系统药物进行治疗，这类药物被称为精神治疗药物。例如，对弗罗里达州约 1000 名 65 岁以上、新入住养老院的老人调查表明，有 71% 的人都在服用一种或多种精神治疗药物，有 15% 的人在服用四种或更多的精神治疗药物。这些药物大致可以分为三类：抗精神病类、抗抑郁症类和抗焦虑症类。这三种药物在使用范围上多有交叉重叠，而且三种同时使用的情况更是非常多见。

在第一章，我曾介绍了 87 岁的费韦德·特林布女士不幸的遭遇。这里我还要进一步讲讲这个问题——什么时候才需要对焦虑、抑郁、失眠以及痴呆采取药物治疗？答案很简单：只有当这些疾患影响到了生命活动，并且只有在首先采取了其他非药物治疗手段之后，才需要考虑药物治疗。开始采用药物治疗后，必须做到按时经常观察，一旦发现不良现象或者没有疗效，就停止用药。像特林布女士一样，很多患者无法做到自己控制用药或自己观察用药的情况，这时候，就需要有一个强有力的后盾。

下面我先讲抗精神病类药物。在这里先讲精神病，你可能觉得有点奇怪，因为一般来说，精神病并非一定跟年老相关。例如精神分裂症就是一种最常见的精神病。其典型症状就是间歇性精神失常，而且往往在成年的早期就出现症状。之所以在这里先讲精神病，是因为抗精神病类药物广泛应用于老年人群，尤其是那些患有痴呆症的老人。

> 英国大文豪威廉·莎士比亚在评论爱情的时候，顺便给出了一个不错的治疗精神病的药方，而且极具伊丽莎白时代特色。他说："爱情，实际上就是个疯子。疯子，就应该鞭打一顿，然后关进小黑屋里去"。直到 20 世纪中叶，对于精神病，除了把患者关起来外，一直都没有什么更好的办法。

亨利·拉布洛提是一位法国军医，他毕生致力于研究如何减少手术和麻醉的风险。他在"第二次世界大战"后退伍，发明了一种鸡尾酒药物，即三种药的混合物，用来减少手术休克和术后并发症。这个混合物，包括抗组胺剂（目前大家熟悉的一个药名就是"苯海拉明”)、类吗啡药物（哌替啶）和一种名叫RP4560的药物。“RP”代表发现该药的法国罗纳普朗克制药厂。

拉布洛提医生向法国医学界报告了这项发现，他在结束演讲报告时，提了一个有趣的建议：RP4560或许也能用来治疗精神病。他还真说对了。在接下来不到两年的时间里，先是在法国，后来在英国，最后在美国，RP4560彻底改变了精神病和精神分裂症的治疗局面。RP4560后来被命名为“冬眠灵”，通用名称叫氯丙嗪，缩写为CPZ。精神病院里的喧闹骚动不见了，穿着条纹制服的患者们陆续出院了，精神分裂症患者回归社区，精神病院纷纷关门大吉。氯丙嗪并不能治愈精神病，但在人类历史上，这是精神病第一次得到有效治疗。

让我们把时间快进到2012年。在美国养老院中，大约有30%的老人都在吃各种抗精神病类药物，但各家养老院的情况还有不同。在有些养老院，多达四分之三的老人都在吃这类药。在公立养老机构，由于费用至上，要给也很少给普通的氯丙嗪，给的更有可能是高级的氯丙嗪的各种衍生药物。这些药物的预期效果是缓解激动、减少攻击性和减轻妄想。这些症状一般来讲会随年纪的增大而加重，痴呆症患者的情形会更严重。截至2014年3月，其中有一个叫阿立哌唑的药，在美国的累计销售额已经高达69亿美元，销量超过美国所有其他药物。

批评者们说，抗精神病类药物存在医生开药过量情况，并且说这些药就像“化学紧身衣”，只能用来抑制患者，让患者镇静；有人甚至说，用药就是让患者变成僵尸，而不是用来治病。很多人都说这些药的好处不大。我们确实知道，抗精神病类药物与生俱来就带有确实存在的副作用。虽然说那些相对较新刚刚上市的药，不太可能造成患者运动失调，但是却更可能造成肥胖和糖尿病。更关键的是，那些接受药物治疗的人，都更加容易死亡。在早期关于精神分裂症的治疗就有过很多这方面的报道。从2005年开始，FDA发出了一系列警告，在接受药物治疗后（其中包括“阿立哌唑”），有痴呆症的老年患者，尤其是之前还有心脏病的老人，其死亡风险增加了60%~70%。2008年，FDA的声明更加明确了，指出：抗精神病药物，不建议用在痴呆症相关的精神病患者身上。

英国国家医疗服务系统（NHS）的牛津医学信托基金下属的痴呆症研究中心主任珍妮·麦克利里，2012年在《英国医学杂志》发表文章，写道：“鉴于抗精神病类药物增加死亡风险，存在多种副作用，加之这类药物对目标行为症状和精神症状治疗的效果不大，因此不建议使用任何此类药物。此类药物在相关患者人群当中的使用，过去太过泛滥，现在仍在泛滥。”她与同事罗宾·福克斯一起发问：“既然有这么多副作用，那为什么抗精神病类药物的使用还是这么司空见惯呢？”

> 她们给出的原因包括，一是医生有开药的压力；医生常常会面临患者或家属这样的恳求：“医生，你倒是快想点办法啊！”二是缺乏其他可替代的非药物治疗方案。我补充个第三点原因：那就是制药行业本身的原因。

你可能还记得，在第一章我说过，一家药厂在满足了FDA的那些条件之后，就可以向医疗机构和公众消费者推销药品了。然而，一旦某种药品被批准用于某种症状，比如癫痫症，那么它也就可以用于其他别的症状，比如痴呆症，这种做法称为超说明书用药。然而，虽然医生方面可以超说明书用药，但是对于制药企业来说，若去宣传某种药物的超说明书用途，那则是违法行为。

那么，有没有制药厂，在老年人抗精神病类药物方面，犯过宣传超说明书用药的违法行为呢？对这个问题，我们可以从一些药厂的罚款清单中找到部分答案。这些药厂，有些还是受人尊敬的全球性制药巨头。

熟悉抗精神病类药物的人，可能会觉得奇怪，为什么罚款的清单中包含有一些经典的老药呢？原来罚单是针对药企超说明书用药宣传的罚单，并不是药品本身出了质量问题。

现在你可能会预想，有了 FDA 的警告以及巨额的罚款，给老年人使用抗精神病这类药物的情况，应该大幅减少了吧？最近的调查结果表明，完全不是那么回事。例如，丽莎·才德克尔发现，2012 年在康乃迪克州的养老院中，这些药物的总使用率在 26%，在各个不同养老院，其使用范围在 7%~68% 之间。而在全美国范围，2009 年到 2010 年的数据表明，其使用率在 22%。这最后一组数据，是马萨诸塞州大学医学院的贝姬·布莱撒切尔和她的同事们给出的。她们同时还指出，尽管已有大量数据表明，抗精神病类药物的真正疗效微乎其微，而副作用却非常严重，甚至导致死亡，但此类药物在美国养老院中的使用率，仍然居高不下。再想一想，这些药物的接受者，往往都是我们当中最无能为力的那一群人，这种局面是多么地令人揪心。

我们都知道，人的情绪有周期性波动。有的时候，我们能确定情绪波动的原因，比如工作上的挫折、夫妻关系不和、孩子叛逆、理想破灭或者亲人离去。而有些时候，可能就是因为天气阴沉，没有阳光，也会感到情绪低落。我们往往把情绪的波动归结于荷尔蒙的波动，比如经前综合征（PMDD）。大多数情况下、对大多数人来说，这些烦恼本来就是人生需要克服和忍受的内容。随着人生阅历的增加，我们都会找到各自的克服情绪低落的窍门。比如去看一本喜欢的书，看一场好电影，跟好朋友聊聊天，去一个阳光明媚的地方待上几天，跟快乐无邪的孩童们一起玩玩等。我认为去锻炼一下，对很多人也会有好处。就像上个世纪 30 年代那部二流影片中所讲的（电影名字我早忘了）:“不开心了吗？那就去拖拖地板吧！不管碰上啥烦心的事，拖完地你就会开心了。”

对正常的情绪波动，我们往往都有相应的适应办法。但与之相反，我们对抑郁症这种精神疾病，却更愿意采用药物来加以治疗。我前面讲过，美国养老机构中的老年人，有 65% 被诊断患有抑郁症。据美国精神患者联盟估计，65 岁以上独居老人中，这个比例约为 19%。以上这些人群，大约一半人都给开了抗抑郁药物。跟上面所述抗精神病药物案例一样，不管你的初衷是如何的美好，抗抑郁症药物也会带来你不想看到的后果。

美国精神病学学会（APA）的《诊断与统计手册》（DSM），给出了抑郁症的九项诊断依据:

1. 情绪低落。

2. 百无聊赖（莎士比亚说得很到位:“红尘深处最寂寞”，即连自己最喜欢的事情也不想做了）。

3. 体重明显减轻或增加或没有胃口。

4. 失眠或者嗜睡。

5. 精神运动激越或迟滞。

6. 疲劳或乏力。

7. 无用感或内疚感（莎士比亚又说了:“自己瞧不起自己”）。

8. 思考能力下降或无法集中注意力或犹豫不决。

9. 想到死亡或自杀。

我前面讲过，1950 年氯丙嗪给精神病治疗带来的革命。每次发现了某种药物，比如说氯丙嗪，都会引发一个研究过程，叫做药物的构-效关系研究（SAR）。人们合成了几百种甚至几千种类似的药物，目标就是为了找到疗效更好、副作用更低的药物，最后达到可以申请专利的新药的目的。于是，以氯丙嗪为例，瑞士嘉基制药厂的药物化学家J·R·嘉基合成了一种新药，叫丙咪嗪，商标名叫“妥富脑”。在化学上，该药跟氯丙嗪的区别很小。但在疗效上，该药引发了精神病治疗史的第二次革命——药物成功治疗抑郁症。

对“妥富脑”的评估任务，交给了瑞士蒙斯特林根救济院的罗兰·库恩医生。他当年38岁，是一位精神病学专家。库恩医生是精神分析专业科班出身，也是1955年当时在蒙斯特林根进行的一个药理研究项目的主管。一开始，“妥富脑”首先被用于精神分裂症。结果发现，患者的症状反而全部加重了。但当试用在40名抑郁症患者身上的时候，效果却出奇的好。库恩医生这样描述用药后的效果：“患者变得更加活泼，更爱交流了……表现出来友善、心满意足的精神状态……”1957年9月，在苏黎世召开的第二届世界精神病学大会上，库恩医生发表了他的发现。两年后，“妥富脑”进入美国市场。10年后，“妥富脑”及其同系药物的每年处方开药次数高达1000万次。这些药物，被称为三环抗抑郁症药物。这些药物统治抑郁症的治疗长达三十年之久，直到后来“氟西汀”登场。

现在的流行说法，抑郁症是由于人体某种“化学物质失衡”所引起的，而且可以用药物来治疗。其中最主要的一种内源性“化学物质”，就是血清素，也叫5-羟色胺，缩写为5-HT。5-HT是一种人体分泌的神经递质，长期以来，人们认为它参与情绪调节。抗抑郁药的一个作用机制就是影响神经元对5-HT再摄取，就可以增强神经突触间的5HT水平，从而发挥抗抑郁作用。

对于化学物质失衡导致抑郁症的这套理论，以及5-HT在抑郁症中所起相应作用的这套观点，也有质疑的声音，反对者里有玛西亚·安琪儿医生，她是《新英格兰医学杂志》的前任主编，但这是另外一个话题了。我们这里关注的重点是：这些用来治疗抑郁症的药物对我们到底有哪些好处，有哪些坏处。

我把要讨论的抑郁症人群分为两类：一类是患有痴呆症的；另一类是年纪大的，一般定为65岁以上。对这两种人群，我们的关注点都是以下两点：一是抗抑郁药物的疗效，二是抗抑郁药物的潜在副作用。我在前面曾说过自己的看法，抗抑郁药物的效果，一般来讲没那么好，或者说至少没有我们所希望的那么好。而另外一些人的看法则是，抗抑郁药物完全无效。关于这后一种看法，医学杂志《柳叶刀》2011年发表的一篇文章可以作为参考，作者是苏比·班纳吉及其同事。他们的实验计划一共有326名参与者，平均年龄80岁，三分之二为女性，她们都被诊断为患有抑郁症和阿尔茨海默病。参试者接受的治疗方法有三种：第一组接受舍曲林的治疗，是选择性5-羟色胺再摄取抑制剂；第二组接受米氮平的治疗，这是一种新型抗抑郁药物；第三组接受无效的“安慰剂”治疗。每组的用药情况对医生和护理人员全部保密。39周过后，实验结果表明，三组参试患者的抑郁症全部减轻了，但是每组的抑郁程度评估指标都没有差别，每组护理人员的评估结果也没有差别。结论：药物治疗跟安慰剂效果相同。然而，药物治疗组与安慰剂组确实也存在不同点，那就是药物治疗组的副作用明显多发，包括恶心和镇静。对于患有痴呆症的抑郁症患者，该文作者建议，采取如下三步措施：

1. 继续审慎观察一段时间。

2. 社区工作者介入。

3. 最后一招儿，尝试一种抗抑郁药物。

> 鉴于痴呆症的多发情况，以及给痴呆症患者服用抗抑郁药物的普遍性，该杂志当期社评所讲的一个事实真是令我非常吃惊："本项研究具有里程碑意义，是有史以来一次最大规模的、抗抑郁药物用于痴呆症的实验，其重要意义几乎等于以往全部已发表研究成果的总和。"

再回过头来看看，那些没有痴呆症的老年抑郁症患者，毋庸赘述，抗抑郁药对个别患者，确实有疗效价值。因此，我这里要关注的是它潜在的副作用。2011 年，《英国医学杂志》发表了卡罗尔·库普兰和她同事们的研究报告。她们跟踪了 60 746 名 65 岁到 100 岁的被诊断患有抑郁症的老人。用文章作者的话来说："这是首次系统性地针对一系列严重副作用，来评估老年患者常用抗抑郁药物的用药安全"。跟踪发现的结果与当时流行的用药模式非常吻合，90% 的患者都在使用抗抑郁药物。所用的大部分药物，要么是 5- 羟色胺再摄取抑制剂（占比 55%）；要么是三环抗抑郁药物，如"妥富脑"（占比 32%）；其余的药物，是文拉法辛和米氮平。余下 10% 的患者没有使用任何抗抑郁药物，作为对照组。她们采集了相关数据，包括死亡、企图自杀、心脏病、脑卒中、跌倒以及骨折。每种药物的效果差别很小。总体结论是：与未用药患者对照，所用抗抑郁药物，在统计结论上，都明显增加了死亡、企图自杀、跌倒、骨折以及上消化道出血副作用的风险。另外她们还发现，选择性 5- 羟色胺再摄取抑制剂类药物，还与脑卒中（中风）、抽搐和心脏病的风险增加相关。在接下来发表于《英国医学杂志》的另一篇综述文章里，作者乔安妮·罗达和她的同事们，对老年抑郁症患者，给出了如下建议："比较可行的做法是，定期复查抑郁症状；观察副作用、'共病现象'以及相应的社会压力和精神压力因素；让患者本人参与到后续药物治疗方案的决策过程中来。"所以我又要说了，患者需要有一个强有力的后盾。

> 我们先稍事休息一下。现在来想想这个问题，为什么尽管那些药物的危害证据明摆着，而且治疗效果甚微，可是抗抑郁药物和抗精神病药物，都还在普遍使用。无论是独居老人，还是养老院的老年患者，都在用这些药物？

这个问题的部分答案，可以在下面这篇文章中找到——《精神病学：一个饱受诟病的医学顽童》，这篇文章发表于 1975 年 1 月号的《新英格兰医学杂志》上。在该文中，作者哈佛大学精神病学家、米尔顿·格林布赖特，这样描写了他的职业特点："精神病学诞生于迷信巫术和魔鬼附体的历史年代，普罗大众对之避恐不及，医学同行对之关注甚少……。我们这一行，与生俱来就步履艰难。"

但既然给老年人的精神类药物的大部分，都是由非精神科医生开的处方，那么这其中又有什么样的关联呢？问题的根源就在于，这种开药模式，已经迫使精神科医生们不得不出面来发声了。他们不但在那些临床医生开药时非常依赖的专家共识中发声，在医学继续教育课程上发声，还要在美国精神病学协会（APA）定期发布的《精神科临床用药指南》（CPG）上发声。《精神科临床用药指南》中针对各种精神疾病都有专家的临床用药指导，该指南是由美国精神病学界的领军人物来编写的，对医疗机构的日常用药工作有着巨大影响力。他们的说法，经常被律师们作为行医标准规范。然而，马萨诸塞州大学的丽莎·科斯格鲁夫和她的同事们发现，美国精神病学协会编写的指南里面，有关精神分裂症、双相情感障碍以及严重抑郁症等疾病的编写者中，90% 的人都与他们所推荐药物的药厂有金钱往来关系。指南的制定，必须要严格排除企业的支持与影响。

> 一位苏格兰医生这样说道："医疗行业的最大弱点，就在于它的文化传统，其特点是权威主义、论资排辈、讲究服从，因而也就容易受到少数权威人士的操控。"

埃默里大学医学院精神病学系的系主任查尔斯·B·内莫罗夫医生（我们化名"查医生"），就是一个例子，可以用来说明专家的学术研究需要与药厂之间切断关系。2006 年他接受了制药厂的 96 万美元。作为交易，他要对医生们发表演说，为药物的优点美言。而就在同一时间，他还承担着一个预算为 390 万美元的、由美国国立精神健康研究所资助的、有关抗抑郁药物的研究项目，该药就名列其中。

根据埃默里大学的道德规范准则，学校教员对超过一万美元的外部收入，都须上报。从 2000 年到 2006 年，查医生总共从药厂接受了超过 250 万美元的资助。由于他只上报了极小一部分收入，埃默里大学决定判罚他两年之内不得再享受联邦政府津贴。谈到查医生所发表的一篇文章，该大学的一位领导这样说道，"这简直就是一篇收费广告"。2008 年，查医生从埃默里大学精神病学系主任的宝座上退位。一年之后，他又被任命为迈阿密米勒大学医学院精神病学系主任和老龄化研究中心主任。2012 年，他又获得了一个名为“CME Outfitters”机构的年度成就奖，以表彰他对医学研究和患者治疗方面的努力。据该机构的官网介绍，“CME Outfitters 开发并传播实时的、基于互联网的、有结果和证据可查的、面向每年有成千上万医生群体的教育课程”。2013 年 2 月，一道曙光出现。奥巴马政府颁布法令，要求处方药的生产企业，对付费聘请的咨询顾问或者代言人，必须向社会公开。

不管精神病和抑郁症的病因有多么神秘，我们大家对焦虑都不陌生。焦虑是让我们保持不断前行的自然之道、本能之选。对很多人来说，焦虑始于离开母体并延续至生命的各个阶段。大部分人都同意这一点，焦虑是人类对压力的正常反应，它驱动着我们去完成心中的所思所想。但失控的焦虑就可能使人无所适从。只有这时候，我们才不得不求助于化学物质，以求得到缓解。由于焦虑症及其治疗可能会伴随我们的一生，所以我们老年人的大脑，特别是得了痴呆症的大脑，最容易受到这些药物的伤害。

虽然对精神病和抑郁症的药物治疗是相对近些年的事情，但人类对焦虑症采取药物缓解早有多个世纪的历史。人们喝酒精饮料、吸食大麻、沉迷于鸦片，这些都可以追溯到有文字记载的历史以前，保守估计也有 1.2 万年了。

人类使用酒精的历史非常久远，但直到 20 世纪末，药理学家才对酒精作用机制给出了一个令人信服的解释。我们神经元的外层结构内布满着各种各样的通道，这些通道控制着多种重要化学物质的流进和流出，从而控制神经元的兴奋程度。其中有一种化学物质，叫做氨基丁酸，缩写为 GABA，这是一种作用于神经外层通道的神经递质，抑制神经系统的活动。酒精作用于氨基丁酸，从而进一步增强其抑制能力。我之所以在这里稍稍提及一下酒精的这点神秘特效，是因为现在看起来，所有治疗焦虑症和失眠症的药物作用机制都与酒精完全相同，甚至跟摇滚巨星迈克尔·杰克逊之死扯上关系的那个药物异丙酚，它的作用机制也是这样的，这类药物统称为镇静剂。这类药物的相同作用机制刚好可以解释它们是如何让人上瘾的。一位药理学家这样调侃说："一片'阿普唑仑'加两听啤酒，其效果等于六听啤酒。"（关于"阿普唑仑"这个药，稍后我会再详细讲。）

除了酒精，对于焦虑症和失眠症，医学上还有其他的认可替代品，那就是一系列的巴比妥类药物。该药物家族中首个销售的药物是"巴比妥"，于20世纪初在德国上市，商品名叫"佛罗拿"。随后不久，"佛罗拿"及其同系药物，在全世界范围内被广泛用于治疗失眠症和神经症。

在1932年的电影《大饭店》中，演员葛丽泰·嘉宝有句著名台词：我就是睡不着，吃了"佛罗拿"都没用。

但巴比妥类药物也有些缺陷，最关键的一点就是过量服药能导致死亡。另外，它还会产生身体依赖，乃至上瘾。尽管如此，直到上世纪50年代，巴比妥类药物一直是治疗焦虑症和失眠症的主流药物。

在前面一段里，我使用了神经症（neurosis）这个说法。下面我还要就这方面的术语多说几句。在美国精神病学界，已经不再使用神经病患者（neurotics）这一词汇，现在我们使用的是"焦虑症"这个术语。

焦虑症是个总括性的术语，它涵盖了多种相关症状，包括无端恐惧症、强迫症、创伤后心理压力综合征、社交恐惧症以及普通焦虑症。

1955 年，随着甲丙氨酯的发现和上市，焦虑症和失眠症的治疗进入了一个新时代。甲丙氨酯，商品名为“眠尔通”和“安宁”，属于抗精神病药。为了市场推广，其被称为温和镇静剂，以示与其他强力镇静剂如氯丙嗪的区别。把这些药物也称为镇静剂，并非什么好事，因为这等于在暗示这些药物之间没有什么大的区别，差别只在于药效的强度高低不同而已，但归类为镇静剂却导致了很多不适宜的用药，例如给单纯焦虑症患者使用此类药物。而如果归类为抗精神病药的话，其用药范围会缩窄不少。还是镇静剂这个称呼听起来更加顺耳。那是啊，有谁不想静静呢？“眠尔通”的流行时间不长，在发现了苯二氮䓬类药物之后，它就让位了。首先上场的，是 1960 年发现的“利眠宁”，接下来的，是两年后发现的“安定”（地西泮）。目前，这个药物家族包括了很多大家熟悉的名字：阿普唑仑、氟西泮、劳拉西泮、替马西泮、三唑仑等。与这些稍稍不同的，还有一类称为非苯二氮䓬类的药物，主要用于治疗失眠症。包括唑吡坦、扎来普隆以及艾司唑仑。我说它们“稍稍不同”，是因为虽然从化学结构上来说，它们不是苯二氮䓬类药物，但是它们也会作用于氨基丁酸（GABA）的受体，就像酒精与苯二氮䓬类药物一样。因此，我们不要期望这些药物的收益和风险会有什么明显不同。唑吡坦还有另外一个名字，叫“间奏曲”，给那些会在半夜里醒来的失眠症患者使用。

苯二氮䓬及其同族药物的最大优点就是过量服药也不容易导致死亡。然而，它们在与酒精和鸦片同时服用时的效果还不能确定。甚至有人怀疑，同时服用这几种药物有可能产生致命后果，这方面的证据往往来源于那些名人死后尸体解剖的八卦新闻。例如在希斯·莱杰、迈克尔·杰克逊、科里·海姆、惠特尼·休斯顿等名人的尸检结果中发现，除了其他各种药物，还都含有苯二氮䓬类药物成分。

一般来讲，老年人使用抗焦虑药物的最大担心就是跌倒，对有痴呆症的老人来说更是如此。跌倒是老年受伤、住院和死亡的首要因素。证据充分表明，所有精神治疗类药物，包括治疗焦虑症和失眠症的苯二氮䓬类药物，都会增加跌倒的风险。风险之大，甚至有人建议，对那些容易跌倒的患者，这些药物应该完全避免使用。在美国，每年有超过两万名老人因为跌倒而导致的头部外伤或髋部骨折而死亡。美国退伍军人管理局所做的一项研究发现，有三分之一的男性退伍老人会在髋部骨折后一年之内死去。

随着苯二氮䓬类及其相关药物的普遍使用，出现了一种随着年龄增长而越发明显的治疗矛盾，在有痴呆症的情况下更明显，体现在抑郁症加重、容易激动和出现攻击行为。这些后果也许应该理解为是原先某种潜在病情恶化的结果，而不应该理解为是药效问题，而后采取进一步药物治疗，从而进一步导致更不幸的后果。不管是用于焦虑症还是失眠症，长时间服用此类药物，都会引起类似酒精一样的身体依赖。这类药物的停药综合征包括焦虑、激动、抽筋、失眠、怕光和惊厥。我要再次指出，尤其对于老年人，这些症状很有可能被误解为痴呆症的加重，从而导致进一步的不恰当的药物治疗。

前面我们讨论过一种5-羟色胺再摄取抑制剂，用于治疗抑郁症，1988年获得批准。在那之前，动物实验已经发现，它看起来也有抗焦虑症的效果。很快，人类实验也证实了同样效果。今天，很多人认为，5-羟色胺再摄取抑制剂类药物可以作为治疗焦虑症的一种选择，既可以对老年人，也可以对年轻人。不幸的是，跟苯二氮䓬类药物一样，5-羟色胺再摄取抑制剂类药物，除了别的副作用，还会增加跌倒和骨折的风险。

我前面说过，苯二氮䓬类药物相对安全，但是我也注意到，流行病学方面的有关研究发现，在给一些老年人使用适量药物的情况下，还是有死亡风险增大的特例存在。虽然要想找出确切的原因非常困难，但2013年发表的一份报告或许给我们提供了一种可能的解释。伊安娜·奥比欧拉和她的同事们研究了苯二氮䓬类药物与肺炎的相关性。服用苯二氮䓬类药物，使得肺炎风险增加几乎50%。她们研究的约5000名患者中，死于肺炎的风险增加了20%~30%。

在前面第二章讨论膳食补充剂的时候，我问过“是谁在为我们的健康把关？”这个问题。鉴于《膳食补充剂健康与教育法》的存在，我们的结论是：没有人为我们把关，一切都要靠我们自己。而本章我们所讨论的这些药物，则都需要由医生开具处方才能拿到。所以，我们就指望FDA来为我们把关了。

然而，正如你看过的我上面所讲的那些案例，FDA的监管能力严重受限于制药行业在政治、资金以及广告宣传上的强大势力。我们所信仰的民主政治，我们所信赖的资本主义，能否扭转这种局面，目前仍然是个未知数。

第二部分

我们所能掌控的事情

第四章

锻炼的效果

——橄榄球教练阿尔文·罗伊的革命之举

对大多数人来说，锻炼身体这个话题可谓见仁见智。有些人对之避恐不及，好像锻炼是个瘟疫；而另外一些人，则把锻炼作为日常功课。

苏格兰运动生理学家J·V·杜楠对慢跑的看法是这样的:“即使那些实事求是的人，也都会假装他们很享受。其实很少有人会感到慢跑带来明显的愉悦……我发现慢跑是特别没劲的一种运动形式。慢跑，无法让人获得明显快感”。

我不同意杜南教授对跑步的看法。五十多年了，我一直都发现，跑步总是让我感到身心愉快。跑步不仅是一种精神享受，而且能给身体带来很多好处，真是一举两得。

> 人们对跑步和慢跑有时候会分不清。我是个跑步者，所有比我跑得慢的，都是慢跑者。什么叫跑步，什么叫慢跑，对这二者的定义，大家不必太纠结。

17世纪法国哲学家勒奈·笛卡尔首次把人体比作机器，这个比方到今天依然适用。我们身体把食物氧化产生能量，同时排出二氧化碳、水和其他废物。我们的眼睛、耳朵和其他感觉器官为我们的大脑提供各种信息，大脑相当于中心计算机。大脑对这些信息进行有选择性的处理，要么存储起来，要么忽略掉，要么去执行，执行动作的机械部分就是肌肉。在大脑的正确指挥下，人可以眨眼，可以长跑，可以唱歌，但跟机器一样，随着时间一长，人体也会磨损，也就是会有老化过程。于是，除了几样还能继续使用的零件，或许还能拆下来给别人使用，其余的都得送去报废场。

> “你本是尘土，必归于尘土”，这是著名诗人约翰·弥尔顿的名言。

但这种磨损的概念也有可能被人误解。老爷车必须要经常呵护保养，才能避免被送进报废场。但跟古董老爷汽车不同，人体则是越使用，越健康，越强壮。不信你试试，一个冬天卧床不起，等春天来了，你就不可能做到精神焕发、体力充沛、随时可以上路远行，而一定是面黄肌瘦，虚弱不堪。我们把身体对锻炼的响应，称为锻炼效果。为了理解这个锻炼效果，我们需要知道一点肌肉常识，懂得肌肉是如何把食物转换成动作的。

肌肉收缩所需要的即时能源是一种叫做三磷酸腺苷的化学物质（ATP），这种化学物质存在于每个细胞。假如我即将被汽车撞到了，大脑就会向肌肉发出一个紧急信号，命令我赶紧躲避。庆幸的是，身体总有足够的 ATP 能让我完成躲避汽车这样的瞬间动作。这种即时动作不需要氧气参与，因此这种救命的肌肉收缩，被称为无氧动作。无氧（anaerobic）这个词，来源于希腊语。

相反，如果不是汽车马上要撞我了，而是我面对着缓缓上涨的洪水威胁，要去远在 16 公里之外的高处躲避，而我还没有带轮子的交通工具可用，那我必须另想其他办法来应对这个局面。如果我飞奔快跑，那么我身体里的三磷酸腺苷（ATP）很快就会耗尽，我就会累瘫在洪水到来之前。于是，我会选择走路或者慢跑，以能坚持 1~2 个小时的速度，走完或慢慢跑完 16 公里的路程。

完成这段 16 公里路程所需的大量 ATP，只能由身体里的各种营养和氧气来产生。营养不是问题，必要时，我身体肌肉这部机器可以由碳水化合物、脂肪或者蛋白质来驱动，而且用量只需一点点就够。同时，由于需氧量增加，我必须要加快呼吸，加深呼吸，这种需要氧气的运动就叫有氧运动（aerobic）。

无氧运动与有氧运动的效果不同，下面以力量锻炼者或健美运动员与长跑运动员的比较作说明。

力量锻炼主要是无氧运动。健美运动员可以练就一身像世界健美先生那样轮廓清晰的肌肉，也可以只是把身体练得更加壮硕。有氧运动则刚好相反，比如非洲肯尼亚的马拉松运动员，无论男女个个长得精瘦，跑得飞快，都能以每小时 8 公里的速度不停地跑上好几个小时。

从健身者和跑步者锻炼方式的不同，我们就可以理解他们身体外形的差异。我以人体的股外侧肌为例加以说明，股外侧肌是大腿上的三大肌肉之一。健身者一般会拿几百磅重的杠铃来练，放在肩部、下蹲、站起。每次下蹲，用时大约三秒，重复大概四次。如果重量选得非常精确的话，那么你第四次下蹲再站起，就需要使出全身的最大力气，第五次你就站不起来了，因为你肌肉中的 ATP 不够用了。12 秒钟的无氧运动，看起来好像不多，但时间一长，身体变化就会非常明显。在无氧运动下，最能收缩的那类肌肉纤维，就会变粗，股外侧肌就变大、变强。短暂休息一下之后，又可以继续锻炼。其他的肌肉，也可以用类似的方法，做最大化锻炼。

谁要是怀疑无氧运动的真实效果，那么他只需要去看看，在过去几十年间美国橄榄球运动前锋运动员体重的变化，就会明白了。

1955年我高中毕业，参加了8月份的季后赛。队员来自我西宾夕法尼亚的家乡及周边地区。我是前锋，右侧是吉姆·萨夫，他是全美高中优秀截击手。吉姆后来去了诺特丹队，转当一名后卫。1958年，吉姆的一位名叫阿尔·艾奎耶的队友，赛季结束后成为了一名全美大学生优秀选手。当时，阿尔的体重93公斤，吉姆体重88公斤。与此形成鲜明对照，2014年，诺特丹队的前锋运动员，平均140公斤。1964年，赢得全国冠军的阿拉巴马大学队，只有一名名叫西塞尔·道迪前锋队员体重超过90公斤，为93.4公斤。不到20年里，在“大熊”教练布兰特任教的最后一个赛季，他的进攻队员平均体重达到了117公斤。2014年，阿拉巴马“雄鸡”队，有进攻队员21名，平均体重为140公斤。

阿尔文·罗伊出生于路易斯安那州的巴吞鲁日。“第二次世界大战”期间，他在乔治巴顿将军指挥下的欧洲战区服役并获得荣誉勋章。1946年，还在服役期间，阿尔文·罗伊先生就被任命为美国举重队的教练，备战将在巴黎举办的世界举重锦标赛。后来，他还当了1952年奥运会美国队的教练员。当时的传统观念认为，举重会使运动员行动变得迟缓，肌肉僵硬，橄榄球教练都不开展这种训练。阿尔文·罗伊基于对举重运动的认知，准备改变这一教条观念。

橄榄球运动员的举重训练计划，由阿尔文·罗伊始创，于1954年在他高中母校开展，1957年在他大学母校路易斯安那州立大学开展。后来，在教练希德·吉尔曼的指导下，圣地亚哥专业球队“电光队”也开展了这项训练，其背后原因就在于这三个队之前连败的比赛战绩。力量训练的效果令人刮目相看，在引进阿尔文·罗伊的力量训练法之后的第一年，他母校的高中队就保持了不败的战绩，路易斯安那州立大学队赢得首个全国冠军，圣地亚哥“电光队”则获得了全美橄榄球联赛的冠军。如今，力量训练已经成为所有橄榄球培训项目的必修内容，也成为很多其他运动项目的训练内容。希德·吉尔曼和阿尔文·罗伊二人，还因把类固醇引入美国体育运动而闻名。1963 年，“电光队”在其球队训练营，每餐都要吃 Diabinol，这是跟睾酮类似的一种药物。在当时，所有运动项目，不管是业余的还是专业的，都允许使用类固醇。（本书第九章和第十章，将详细讨论类固醇。）

与举重训练的时间短、强度高不同，跑步者每跑一步，对股外侧肌的需求要小得多。但是这种小的需求，可能要不间断地重复上千次。与举重者每次都需要借用肌肉储存的 ATP 不同，跑步者需要边跑边获得 ATP。为了做到这一点，跑步者就要依靠第二大类肌肉纤维了，这种肌肉纤维可以利用氧气和身体营养高效地供应 ATP。换句话说，它们可以做到有氧收缩。通过几个星期每天 30 分钟的锻炼，股外侧肌纤维生产 ATP 的能力就会提高，但是肌肉纤维却不会变大。因此，那些跑步锻炼的女士们，不必担心腿部肌肉变粗。有氧运动不会使肌肉变大，那些肯尼亚长跑运动员就是证明。

有氧运动的锻炼效果，不单只会对肌肉产生影响，因为肌肉如果需要更多氧气，那么就会要求身体整个供氧系统的能力也必须同时提高。经过锻炼的肌肉纤维，上面会布满更多的毛细血管，毛细血管是人体最小的血管。心脏的肌肉组织也会变得更加强壮，更加高效，以便每分钟可以泵出更多血液。呼吸系统的肌肉耐力也会得以提高，以维持呼吸的加快和加深。神经系统也变得更加敏捷，以便让血液从一个地方输送到另一个地方。我们身体的这些相应改变，就是人类有别于机器的地方。我们人类能够通过提高运动能力来响应运动压力，从而变得越来越健壮。

那么我们应该如何选择呢？

练举重还是跑马拉松；

有氧运动还是无氧运动；

练力量还是练耐力。

怎样才能最好地让自己迈入并度过一个长寿、健康和幸福的老年呢?

长期以来，大家都认为，有氧健身是关键。LSD 不仅是致幻剂药物麦角酸二乙胺（一种强烈的半人工致幻剂）的缩写，它也是慢速长跑的缩写。我们思想的转变不会一蹴而就，想想阿尔文·罗伊教练所推进的橄榄球革命，是多么地缓慢啊！但是，这种转变早晚一定会到来。随着年纪越来越大，肌肉的数量和力量都在逐渐减少，这是年老体弱人群的主要危险，它能造成跌倒并可能致命。很显然，我们需要的是一个锻炼计划，针对每个年龄段、针对每个人、包括有氧和无氧两个环节的、个性化锻炼计划。在下一章里，我就会给出这样一个计划。

第五章

一个锻炼计划

——锻炼成瘾是件好事

我在本书前面说过，在医学科学上来不得半点教条。我们今日的行为依据，都是迄今为止我们所能获得的、对真理的最佳近似。我们总是欢迎对传统思想进行挑战。虽然我说过不能教条，但在这里我却要教条一次：无论什么锻炼，都对我们有好处。锻炼有益于身体健康，锻炼有益于精神状态，对爱美者来说，锻炼还有益于容貌。在本书多个地方，我介绍了锻炼有益于各种症状的多个案例，包括骨质疏松症、心脏病、高血压、类风湿关节炎、肥胖症、纤维肌痛、痴呆症、抑郁症甚至癌症。所以我只需回答以下这些问题就够了：采用哪种锻炼方式为好；如何确定锻炼强度；如何尽量避免锻炼受伤和潜在危害；不同年龄段的人，最佳锻炼方式是什么。

首先有人可能会问，在开始一个锻炼计划之前，我需要事先征求医生的意见吗？多年以来，对这个问题的回答都是毫不含糊的：需要！美国医学会（AMA）在1958年的一个说法就很有代表性："所有想开始系统锻炼的人都需要做个体检，以查证自己的身体功能健全……"到了1981年，美国国立心肺及血液研究所却这样说："大部分人在开始渐进的、适当的锻炼计划之前，都无需征求医生的意见，因为不会有太大风险。"2008年，美国卫生部发布的"国民体育运动指南"中又这样说："不管是否患有慢性疾病，在你开始锻炼之前到底要不要去咨询医生，尚无有力的参考资料。"潜台词是指，是看完医生再去锻炼，还是不用看医生就可以开始锻炼，这件事我们还说不好。我的建议则是，如果你的身体状况，包括心脏、关节以及其他部分都不是很好的话，或者你干脆不清楚自己当前身体状况到底如何，那你还是要去找下医生。当然，这就意味着，你得有一位了解你的私人医生才行。如果你没有私人医生，无论你自认为健康与否，都要想办法找一位医生。今时今日，医学太过复杂，分工太过专业化，如果没有一个熟悉你健康状况的私人医生，而仅仅是挂个专科医生的号看看，医生就很难在就诊时提出有价值的参考意见。应该说，基层医生就可以担当此任。

每个健身计划的本质都是有氧锻炼，不管你一开始就是有氧运动和无氧运动一起上，还是后期再加上无氧运动，如何搭配不重要，关键是这两种运动都要做，下面我再详细说明。不管采取哪种有氧锻炼方式，心脏和循环系统都必须达到足够的运动强度才能产生锻炼效果。但运动强度多大才算足够；绕着小区溜达一圈与快跑一段的效果一样吗？常识告诉我们，这二者的效果肯定不同，但我们需要说出个道道来。

有氧运动的最大强度意味着最大可能的肌肉需氧量，运动生理学家称之为最大摄氧量（MOU）。运动强度，可以用 MOU 的比例来衡量。一次快跑，可能需要 90% 的 MOU，一次闲逛，可能仅需要 50% 的 MOU，可是这种衡量方法几乎对我们所有人根本没啥实用意义。

令人欣慰的是，我们都能测量自己的心跳速率（心率）。我们发现，吸氧量最大时，心跳也最快。因此，心率可以用来作为有氧运动强度的衡量参考。多年来，估算最高心率的一个方法是用 220 减去年龄数。最高心率出现在有氧运动强度的峰值。然而在 2013 年，一组挪威研究人员研究了 3320 人，19 到 89 岁男女都有。他们得到了一个估算最高心率的新公式，即 211 减去年龄的 64%。这样一来，对 20 岁的年轻人来说，新旧公式的计算结果，差别并不大，也就每分钟差两次。但对于年龄大的人，新公式的计算结果会明显变大。比如我，77 岁，最高心率按旧公式计算是 143 次，按新公式则是 162 次，整整增加了 19 次。

我们最开始的问题“强度多大才算足够”现在可以变成“要保持最高心率的多少比例才能达到有氧训练的效果”，对此大家看法不一。美国卫生部给出了一个目标范围，是 60%~75%。还是拿我自己为例，这个范围在每分钟 97 次到 122 次。其实没关系，在你对自己身体更加了解之后，就没有必要再测量心率了。当然，在如今数码时代，你可以戴上腕表式设备，它可以分毫不差地连续为你显示心率读数。

一个跑步追赶公交的人，或者一个冲刺上垒的棒球手，或者一个跑来跑去的小孩都知道，运动的时候心跳会加快。那么我们就会猜测，就像肌肉会随着有氧运动增长一样，我们的最高心率，也可能会随着不断适应有氧运动而增高。但事实上，最高心率只会随着有氧锻炼的进展而有很小的改变。这是因为我们的心脏变得更有力量了，每搏动一次，可以泵出更多血液，就好似你身体里安装的泵，比之前更大了，而不是泵得更快了。结果就是，身体好的人和身体不好的人，在安静状态时的心率会有很大不同。换句话说，身体锻炼得越好，静态心率就降低得越多。

一般认为，成年人的正常心率是每分钟 72 次。梅奥诊所的爱德华·拉斯科夫斯基医生给出了一个更大的范围，即每分钟 60~100 次都是正常心率。这些数据也许体现了以下情况，一颗缺乏锻炼的心脏通过适度的有氧训练，可以使静态心率做到每分钟 60 次，而一名出色马拉松运动员的静态心率，有可能低于每分钟 40 次。当然也有例外，一英里（约 1.6 公里）跑世界纪录保持者吉姆·莱恩，据说他的静态心率就相当高。从实际来看，这些数据都不太重要。对所有想开始有氧锻炼的人，不管其背后的动机如何，都应该鼓励。因此，有的锻炼初学者就可能希望在每天的固定时间，测量一下自己的静态心率。测量前先静坐 5 分钟，不要说话，也不要有其他干扰。坚持定期测量，随着健康水平的提高，就会实现满意的静态心率的降低。在本书第十四章，我还鼓励你在家测心率的时候，同时也量一下血压。

既然知道了有氧运动时希望达到的心率，下一个要考虑的问题就是，这样的较高心率，应该维持多长时间才对。答案取决于你的锻炼强度。如果你的运动没有达到最高心率的 60%，那么多长时间也不会改变你的有氧能力。这就是为什么很多坐在办公室的人，从有氧观点来看，“每天都工作很久，很勤奋”，但是身体状况还是很差。相反，一次短时间高强度的锻炼，也能迅速达到有氧效果。早期的一项研究表明，经常保持坐姿的中年人，每周只要锻炼 36 分钟，就能实现非常明显的健身效果。但前提是，他们的锻炼强度都保持在最大心率的 85% 左右。

前面我提到，2008 年，美国卫生部颁布了一份《美国人体育活动指南》。这份指南里面有用信息很多，但并没有提到用心率来作为运动强度的指标。相反，他们采用了代谢当量（MET）这一术语。代谢当量，是动态代谢量与静态代谢量的比值。接下来，该指南把中等强度的体育锻炼定义为，代谢当量为 3 到 6，所有代谢当量超过 6 的，都定义为高强度锻炼。该指南里面还提供了各种活动的代谢当量，从室内舞蹈到养花弄草。例如，十分钟 1.6 公里跑，代谢当量为 9.8，快走（每小时 5.6 公里），代谢当量为 4.3。代谢当量数值越高，需要花的锻炼时间越短。于是该指南建议我们，每周要么参加 150 到 300 分钟的中等强度锻炼，要么参加 75 到 100 分钟的高强度锻炼。这对于那些已经开始锻炼的人来说，强度并不算大，就相当于每天走路 20 到 40 分钟，或者跑步 10 到 20 分钟。尽管运动生理学家们都偏爱代谢当量作为指标，我还是愿意用心率作为运动强度的指标。

最终，我们每个人都必须建立一个让自己能乐在其中的活动计划，让这个计划的强度和时间，也应大体上符合上述几点指南。随着时间的进展，我们的锻炼计划也会随着我们的兴趣和能力的变化，做出相应的调整，但有一点不能变：有规律的有氧和无氧运动。

杰克·拉朗在1936年创立了一家健身房，即今天的“倍力连锁健身俱乐部”的前身。据说他每天都坚持两小时的例行锻炼，直到他96岁高龄死去的前一天。虽然有杰克·拉朗先生这样天生本事的人不多，但我们每个人也都希望能锻炼到死去的前一天。正如弗雷德里克·斯塔勒所说的：“我们的目标，就是死得尽量优雅一点，死得尽量晚一点。”斯塔勒博士是哈佛公共卫生学院营养学系的创始人，高寿92岁。因为跑步是最简单也是最有效的锻炼方法，也是近几年被研究得最充分的体育活动，我就用跑步来说明如何开始进行锻炼计划。首先，给大家讲点历史。

俄勒冈大学博士沃尔多·哈里斯带领的研究小组于1967年9月4日在《美国医学会杂志》上发表了一篇文章，题为《慢跑：一个成年人的锻炼计划》。该文章把慢跑定义为“慢速到中速的交替步行和跑步”。建议30到66岁的男性，每周三次，在400米的跑道上进行慢跑。开始的时候，总的慢跑距离为1.6公里，在跑步和走路之间平均分配。然后在十二周之后，把总距离逐渐提高到4公里，而且以跑步为主。这事儿很有意思，当年他们得出结论建议每周跑步75分钟，这恰好吻合半个世纪之后2008年发布的《美国人体育活动指南》所建议的75~150分钟高强度锻炼的下限。一开始参加锻炼的那些人，有60%都体重超重。虽然膳食并没有改变，但参加运动的这些男性，在12周之后，体重都减少了3.6公斤，腰围减少了3.8厘米。该文章的作者之一就是威廉·鲍尔曼，他当时是俄勒冈大学的田径教练，后来成为美国耐克鞋业公司的创始人之一。

我确信，一旦适应了经常锻炼的自我约束，并开始感觉到、看到锻炼的价值所在，你就无需进一步的鼓励了。在没有达到这种状态之前，你需要借助于一个相当严格的锻炼计划。以下是我的几点建议：

（1）选择一年当中，你最有可能做到的一个季节，每周能拿出三天，每天30分钟，作为你健康复兴之始。第一个月最关键。

（2）每天坚持固定时间锻炼。什么时间不重要，但你要事先想好。变成例行任务之后，就可以不用再那么死板了。我以前每天锻炼的时间都不同，现在则固定在早上上班之前。早上锻炼的好处是，就像有人调侃的那样，在你的脑袋还未完全醒来之前，去做一些你不愿意做的事情，免得自己给自己找借口。

（3）选好慢跑地点，尽量避开车辆、宠物及其他危险或干扰。一般平坦的地面就行，无论老式的煤渣跑道还是人工塑胶跑道，都算近乎完美了。我从海军退役大约两年后，就开始了经常跑步。在纽约西城的户外，水泥路面和沥青路面，我全年坚持跑步达45年之久。后来我买了跑步机，除非不在家，否则我每天都要用它跑步。虽然室内跑步看不到外面的风景了，但是跑步机的好处是极其方便，让你随时可以锻炼。还有看不完的"Netflix（网飞公司）"提供的电影，简直都让我忘记了这是在完成每天的任务。

（4）不要急于求成。按照自己的节奏慢慢来。好几年的甚至几十年的懒散，不可能在一周之内转变过来。有人可能连30分钟都走不动，有人可能一开始就能跑得很远。我们的目标是循序渐进。有的人锻炼前要先做热身运动，锻炼后要做放松运动，整得一本正经。我的看法，这些都是个人偏好，而不是生理必需。如果你想在跑步之前抻抻腿，弯弯腰，没问题啊，但这些不能算在30分钟里面。我的做法是，跑9~10分钟后再逐步加快步伐。至于柔韧性锻炼的好处，这方面令人信服的研究结论很少。如果你觉得伸胳膊、抻腿、弯腰之类的很舒服，那就去做好了。

（5）做好运动记录。你愿意记得多详细都行，但起码要把日期和锻炼时间记下来。把一周作为一个基本的锻炼时间单位，并努力做到每周锻炼三次。为了尽可能减少肌肉酸痛，锻炼一天，然后休息一天，不要连续三天锻炼。如果你的三天锻炼时间有两天不得不安排在周末的话，那就把周日锻炼安排得比周六轻松些。一旦你的锻炼计划坚持得很好，就要考虑增加锻炼次数。

（6）先集中进行三个月的有氧锻炼。在充分地适应有氧锻炼调节之后，下一步在锻炼程序中增加无氧环节，即力量环节。

除非采取有效措施，否则老龄化的特征之一，就是肌肉数量的减少。肌少症，这个花哨的名字就是用来描述这种现象的。那些终生不得不从事体力劳动的人，比如农民或者牧民，不需要对此感到担心。而对其他人来说，整天坐在电脑旁的或者懒于运动的，就需要在有氧锻炼调节的同时，必须辅以其他的锻炼办法。

对于我们绝大多数人，不论年龄和身体状况，我都几乎毫无保留地建议采取我上面给出的自我管理的慢跑方式。力量锻炼则不同，除非你以前有过举重的经验，否则我还是建议你去健身房、俱乐部、社区健身机构之类的地方，找人指导一下，然后再使用力量训练器和其他训练器械。不用太长时间，你就会掌握那些必要知识，摸索出适合自己的力量训练计划，在一些书籍或视频资料的协助下，开始自由自在地进行锻炼了。健美操是一种很好的、有氧和无氧相结合的锻炼方式。健美操的英文单词，来自于希腊语的“美和力量”。健美操几乎不需要任何器材，而利用我们自身身体的重量来进行肌肉锻炼，再利用开合跳、下蹲后伸腿等来方式进行有氧锻炼。那些曾在“第二次世界大战”中参战的“最伟大的一代人”，对健美操都很熟悉，但如今，现代器械在很大程度上已经取代了健美操。但是，对于那些不愿意花钱去玩力量训练器的人，或无法经常去健身房、或附近没有训练设施的人来说，健美操仍是有价值的一种锻炼方式。再者，你也可以去看书，了解这方面的锻炼建议和各种实用做法。不过，我们要始终牢记，我们的目标就是有氧和无氧锻炼的平衡。对我来说，慢跑和使用力量训练器，就很容易做到平衡了。

说点我个人对健美操的体会。几年前，毫无征兆，我突然得了腰痛和坐骨神经痛，要是不吃止痛药，我连坐着工作都不行。按照大家都熟悉的套路，我从内科、骨科、神经外科，看了一大圈儿；X 线片、磁共振、物理治疗，做了一个遍。幸运的是，就在我不得不要忍受硬脊膜类固醇注射等其他有创治疗之前，老天开始眷顾我了。疼痛消失了，它神秘地走了，正如它当初神秘地来，整个过程差不多折腾了我一年。一年的看病和折腾最后倒是给我留下了一点好东西，那就是理疗时做的健美操。每次 5 分钟，现在我每天起床后就做。一想到当初的腰疼屁股疼，我就决心坚持每天做下去，直到做不动或者我死那天为止。

这里我给出一个有氧锻炼的简单计划。我建议，先从每周三次慢跑开始，稍后再加上力量锻炼环节。要是换成骑自行车或者游泳或者各种舞蹈，也都完全没有问题，只要你能保证足够的锻炼强度和锻炼时间。所有这些锻炼，最最重要的一点，就是不要受伤。因此，锻炼强度和锻炼时间，都要循序渐进。近一段时间，受到美国海军海豹突击队英勇形象的鼓舞，人们开始热衷于谈论高强度锻炼。纽约以及其他地方的一些俱乐部，甚至开始在人工控制的高温健身房里，推广这种高强度训练，包括瑜伽。除了对那些身体本来就健壮的人，这种做法，对其他所有人来说，都可谓是“不作不死”的节奏。先不说可能引起致命的心脏病，单就那些刚开始锻炼的人来说，其实最糟糕的事情，莫过于想一步登天，直接跳到高难度动作，然后练到身体受伤，最终对锻炼彻底失去兴趣。

> 重要的不是强度，而是从一开始就选择一种最能吸引自己的锻炼方式。

随着年纪的不断增长，我们几乎每个人都要在不知不觉中经历身体的衰退，身体逐渐失去平衡能力。身体平衡能力减弱容易引起跌倒，这是老年人受伤和死亡的主要原因。正如肌肉的流失可以通过锻炼来弥补一样，我们同样有几个办法来控制住身体的平衡。针对腿部的力量锻炼，可以有效改变老人平衡能力减弱的状况。另外还有一些研究建议，打太极拳、做普拉提和瑜伽，也都有助于改善平衡能力。当然我要再次提醒，最重要的是，你要找到一位合格的指导者。至于我个人的方法，我每天都用平衡板来锻炼。练平衡板还有一个好处，它可以强化脚踝的肌腱和韧带。

现在剩下最后一个问题：去哪里锻炼和跟谁一起锻炼。有些人爱合群或者说外向，喜欢找小伙伴，享受跟别人交往和有人协助的快乐。外向的人可能会觉得，健身房或者健身俱乐部之类地方环境氛围特别舒服，这些健身机构同时还能为我们减肥提供指导，第八章我们会讲减肥；而那些内向的人会觉得一帮人一起锻炼没啥意思。其实最重要的就是，找到最适合你自己的锻炼时间和锻炼强度，这些我在上面都已经说过了。

至于我自己，是内向还是外向，那我肯定同意威廉·曼彻斯特的说法：“我以前是内向，战后我将回归原样。我喜欢自己陪着自己，在独处中感到心满意足。”曾经有好几年，那时候我儿子还在家住，他喜欢参加竞技跑步，我也刻苦锻炼，跟着他一起参加本地的各种跑步比赛。但是现在，我都独自锻炼了。我自己的健身房里，有一个跑步机、一个举重椅、好几样力量训练器械、还有一个平衡板。

健身教学光盘、健身俱乐部、健身会所以及其他各种商业健身形式，有时候掩盖了身体锻炼原则的单纯之美。无论你开始锻炼的原因是什么，没有什么东西能阻止你增强肌肉力量，提高有氧能力，只有你自己。请相信，在你开始锻炼之后，一定会有那么一刻，从那一刻开始，你就会感到锻炼的快感。如果你希望我对这种现象给你一个信服的解释，那么你只需要知道，你身体里有内啡肽和内源性大麻素就够了。这两种化学物质，都是我们大脑自然产生的，它们能分别模拟阿片和大麻的作用，或者把顺序说得更准确点，是阿片和大麻分别模拟了我们身体内啡肽和内源性大麻素的作用。内啡肽和内源性大麻素在锻炼过程中以及锻炼之后，可以提高神经通路的兴奋性，带来锻炼的快感。不管锻炼的快感来源何处，有氧和无氧健身的快感有大有小，这点因人而异。

我将用简·布洛迪的话来结束本章，她是《纽约时报》的专栏作家。她的作品总是闪耀着智慧的光芒，而且在我看来，她的智慧也一直在与时俱增。我与她虽从未谋面，但我却有一种感觉，我们一直在相随相伴，心意相通，一起老去。她比我小4岁。有人问她“你为什么能坚持锻炼？”她这样回答：

> 我的第一个回答，也许是为了控制体重；第二个回答，是想活得更长一点、更健康一点，但这些都不是让我天不亮就起床，然后先跟朋友们一起步行晨练，再骑单车去上班的原因。让我能坚持锻炼的原因，是这些锻炼活动带给我

的那种感觉——锻炼让我感到有更多活力、更少压力、更高工作效率、更多专注。对了，还有更多快乐。锻炼让我更有心情，去闻一闻玫瑰的怡人芳香，去从容面对生活的顺逆无常。

第六章

认识营养素

——穿透历史的迷雾

引言

无论从科学上来看，还是从政治上来讲，人类营养都是一个非常复杂的话题。美国的营养政策和食品生产在很大程度上受到政客们的左右。反过来，这些政客们又都受到各种快餐公司、各类农产品生产商、食品加工企业以及无数其他商业利益团体的影响。从科学的角度来说，营养原则早已建立而且日益完善。比如，人们对营养成分的代谢机制早已研究得非常透彻，最后一种维生素也早已在 1948 年发现。现在遗留的问题是营养素对人体健康的影响还不确定。来自权威机构的建议，比如美国农业部和美国国立卫生研究院的说法一直在变来变去，没有定论。糖，是毒药还是单纯的能量来源；维生素 E，能预防癌症还是会使癌症更加恶化；我还要不要吃鸡蛋了；饮食中的盐，是高血压的主要原因吗；多吃钙，能预防骨质疏松还是会危害心脏；维生素补充剂，对我们身体有益还是它只能让那些销售商家钱包鼓鼓；我们每天都应该补充鱼油吗……虽然以上这些问题以及其他更多的种种问题，在目前都还没有定论，但如果理解了营养的基本原理，我们就能分清，哪些是可信的，哪些是不可信的；哪些是事实，哪些是谎言；哪些是诚实的尝试，哪些是江湖骗术。对营养常识的基本了解，能使我们在追求健康、长寿、幸福生活的过程中，对所吃食物做出更明智的选择。

所有生物都需要能量来维持生命。食物以脂肪、碳水化合物和蛋白质这三种形式提供人体所需的能量，这三种营养形式称为常量营养或宏量营养。食物所含能量的多少，用“卡路里”为单位来计算。例如，我每天需要3500卡路里来维持体重稳定。吃少了，体重就会减轻；吃多了而且长时间吃多，我就会变胖。这些多余出来的热量，以什么样的形式摄入并不重要，蛋白质也好，碳水化合物也好，脂肪也好，因为我的身体都能把它们转换成脂肪。但营养的重要性除了在于它能维持理想体重之外，更在于它有更多其他方面的作用。正是基于这个原因，我们要讨论一下常量营养的平衡问题。如果赖以维持生命的能量来源仅有常量营养这一种形式的话，那么营养科学可以研究的东西就相对简单多了。然而，还有其他因素需要考虑，即微量营养。微量营养指的是多种维生素和多种矿物质。与常量营养不同，人体对微量营养的需求量非常微少，但它对生命的意义却至关重要。本章将对每种维生素和主要矿物质做个简要的历史回顾。同时我们也会讨论目前所公认的微量营养的适当摄入量。还要讨论为什么几乎在所有情形下，我们都无需求助于膳食补充剂就可以保证微量营养的适量摄入。

1860年，英国维多利亚女王的枢密院要求爱德华·史密斯医生来测算一下人类所需的蛋白质。这项要求的背景是，当时英国发生了严重的经济衰退并已经威胁到工薪阶层食物的足够供应。为了完成这一使命，史密斯医生给出了一个标准。用20世纪著名的英国营养学家伊莎贝拉·利奇的话来说，这个标准“是人类第一个基于科学原则的、真正意义上的膳食营养标准”。

自从维多利亚女王时代以来，有多个国家政府都曾给国民下达过膳食定量标准，而这种做法往往都是由于战争或经济衰退所诱发。“第二次世界大战”期间，美国也实行过定量供应。1941 年，美国科学院食品与营养委员会又组建了一个委员会，其职责就是订立营养摄入标准，以确保人民足够健康而不影响国防安全。这个指南于 1943 年颁布，称为膳食营养建议日供应量（RDA）。

与其他指南一样，建议日供应量（RDA）这个指南多年来也一直在修订，一直没有定稿。与此同时，这些指导性文件也变得越来越复杂，又引入了很多新名词，很多缩写词都需要解释说明，人们才能明白。

从 1993 年开始，人们又想方设法地替代了这个 RDA，推出了膳食营养建议日摄入量（RDI）这个术语。它包含了建议日供应量（RDA），但同时对每一种营养素又增添了三项指标，即平均需求量（EAR）、适宜摄入量（AI）和可耐受最高摄入量（UL）。每一项指标，又都根据不同性别、是否怀孕、是否哺乳期以及不同年龄做出了区分，其中年龄正是我们感兴趣的。

没办法，在这么一大堆的缩写名词之上，我们还得再增加一个。实际上也只有这一个，才是我们绝大多数人所关心的，那就是，建议日摄取值（RDV），简称日摄值（DV）。

编者注：在中国被称为营养素推荐摄入量（RNI）。

美国的 RDV 之所以重要，是因为大部分加工食物产品标签上的营养成分表都是基于它来标注的。例如，我几乎每天早晨要吃的燕麦片，其包装盒侧面的产品标签上就会注明每一杯（约 237 毫升）燕麦所包含的 26 种不同常量营养和微量营养的日摄值百分比。

编者注：在中国，营养素参考值（NRV）百分比是专用于食品标签的、比较食品营养成分含量多少的参考标准，是消费者选择食品时的一种营养参照尺度。营养素参考值主要依据我国居民膳食营养素推荐摄入量（RNI）和适宜摄入量（AI）而制定。

脂肪

——故事要从绵羊的精液开始讲起

几十年来，脂肪一直都是美国人谈论营养时的众矢之的，简直就是千夫所指。从青年到老年，我们跟脂肪的战争从未间断，不管是血液里的脂肪、食物里的脂肪、“将军肚”的皮下脂肪、腰间赘肉的皮下脂肪以及萝卜大粗腿的皮下脂肪。今天，虽然还有很多人对肥嘟嘟的脂肪厌恶不已，但脂肪作为膳食的必要组成部分，其邪恶的名声，已经不像从前那样惹眼了。如今，代其受过的是碳水化合物这个新来的“倒霉蛋”。稍后，我们再详细讨论碳水化合物。

做常规体检的人，几乎都要验个血，验血的一项指标就是甘油三酯，用来衡量血液中的脂肪含量。从化学术语来看，甘油三酯这个词完美地描述了脂肪的所有特征，即一个单分子的甘油附带三个脂肪酸。根据化合键的性质和排列方式不同，脂肪酸又分为多不饱和脂肪酸、单不饱和脂肪酸以及饱和脂肪酸。有很多蔬菜油和鱼油，都属于多不饱和脂肪酸；橄榄油是单不饱和脂肪酸的典型例子；而饱和脂肪酸，则多存于动物性食物。我之所以跟大家讲得这么详细，是因为在下面我会讲到，我们所吃食物中脂肪酸的性质和数量，将直接关系到我们的热量摄入，也关系到食物的营养品质。

那到底是什么原因，导致我们一开始就跟脂肪过不去了呢？为了回答这个问题，我们首先需要了解一些胆固醇的知识。胆固醇属于类固醇家族。胆固醇的名声虽然很不好，但其实胆固醇是我们身体每个细胞都少不了的构件之一。另外，卵巢、睾丸和肾上腺，在合成我们身体所必需的荷尔蒙时，首先都要用到胆固醇。但若胆固醇过量，它就会沉积到动脉血管壁上，阻碍血液流动。如果是在心血管，就会导致心脏病；如果是在脑血管，则会引发脑卒中（中风）。本书第十四章我们会详细讨论这个问题。

既然胆固醇必不可少，那怎么解释那些严格素食者？人家不也活得好好的嘛？道理很简单，因为我们自身可以生产胆固醇。胆固醇主要在肝脏生产，然后由脂蛋白携带，被运送到身体各处。脂蛋白是身体的天然洗涤剂，有了脂蛋白，胆固醇才得以在血液里转运。很多人可能都听说过，有高密度脂蛋白（HDL）和低密度脂蛋白（LDL）之分。如果 LDL- 胆固醇的水平过高，就会增加心脏病和脑卒中的风险。有成千上百万的美国人，都在服用一类叫做他汀的药物，目的就是为了降低 LDL- 胆固醇水平。

1931 年，一位毕业于德国的俄罗斯医生，尼古拉 · 安尼契科夫给兔子做了实验，喂食大量胆固醇，结果兔子得了动脉粥样硬化。从那时起，就诞生了一种观念，而且这个观念很快就变成了医学上的一个教条。那就是，如果吃了高胆固醇含量的食物，就会增加心脏病和心血管疾病的风险。但这种观念过于单纯了，因为它忽略了一个简单的事实：兔子并不是人！跟兔子不同，对我们大部分人来说，我们身体能维持血液中的胆固醇在一个合适水平——我们身体可以通过调节胆固醇的生产、吸收和代谢的过程，来控制血液中胆固醇的水平，使其含量刚刚好能够满足身体细胞和荷尔蒙的生产所需，不多也不少。

2006 年，美国心脏协会建议，每天的胆固醇摄入量不应超过 300 毫克。可事实上，两个大鸡蛋黄的胆固醇含量，就大约有 370 毫克。对于此，借用罗莎娜·达娜那句不朽的名言："你想多了！" 2014 年，美国心脏协会的指南是这样说的："没有足够证据支持，降低膳食中的胆固醇，可以降低血液中 LDL- 胆固醇水平。"

但如果我们同意降低血液中 LDL- 胆固醇水平是一件好事儿的话，那么胆固醇与我们所吃的食物，又有什么关系呢？1952 年，《临床内分泌学杂志》刊登了劳伦斯·金赛尔医生的一封来信，他在加州奥克兰阿拉梅达郡医院工作。信中说，给一位患者的膳食中将动物脂肪换成植物食油之后，胆固醇指标降低了。从那时起，有大量的临床和流行病学证据支持这样一种结论，即影响血清中胆固醇水平的最主要环境因素是来源于动物性食物的饱和脂肪。因此，从 1984 年开始，美国国立卫生研究院（NIH）建议所有美国人，从两岁到九十岁，每天饱和脂肪的摄入量，都不应超过总热量需求的 10%。也就是说，如果一个人的每天热量总需求为 2500 卡路里，那么他每天的饱和脂肪摄入量就不应超过 28 克。可是，"汉堡王"卖的一个"德州三层皇堡"，其饱和脂肪含量就达 33 克。

上面一段内容有两处细节值得我们再多说几句。第一点，为什么美国国立卫生研究院建议对脂肪的限制年龄从两岁就开始呢？答案就隐藏在母乳的成分里。大家公认，母乳喂养婴儿是最理想的食物，而母乳提供给婴儿能量的一大半，都是以脂肪形式提供的，而且其中的40%都是饱和脂肪。还有，人乳比牛乳的胆固醇含量要高得多。婴儿身体和大脑发育，都有赖于这种高脂肪、高胆固醇食物，而有些年轻父母却在跟“大自然母亲”的天然配方对着干，孰不知，这种瞎胡闹会给宝宝们带来多大风险。

多年以前，长岛北岸大学医院的迈克尔·普利亚医生，讲述过他的几位患者，年龄在7~22个月之间，症状都是发育不良。后来得知，原因就是这些婴儿的父母都认为通过强制的低脂、低热食物，可以避免婴儿肥胖、心脏病和不健康的饮食习惯。对此，普利亚医生这样说:“看起来，这个社会对于苗条身材的痴迷和对于心脏病及肥胖的恐惧，已经导致了另外一种疾病——营养不良和发育迟缓。”我们还不清楚这种不正确的儿童早期膳食观念是否已经得到彻底扭转，但如果不分青红皂白地把对成年人肥胖有益的膳食方式用到婴儿身上，那肯定会带来危害。几乎所有人都同意这一点，即高脂肪、高胆固醇的母乳是六个月以内婴儿的最佳食物。有人还建议，母乳喂养到24个月以上。

第二点，就是美国国立卫生研究院建议每日脂肪摄入量不应超过总热量的30%。这一点建议的有效性在很大程度上取决于所吃脂肪的性质。例如在后面第八章，我们将介绍的一种地中海饮食方式。这种饮食结构中40%~50%的热量，都来源于脂肪，却还能保持健康体重而不肥胖。地中海饮食方式中的大部分脂肪，都来源于单不饱和脂肪——橄榄油，以及多不饱和脂肪——菜籽油和鱼油。

大量流行病学证据指出，这种高脂肪膳食，对于我们的腰围、心脏、甚至大脑都有好处。

让我们先暂时忘却一下那香甜可口的冰激凌、松软美味的黄油土豆泥或鲜嫩多汁的五花牛排。要是没有脂肪，这些食物吃起来的美好感觉都将大打折扣。先来问大家个问题，我们必须要吃脂肪吗？答案是必须的。原因就是有两种脂肪酸，即亚麻酸和亚油酸，我们身体自己不能合成，必须由膳食提供。但是由于在动物组织和植物组织中，这两种脂肪酸都广泛存在，因此正常人体从不会缺乏。实际上，我之所以在这里提到它们，唯一原因就是现在人们对各种鱼油补充剂的兴趣空前高涨，趋之若鹜。这些产品都富含亚油酸或者它的两种派生物，即 EPA（二十碳五烯酸）和 DHA（二十二碳六烯酸）。亚麻酸和亚油酸的名称，就差一个字，很容易搞混，但我们的身体却很容易能区分开它们。根据化合键的性质，这二者都属于多不饱和脂肪酸（PUFA），但它们化合键的排列方式不同：亚麻酸的排列方式叫欧米伽 -3；亚油酸的排列方式叫欧米伽 -6。

人们在 1927 年首次意识到，脂肪是组成完整营养的必需成分。当时一位美国科学家赫尔伯特·埃文斯观察到，如果给大鼠的食物中完全剔除脂肪的话，尽管食物中的蛋白质和碳水化合物形式的热量足够多，大鼠也会发育迟缓。当时与埃文斯一起在加里福利亚实验室工作的，还有一位来自明尼苏达州的研究人员叫乔治·布尔。他们二人认为，脂肪中存在着一种之前尚未发现的维生素。两年之后，人们放弃了这种维生素是维生素 F 的想法。布尔先生和他太太米尔德丽德一起发表了一篇研究报告，报告题为“一种由食物中严格排除脂肪导致的新型营养素缺乏疾病”，他们的实验对象是大鼠。这事在今天听起来可能有些稀奇，报告中说的那种新型缺乏症，只通过很少量的猪油就治愈了。治愈因子被假定为各种脂肪酸，其中包括亚麻酸，这是首次将脂肪酸称为基本营养素，至少对大鼠来说确实如此，而确认脂肪酸也是人类的基本营养素则还需要再等上相当长的一段时间。

得克萨斯大学加尔维斯顿医学分部的阿里尔·汉森先生所做的几项实验，对我们很有参考价值。原因有两点：一是汉森先生的那些实验证实了某些特定的脂肪酸，对大鼠和人类来说，都是基本营养素；二是这些实验凸显了临床医学研究人员在工作中，常常会面临着伦理道德上的诸多困境。

汉森医生的研究，首先将营养良好与营养不良儿童的血液成分进行全面对比。发现这两组儿童的总脂肪酸含量相同，但营养不良儿童的血液中，亚麻酸的含量非常低。在汉森医生看来，这意味着“亚麻酸对于儿童的良好发育是必不可少的”。现在需要的就是一项前瞻性研究，也就是说要把婴儿分组，每组喂食不同数量的亚麻酸，然后观察各组之间的健康差异。1963 年 7 月，汉森医生和他的同事们发表了一篇这样的前瞻性研究报告。

一共有 428 个新生儿，分别喂食四种不同的配方奶粉。其中三种奶粉所含热量的 42% 都是脂肪形式，但亚麻酸的含量，分别为 1.3%、2.8% 和 7.3%。我们知道，人乳中亚麻酸形式热量的含量为 4% 到 5%。第四种奶粉完全不含任何脂肪。很快，喂食第四种奶粉的婴儿，出现了明显发育缓慢症状。于是，将其调整为含有 42% 的脂肪热量，但仍不含任何亚麻酸。三个月之后，亚麻酸的必要性得到证实。那些奶粉所含亚麻酸仅为 1.3% 或完全不含亚麻酸的婴儿都表现为发育迟缓。亚麻酸摄入量不足的婴儿出现皮肤变干起层，皮肤褶皱处发红、渗液和脱皮等问题。

这些研究，尽管在证实亚麻酸对人类的必要性方面功不可没，但却不符合今天的伦理道德标准。

那么这些参与实验的婴儿志愿者，都是来自哪里的呢？汉森医生没有告诉我们。但我想我们可以大胆猜测一下，他们肯定不是那些专家们自己的孩子。相反，他们很有可能是来自那些美其名曰的所谓“临床研究群体”，即参加免费医疗的那些人。人们后来得知，这些 70% 的婴儿来自黑人孩子。实验不会给他们带来好处，而且虽然实验时间不长，但几乎肯定只有害处。那么是什么动机，让这些母亲们把自己的婴儿送去做实验的呢？答案恐怕就是，“参加实验的婴儿，将得到全程的免费奶粉和免费食物”。在今天，不再允许这种经济胁迫，不管初衷如何美好，任何研究人员都没有权利把人类当做试验的小白鼠。

伟大的法国化学家路易·巴斯德说过，“机会只青睐于有准备的人”，对这句话的最好证明，就是欧米伽 -3 脂肪酸，即亚麻酸必要性的发现。拉夫·霍尔曼是一位生物化学家，他在明尼苏达大学霍梅尔研究所工作。在长达 30 年的职业生涯中，他一直在孜孜不倦地研究脂肪酸在营养中的作用。在他的首个研究报告发表 30 年之后，他接触到了一个小女孩，这个小女孩因为枪伤失去了大部分小肠，因而不得不接受全静脉营养，也叫全胃肠外营养（TPN）。接受全静脉营养 5 个月后，小女孩出现了麻木、无力、无法走路、腿疼和视力模糊。早有思想准备的霍尔曼医生意识到，全静脉营养里面，几乎不含一点亚麻酸。随后他在全静脉营养液中加入了亚麻酸，小女孩的症状全部消失。

我曾讲过人乳的各种优点，这里还要补充一下，人乳也含有丰富的亚麻酸和亚油酸，这两种基本脂肪酸。

现在所有营养学家都知道，那些基本脂肪酸对人类来说确实是必不可少的，而且如我之前所说，我们几乎不会出现脂肪酸缺乏，想缺乏都难。那为什么到了21世纪，又有很多人热衷于这些东西了呢？为了回答这问题，我要先把大约85年来有关这方面的医学研究，浓缩成下面的几段话。

我们的故事开始于1930年哥伦比亚大学的一个实验室。当时，该实验室的两位妇产科专家拉斐尔·库诺凯和查尔斯·利布观察到，绵羊的精液含有一种物质，能影响人类子宫的肌张力。几年后，瑞典生理学家沃尔夫·欧拉成功分离出了这种物质，他后来获得“诺贝尔生理学或医学奖”。当时认为，既然这种物质的来源是前列腺，于是就把它称为“前列腺素”。三十年后，“第二次世界大战”结束，这才有人提出新的推测，认为这些基本脂肪酸只是前体物质，人类身体利用这些前体物质，来生产一系列的前列腺素。苏内·伯格斯特龙和本特·萨穆埃尔松是两位瑞典科学家，他们获得了1982年的“诺贝尔生理学或医学奖”。现在看来，他俩当时的观点非常具有前瞻性，他们提出“虽然我们对其生理作用的认知仍不完整，但就其分布的广泛性来看，说明基本脂肪酸缺乏综合征至少在部分原因上是由于多种前列腺素的生物合成量不足。”随着后来的不断发现，由基本脂肪酸形成的产物有几十种之多，人们给它们起了个总称，叫类花生酸，也叫类二十烷酸，这个名称取自希腊语。二十指的是类花生酸中的碳原子个数是二十个。

我们第二个故事要暂时跑个题，先来看一下有关的药理学。至少从希波克拉底时期开始，人们就已经知道咀嚼柳树皮可以缓解疼痛，可以消炎。到了19世纪，柳树皮中的有效成分被确认出来。到了19世纪末，它催生了一种相关化学物质的诞生，即乙酰水杨酸（阿司匹林的主要成分）。德国拜尔制药公司首次人工合成乙酰水杨酸，1899年有了商标名，叫“阿司匹林”。1971年，英国药理学家、“诺贝尔生理学或医学奖”的共同获得者约翰·韦恩爵士认为，阿司匹林的止痛、退烧和抗炎效果，是由于阻止了花生四烯酸合成前列腺素，花生四烯酸是基本脂肪酸亚麻酸的一种衍生物。

然而韦恩爵士的假说，并不能解释阿司匹林有抑制血液凝固的能力，也没有已知的前列腺素能解释这个问题。不久，苏内·伯格斯特龙给出了答案。他发现了花生四烯酸的另外一种产物，其合成也被阿司匹林所阻止，他称之为血栓素，因为它存在于凝血细胞（血小板）之中。血小板是血液的一种成分，参与血液凝固（血栓）的过程。要是我以上讲的这些，还没有把大家搞糊涂，那现在你就应该能明白了，为什么有那么多美国人每天都在吃阿司匹林来预防由血栓导致的脑卒中或心脏病，背后的理由，就是这个药阻止亚麻酸合成血栓素。

目前，关于使用小剂量阿司匹林的建议还是比较明确的。2009年，美国医疗预防服务工作组给出了如下的说法：对年龄在45~79岁之间的男性，如果降低心脏病的潜在好处大于造成胃出血的潜在风险，就建议使用阿司匹林；对年龄在55~79岁的女性，如果降低脑卒中的潜在好处大于造成胃出血的潜在风险，也建议使用阿司匹林。换句话说，如果你的胃部能够忍受一点阿司匹林的话，对上述年龄段的人来说，服用阿司匹林是一个不错的做法。但不建议对更低年龄段的人使用，也不建议年龄在80岁或以上的人使用。我自己现在每天吃81毫克阿司匹林。如果没有新的证据出现，到80岁我就不吃了。说到这里，让我想起了那句话：“人类一思考（计划），上帝就发笑。”

如果说阿司匹林在经过了100多年的使用之后，突然一下子走红，变成预防心脏病的灵丹妙药了，那么我们又该如何看待同样受到热捧的鱼油呢？

关于鱼油能够预防心脏病的理念依据，来源于两位丹麦科学家。他们知道，几千年来加拿大北部和格陵兰地区的因纽特人，他们的食物都富含鱼类和各种海洋哺乳动物如鲸鱼或海豹的脂肪，几乎不含什么蔬菜和水果。用现代营养学的观点来看，这种饮食结构真的是极不健康。然而人们发现，因纽特人身上割破的伤口，流血的时间要比别人长。服用阿司匹林的人，也会伤口流血时间长、凝血变慢，这说明因纽特人的膳食中有某种成分，减缓了血栓的形成。这种成分如今已查明，它是另外一种前列腺素，叫前列环素。前列环素是由萨尔瓦多·曼卡达、约翰·韦恩及其同事们共同发现的。欧米伽-3脂肪酸可以促进前列环素的合成，而因纽特人的膳食中，就含有丰富的欧米伽-3脂肪酸。

我们的人体真是复杂而又奇妙。我们身体能够通过基本脂肪酸来生产一种叫血栓素的前列腺素，它能增加血栓的形成；我们身体还能通过这些基本脂肪酸，生产一种前列环素，而前列环素的作用刚好与血栓素相反。对于大多数人来说，这两种相反的作用保持在一个微妙的平衡状态下，我们身体的血液才得以保持流动畅通。现在，尖锐的问题来了：我们该不该每天去吃阿司匹林或者鱼油补充剂之类的东西，从而干扰身体自身的这种平衡呢？回答这个问题非常关键。因为如果我们把凝血机制过度抑制了的话，那么就会增加因脑部出血导致脑卒中（中风）的风险。还有，已经十分清楚，阿司匹林能刺激胃部，可能造成致命的胃出血。不过，我前面已经说过，对大多数人还是建议了每天81毫克的阿司匹林，作为我本人，我也接受了这个建议。那么，这种做法也同样适用于鱼油吗？

纵贯全书，你总能感到，我对膳食补充剂抱有成见。这种成见是基于我的这样一种信条：首先，对于大多数人来说，在一生中的大多数时间，身体所需的全部必要营养，都可以通过各种食物得到满足，所吃的食物越接近它们的自然状态越好，越不影响我们享受美味越好。其次，很多膳食补充剂所提供的维生素和矿物质或者其他营养素，其含量往往都超过一般膳食的正常营养含量，或者远远超过任何已知的营养素缺乏症所需的含量。到了这个份儿上，膳食补充剂就应当被作为药物来看待了。既然作为药物，我们就既要了解它的功效，即好的一面；也要了解它的副作用，即坏的一面。例如我后面会更加详细的讲解，很多人都没认识到，维生素 A 缺乏症在很多发展中国家会导致大量儿童失明，但如果过量，它就是毒药。最后，我对膳食补充剂的成见更在于事实上它逃避了美国 FDA 的监管，这让我的成见进一步加深。其根源就在于《膳食补充剂健康与教育法》的存在，这个法案我们在第二章讨论过了。

尽管一般来说，我很厌恶各种补充剂，但对鱼油是不是就不反感了呢？

我已经提过，因纽特人伤口流血时间比一般人长，某种迹象表明，他们不容易形成血栓。但单凭这一点，还不足以解释为什么现在人们对鱼油趋之若鹜，对所谓的爱斯基摩饮食方式津津乐道。没错，我们还要把 1971 年戴尔伯格和班两位医生最初发表的那篇研究报告结合起来看。那篇报告中说“格陵兰岛的因纽特人，心脏病发病率非常低。”虽然这两位医生的说法在医学文献中已经被引用过无数次了，但几乎可以肯定的说，他们的结论完全基于错误的数据。早在 1940

年，一位在格陵兰岛执业多年、经验丰富的丹麦医生，就观察到因纽特人的心脏病发病率其实非常之高。在接下来的流行病学研究，也证实了这位医生的观察结论。简而言之，“爱斯基摩饮食方式看起来对爱斯基摩人并不好”。

关于使用鱼油补充剂，我们要考虑两类人群：一类是已经患有心脏病或糖尿病的人群，另一类是跟我们一样的大多数健康人群。对第一类人群，美国心脏协会和美国心脏病学会基金会，无疑在受到戴尔伯格和班这两位的影响下，给出了这样的建议：“对所有心脏病患者或甘油三酯严重超标者，看来有理由推荐服用含欧米伽-3脂肪酸的鱼油或鱼油补充剂胶囊（每天一克）。”不过，美国心脏协会也指出，这种建议的证据并不充分。实际上，在这项指南发布之后，于2012年所发表的两项调查结果表明，给心脏病患者或糖尿病患者每天补充1克鱼油，没有发现任何好处。我们再次看到了广告的强大威力，只要做广告，不管有没有好的疗效证据，人们都会购买鱼油补充剂。据估计，有十分之一的美国成年人在2014年都吃过鱼油补充剂，一年的消费额高达几十亿美元。

如果说鱼油对于已经患有心脏病或糖尿病的人是否有益还有待验证的话，那么对于健康人群来说，当前的局面则更加是云山雾罩、雾里看花。不过，目前在美国，正在进行一项关于维生素D和欧米伽-3脂肪酸的实验，即VITAL实验，该实验在乔安·E·曼森博士的领导下进行。她是波斯顿布列根和妇女医院（BWH）预防医学部主任，她也是哈佛医学院的女性健康学教授。曼森博士的实验研究对象包括2万人，男性都在50岁以上，女性都在55岁以上，没有明显的心脏病和癌症。实验对象随机接受以下四种治疗：

1. 一克鱼油加一丸安慰剂。

2. 2000国际单位的维生素D加一丸安慰剂。

3. 鱼油加维生素 D。

4. 两丸安慰剂。

> 我们希望这项研究在几年之后能够回答，健康人群是否可以通过单独服用鱼油、或单独维生素 D 或两者一起服用，就能减少癌症或心脏病风险的这个问题。这项实验的初步结果，也要等到 2020 年。

到现在为止，我还没有提及亚油酸。亚油酸是欧米伽 -6 脂肪酸，是一种前体性的基本脂肪酸。亚油酸在多种植物油中大量存在，如玉米油、葵花籽油、红花油、亚麻籽油和大豆油。这些油在网上都有销售，在健康食品商店也有销售，并且都在作为营养补充剂来销售，商家一直在强调它们对健康的各种好处。首先老实说，欧米伽 -3 和欧米伽 -6 这两种不饱和脂肪酸，对于我们生理系统的调节机制如魔窟般复杂。有人猜测，既然亚油酸是花生四烯酸的前体物质，而花生四烯酸又能转变为炎性前列腺素，那么任何欧米伽 -6 脂肪酸的过量摄入，就都是有害的。于是很多向公众提供营养建议的人，都把这一猜测作为了事实，并且呼吁减少欧米伽 -6 脂肪酸的摄入，增加欧米伽 -3 脂肪酸摄入。相反，2009 年，美国心脏协会呼吁人们要大量摄入欧米伽 -6 脂肪酸以降低心脏疾病的风险。

还有人指出，饮食中的欧米伽 -6 脂肪酸与欧米伽 -3 脂肪酸的比例才更为重要。有关这个问题，还有无数个互相矛盾的研究结果。2013 年，发表在《国家癌症研究所杂志》上的一篇报告引起了我的注意。该报告发现，血液中欧米伽 -3 脂肪酸含量最高的那些男性，患前列腺癌的风险也高。

在此大海茫茫、前路不明之际，最稳妥的航线，就是避免各种欧米伽 -3 和欧米伽 -6 脂肪酸的补充剂，把我们的信心放在富含这两种基本脂肪酸的饮食平衡上。

住在纽约的人，几乎都知道还有另一种脂肪，即臭名昭著的反式脂肪。自然界中的反式脂肪含量都不高，其主要来源是动物性食品，大部分的反式脂肪都是人造的。多年以前，人们担心黄油中的饱和脂肪会影响胆固醇水平，于是把很多种含有多饱和脂肪酸的植物油转换成了半固体的人造黄油，这个转换过程叫作氢化，反式脂肪就是在这个过程中产生的。氢化除了可以使植物油变成固体从而便于替代黄油之外，部分氢化（相对于完全氢化）还有一个特别大的可取之处，就是能延长各种快餐食品的保质期，允许食用油长时间、深度反复用来油炸食品，比如炸薯条。曾有某个牌子的人造黄油广告自诩“对心脏很好”，过了很久，人们发现人造黄油中的反式脂肪实际上对人体有害，用奈杰尔 · 霍克斯的话来说就是“对心脏很坏”。反式脂肪有害的证据来自一项名为“护士健康研究”的项目，项目的研究对象是 85 000 名护士。项目自 1980 年开始对护士进行跟踪研究，持续时间达 8 年。哈佛公共卫生学院的沃尔特 · 威利特和同事们分析了最终的采集数据，他们发现，部分氢化植物油大幅增加了心脏病风险。实际上，反式脂肪在这方面要比饱和脂肪更差。于是，人类对反式脂肪开始宣战了。

不出意料，国际食品加工业反对从加工食品中取消反式脂肪。他们举证说，这样会增加生产成本，食物会更快变质，大量食品的保质期都会缩短。就像之前的烟草行业一样，这些利益团体在多个方面采取措施，阻碍对反式脂肪的监管。例如，尽管世界卫生组织（WHO）多次敦促，联合国非传染病专家小组就是对反式脂肪无动于衷，不作表态。另一方面，到了2009年，丹麦、奥地利和瑞士已经立法，全面禁止反式脂肪。在美国，FDA从2003年开始，要求含反式脂肪的包装食品要在标签里标明（注意：标签里的“反式脂肪含量为零克”的实际意思，是含量小于0.5克）。三年后，纽约市卫生局采取了更直接行动，宣布分阶段逐步淘汰反式脂肪，到2008年彻底消除反式脂肪，包括纽约市所有餐馆的油炸、烘烤、烹饪以及食品涂抹。有的人把这称为“食品纳粹”的胜利，“食品纳粹”指的是那些限制美国人食物自由的人，这也是政府被当成敌人的一个例子。还有人指出，反式脂肪毫无营养价值，减少或消除反式脂肪是在拯救生命。纽约的反式脂肪歼灭战打得如火如荼，这也提高了美国全国范围对这个问题的意识。更重要的是，也促使了快餐公司主动采取措施，在其全国连锁店全线减少或消除反式脂肪。这些快餐公司，包括“汉堡王”（Burger King）、“麦当劳”（McDonalds）、“塔可钟”（Taco Bell）、“海滋客”（Long John Silver's）和“温迪”（Wendy's）。现在这些快餐公司都在各自的广告中自豪地宣称已经不含反式脂肪了。2013年11月，美国FDA宣布，他们打算撤销对反式脂肪的“总体安全认可”的认定，并取消食品标签中反式脂肪含量小于0.6克即视为“零克”的说明。美国杂货制造商协会对此表示强烈反对，在本书写作之时，美国FDA的最终决定还没见影。

“茱莉亚·蔡尔德，脂肪女神，她的光芒正在天国照耀着我们。”这句话是马克·彼得曼在他的文章“黄油，卷土重来”里说的，该文章登在2014年3月25号的《时代周刊》上。在此前一周，《内科医学年鉴》刚刚刊登了一项研究报告，发现食用饱和脂肪酸，与心脏病风险无关。肉类、奶酪及其他动物性食品都含有饱和脂肪酸。该项研究报告的作者是拉吉夫·乔杜里及其同事们，他们分别来自剑桥大学等英国、美国以及荷兰等国家的顶尖研究机构。他们的调查研究涵盖了多项前期研究结果，涉及研究对象超过60万人，他们的结论一定会让厨师们欢呼不已。要是没糖、没盐、没油的话，大厨们就没法做出各种美食了。然而，有人欢喜有人愁，那些卖鱼油补充剂的、卖磷虾油补充剂的，肯定非常不爽，因为以上的研究结论并没发现欧米伽-3脂肪酸的各种补充剂对人体有任何益处。实际上，唯一的明确结论就是反式脂肪对人体不好。乔杜里医生和同事们最后建议，现有的心血管疾病指南“或许需要重新评估了”。

至此，我希望大家都能明白一点，即营养科学并非精确科学。因此，对于各种脂肪及其最佳摄入量的官方指南，也总是在根据新的证据不断修正。不过，尽管结论还有模糊之处，但我们还是有明智的方法加以应对。很多证据表明，用植物性单不饱和脂肪酸和多不饱和脂肪酸来代替一部分动物性饱和脂肪酸，就是很好的办法。本书第八章里介绍的抗高血压饮食方式和地中海饮食方式，就是很好的例子。至于鱼油，我们还在等曼森医生关于欧米伽-3脂肪酸的实验结果，这可能还需要再等几年。

在此之前，先别吃那些鱼油补充剂了，去直接吃鱼吧！如果买得起，就尽量多买鱼吃。

三文鱼（鲑鱼）或许是补充脂肪酸最好的鱼，不过金枪鱼、鲱鱼、湖鳟鱼、鲶鱼、青鳕鱼、鳕鱼、比目鱼、沙丁鱼等，也都富含欧米伽-3脂肪酸，我最爱吃的甲壳类食物是螃蟹和虾。我们往往老是容易把鱼类跟欧米伽-3脂肪酸联系在一起，但其实植物也含有大量欧米伽-3脂肪酸，比如，同样重量，一斤核桃所含的欧米伽-3脂肪酸，是一斤三文鱼的5倍之多。再比如，豆腐的欧米伽-3脂肪酸含量完全可以媲美金枪鱼。只不过，素食者最爱吃豆腐，很多人不爱吃，所以对那些严格素食者们来说，即使啥鱼都不吃，只要维生素 B_{12} 的摄入量足够，他们心脏病的风险水平也都非常令人满意。

编者注：《中国居民膳食指南》2016 版每天总脂肪摄入可接受范围 6 个月以下婴儿为 48%（占总能量的百分比），7~12 岁婴儿为 40%，1~3 岁为 35%，4 岁以上至成年为 20%~30%，饱和脂肪酸可接受范围占总能量 <8%。

蛋白质

——好东西也不能过量

在三种常量营养当中，只有蛋白质在普通民众的心目中还保持着清白的声誉。毕竟，蛋白质是肌肉的组成基础，很多人都渴望体型优美，甚至肌肉发达。每一本健身杂志和举重杂志，都会刊登蛋白质的广告。牛奶制品商、牧场主以及相关商业机构，都在不停地向人们灌输要多吃蛋白质。

像对营养素其他方面有很多误解一样，一般公众对蛋白质的概念也很容易理解错，这种现象并不新鲜。大约在 1850 年，一位很有影响的德国化学家贾斯特斯 · 冯 · 李比希男爵说，蛋白质是肌肉收缩的唯一能量来源。尽管在十九世纪的后半叶，有一系列实验已经否认了这个观点，但还有很多人继续认为蛋白质是“能量食物”。没错，如果我们身体里脂肪和碳水化合物不足，就可以利用蛋白质来产生能量，但蛋白质作为膳食营养，它主要功能是提供氨基酸，并不负责提供能量。

从结构上来说，所有蛋白质的结构都像一串珍珠。其中每一颗珍珠，都对应着一种氨基酸，串起珍珠的那根线在化学上叫作肽键。我们所吃的肉其实就是动物肌肉，我们并不能直接利用肉里面的蛋白质，而是通过体内的多种消化酶打破蛋白质的肽键，从而释放出氨基酸。消化酶本身也是蛋白质。我们肠道所吸收的，就是这些单个的氨基酸，而不是整个的蛋白质。

蛋白质在结构上和消化生理学上的这一事实，让多吃某种蛋白质就会让我们的身体也能长出同类蛋白质的说法变成一派胡言。我们先来看看超氧化物歧化酶（SOD）。超氧化物歧化酶是一种蛋白质，它有助于我们身体内的一些基础生化反应，其功能是防止细胞因氧化而破坏，它的功能一旦出现障碍，就会引发多种疾病，例如肌肉萎缩性侧索硬化症（渐冻症）的患者，就是由于基因变异限制了超氧化物歧化酶的产生而发病的。目前还没有发现能改变这种障碍的手段。由于缺乏监管，超氧化物歧化酶补充剂的广告居然声称每天吃一到三颗胶囊就会延长你的生命。他们没有告诉你的是，你的肠道可看不懂广告，超氧化物歧化酶与所有其他蛋白质一样，都会被人体消化。实话告诉你，我们身体自己能够生产这种酶。我们人类在自身的整个历史中，一直也都是这样做的。我们体内这种酶的生产数量，与你所吃下的补充剂没有任何关系。还有类似的一种幻想，说什么如果大量食用某种单个氨基酸，就会促进我们身体能合成含有那种氨基酸的蛋白质。超市连锁店的货架上，都摆满了各种蛋白质补充剂。这些产品说明，有的直白，有的含糊，但都会声称“这是增长肌肉的最好方式”。这些产品宣传没有告诉你的是，只有锻炼才能够促进肌肉的增长。过量的蛋白质只会增加身体热量并最终转化为脂肪。

一旦认识到所有蛋白质都是由各种氨基酸组成的之后，科学家们就开始研究每一种氨基酸的相对重要性。

> 现在知道，人体的所有蛋白质中一共有21种氨基酸，其中有9种是人类所必需的，就像维生素和基本脂肪酸一样。这9种必需氨基酸，我们人体不能自行产生，必须由食物来提供。理想的膳食蛋白质中应该包含所有这些必需氨基酸，而且比例恰当，符合人体所需。我们把蛋白质符合这种理想状态的程度，称为该蛋白质的“品质”。

“高品质蛋白质”，听上去很好听。有条件的话，大家肯定都愿意选择高品质的，而不愿意选择低品质的，但这种想法，并不总是正确的。原因就是，衡量蛋白质品质的大部分指标，都是基于蛋白质让小鼠以及家畜的生长速度，而人类的寿命预期，也许有九十年之久。

> 要想给人类准备一份膳食计划，除了生长速度，还有其他多个因素也需要考虑进去。

牛肉，是一种高品质的蛋白质，它提供了那些基本氨基酸，而且比例也接近于我们身体所需，然而，牛肉却并非必然就是人体蛋白质的最佳主要来源。这倒并不是说，牛肉蛋白质本身有什么不好，而是因为牛肉所含的饱和脂肪。在讨论脂肪的时候，我们都已经知道，人们认为，饱和脂肪会增加LDL-胆固醇水平，从而增加心脏病和脑卒中的风险因素。另外我们还要考虑流行病学上的一些证据，研究认为，红肉与某些癌症有联系，在第十三章我们会讨论这个问题。相反，虽然蔬菜提供的蛋白质品质相对较低，但它所含的饱和脂肪却很少。另外，除了可以提供蛋白质，蔬菜还能提供多种有益的营养素。因此从营养学角度来看，蔬菜是比牛肉更好的选择。当然，有人还会提出大规模的消费动物蛋白还会带来其他问题，比如饲养动物的环境代价以及人道主义对待动物等问题。

在选择蛋白质来源的时候，我们还要考虑它能提供的热量。一夸脱（约 1100 毫升）全脂牛奶，能够给我们提供每天所需蛋白质的一半还多，其所含热量大概在 650 卡路里。另一方面，一夸脱脱脂牛奶所提供的蛋白质数量完全相同，但其热量却只有 320 卡路里。如果对象是饥饿人群，那么全脂牛奶是更好的选择，因为他们不但需要蛋白质，而且还需要能量。但如果我们已经每天都与自己的腰围在进行不懈斗争，那么一夸脱全脂牛奶和脱脂牛奶的差别，一周时间下来，就相当于增加半磅（约 226 克）脂肪。

全世界有成百上千万的人蛋白质摄入不足，这些人群所患的蛋白质缺乏症，叫夸休可尔症，即蛋白质缺乏综合征，这个名字来源于非洲加纳语。这类患者虽然体内的脂肪含量足够，但却都属于严重营养不良，如果不加以治疗，很快就会死亡。而这类儿童患者，外表看上去都有胖乎乎的脸蛋，粗壮的大腿，圆滚滚的肚皮。由于这些特征，从照片上很容易将那些饥饿的儿童误认为营养过剩，相反，那正是患儿体内积液异常的反映。除此之外，由于人体免疫系统依赖于蛋白质的合成，各种细菌和病毒感染也一直在威胁着夸休可尔症患者的生命。

在美国，蛋白质营养不良者多见于儿童和老年人。对老年人来说，蛋白质缺乏会导致意识混乱且逐步恶化。意识混乱有时被认为是阿尔茨海默病的一种特征。我们在第十二章会讨论阿尔茨海默病。虽然蛋白质缺乏症，有时候是直接由贫穷所致，但美国人的蛋白质缺乏，在多数情况下，就是由于食物选择不当。劳伦斯·芬伯格把这种现象称之为“无知战胜了富裕”。在快餐店买一包炸薯条所花的钱，如果用来买牛奶，那么你一天所需的蛋白质就都足够了。

我们身体需要多少蛋白质？150 年前，英国医生和生理学家、爱德华·斯密斯估算，人体每天需要 80~90 克蛋白质。从那时起，这一估值就在不断下调。目前，世界卫生组织和美国科学院医学研究所一致认为，所有年龄段的男性和女性，每天所需的蛋白质为每千克体重 0.8 克。拿我来说，体重 81.8 千克，就对应每天需要 65 克蛋白质。

编者注：我国蛋白质参考摄入量 18 岁以下按年龄段每天从 9~75 克不等，成年男性为每天 65 克，成年女性为每天 55 克。

让大家看看，这一目标是多么容易达到，请参考以下一日食谱：2 盎司（约 57 克）金枪鱼、8 盎司（约 234 毫升）脱脂牛奶、2 片全麦面包、1 个鸡蛋、6 盎司（约 176 毫升）酸奶、2 汤匙（约 30 毫升）花生酱、1 杯（约 237 毫升）葡萄干脆麦片、半杯（约 120 毫升）芸豆或焗豆、2 盎司（约 57 克）豆腐、2 汤匙（约 16 克）杏仁。一天之内，这些少量而多样的食物，就可以提供整整 65 克的蛋白质以及所有基本氨基酸。对于那些爱吃肉的人，只须一块 6 盎司（约 170 克）的牛排，就可以提供 42 克高品质蛋白质。

对于孕妇或者经常从事强体力活动的人来说，适量增加蛋白质的摄入量是个好事。不过，正如我上面给出的例子那样，即使你想 100% 地增加蛋白质摄入量，也不需要采取太夸张的措施。换句话说，你也不需要去吃那些蛋白粉、蛋白质补充条、蛋白质奶昔或蛋白质饮料等，尽管这些东西充斥着大部分商业健身房和每一家超市。最近，美国军队也在关注此事。2012 年 11 月，在美国陆军环境医学研究所召开了一次会议，会议发表了一致声明，建议作战人员每千克体重摄入 1.5~2.0 克蛋白质，约为我们普通人 0.8 克的两倍。当注意到有差不多 20% 的现役军人经常使用蛋白质补充剂之后，声明又强调所有蛋白质的来源应该是天然食品，不能是各种补充剂商品，因为补充剂商品存在被污染风险。

素食者，不吃动物来源食物者，如果能做到植物来源食物的合理多样化，也不会有蛋白质缺乏的风险。或许某一种植物蛋白质缺乏一种或几种基本氨基酸，但多吃几样蔬菜就可以获得所有的基本氨基酸了。以斯科特・尤雷克为例，他就是个素食者，不吃动物性食物。他是美国连续 24 小时 267 公里长跑的纪录保持者。他还曾在希腊举行的 245 公里斯巴达超级马拉松赛中，三次获得冠军。

内文・斯克林肖医生给出了一个生动的例子，他用植物蛋白质预防了夸休可尔症。斯克林肖教授是哈佛大学毕业的生理学博士，在“第二次世界大战”期间，他又到英国罗切斯特大学继续学医。当时他的导师们都建议他不要再从事营养学研究了，幸运的是，他并没有理会那些建议。20 世纪 50 年代，他带领一个研究小组，发明了一种高蛋白食物，起名为 Incaparina。这是一种用棉籽粉制造的廉价蛋白食物。后来他的研究小组又用花生花和小麦制造了一种类似的廉价蛋白食物，用来应对印度的蛋白质缺乏状况。

我们不应被纯粹植物膳食也能提供足够蛋白质这点所误导，因为纯粹植物膳食还是有风险的。由于这种膳食会对很多别的营养造成限制，这对儿童和年老体弱者来说，伤害最大。

很多年以前，埃里克·欣韦尔医生和拉斐尔·古罗蒂舍尔医生对严格素食家庭的一些儿童做了治疗，在前来他们医院就诊的 25 个婴儿当中，有 3 个到医院时就已经死亡，有 5 个在入院后几个小时之内也死去了。有 7 名患儿，都有典型的蛋白质缺乏症状，这些患儿在三个月内都没有喝过奶。相反，他们的主要食物，都是稀溜溜的所谓大豆粉做的“奶”。尽管这两位医生坚持了三年之久，但到最后，始终都未能说服信徒的膳食结构。另一方面，对于年老体弱者来说，适当增加蛋白质的摄入量并辅以力量锻炼，是有好处的。然而我必须指出，对那些体弱的人来说，无论年龄大小，如果不配合力量锻炼的话，增加多少蛋白质摄入都是白搭。

另外，还有一种常见的谬论，刚好与那些不吃动物食物的人们相反，就是每一餐都要求包括全部必需氨基酸，而且还必须按照正确的比例才行。这种观念好像是从 20 世纪 40 年代开始兴起的，当时，人们认识到，身体内蛋白质的合成，需要所有的必需氨基酸都同时存在。于是，人们就得出结论，我们每次摄入蛋白质的时候，就需要按比例且包含所有的必需氨基酸才行。实际上，我们应该知道，还有另一种蛋白质来源。事实上，我们大家，包括那些素食者，都是“自我食人族”——除了食物提供的蛋白质以外，我每天还会消化掉 70 克自己体内的高品质蛋白质。这 70 克蛋白质，来源于我体内用过的消化酶、胃肠上脱落的细胞以及各种含有蛋白质的人体碎屑，最后到达我肝脏的，其实是来自食物和我自身循环利用的各种氨基酸的混合物。因此，在短时间内，肝脏能够向血液输送比例刚好的各种氨基酸混合物，即使每一餐的蛋白质含量有很大波动，也不成问题。

那么我们需要担心蛋白质过量吗？不用担心。也许达到建议每日摄入量（每天每千克体重 0.8 克）的两倍，也用不着要担心。我上面说过，这对我来说就相当于约 65 克，我们应该担心的是蛋白质的来源。在1910年，大约一半的膳食蛋白质来源于植物。而今天，超过三分之二来源于动物，主要是牛肉、禽类和猪肉。在第八章，我将介绍抗高血压饮食方式和地中海饮食方式，这两种饮食方式的好处都有流行病学上的证据支持，其共同特点是很少量的动物来源食物，这也就意味着，回归一个世纪之前的那种动物蛋白与植物蛋白各占一半的比例，是有价值的。

在本书第七章，我将告诉大家，肥胖和糖尿病是肾病的主要风险因素。对于糖尿病患者和早期肾病患者，美国糖尿病协会建议将蛋白质的摄入量限制在每千克体重0.8~1.0克（约占总能量摄入10%）。已故美国著名营养学家康拉德·埃尔维耶姆曾经说过，对于蛋白质来说，最小摄入量、足够摄入量和最佳摄入量都是一回事。遗憾的是，这一观点早已不被很多人所知，尤其是年轻人，对此毫不知情。玛利亚·艾森伯格和她的同事，对明尼阿波利斯圣保罗都会区的大约3000名平均年龄为14岁的男孩和女孩进行研究后发现：2011年，这些儿童中有35%曾经食用过蛋白粉、蛋白奶昔或者蛋白棒。

回顾一下，写了这么多，我都有点担心读者们也许开始怀疑，我是个不公开的素食主义者，甚至是个严格素食主义者。其实我不是。我长大成人的时候，主要食物都是肉类和土豆，那时候还没有人在乎什么饱和脂肪、胆固醇诸如此类的物质。另外，在本书别的地方，我也坦白过了，我喜欢偶尔去吃一顿菲力牛排，再配以焗土豆和黄油。话虽如此，作为科学家，我还是相信，来自各方面的证据都在强烈地提醒我们要减少动物蛋白质的摄入，比如各种红肉、加工过的肉类以及快餐连锁店的快餐。

> 对于那些像我一样，无肉不欢，离了牛排、排骨和烤肉就不行的人，我的建议是，在正餐你

尽可以大快朵颐，管够吃肉。只要不是每天、每餐顿顿都使劲吃肉就行了。

碳水化合物

——糖不是毒药

前面我讲过，几十年来，饱和脂肪酸一直被美国营养学界看成大坏蛋。如今，第二个被叫进来受审的倒霉蛋，换成了碳水化合物。更具体一点说，这个新的倒霉蛋，就是糖。糖是最简单的一种碳水化合物。那这是怎么搞的，碳水化合物，这个长期以来一直都是最健康膳食的根基、常量营养素家族的一员，竟沦落到被各种书籍抨击诽谤的境地？如《纯净的白色死神》和《吃糖等于自杀》这两本书，就都在抨击糖。有些营养学家和作者说，糖对身体有害，会让人上瘾，糖对身体的危害和上瘾程度，跟酒精一样；吃一块蛋糕，也会像可卡因那样，把我们变成它的奴隶。还有果糖，这是一种水果和蔬菜中都含有的单糖，也被拎出来，给予特别的污蔑和打击。有一位作家，甚至称果糖为“甜蜜蜜的邪恶”。为了回应这些指控，我得先从碳水化合物的基本科学道理开始讲起，然后再说明，为什么碳水化合物对于长期健康膳食是必不可少的。

首先，我们来看下面的表格。我先讲几个定义，然后简要讨论一下，我们身体的消化系统，是如何处理碳水化合物的。

碳水化合物名称	别名	复杂度	基本组成单位
葡萄糖	右旋糖	单糖	葡萄糖
果糖	果糖	单糖	果糖
蔗糖	食糖	二糖	葡萄糖，果糖
乳糖	奶糖	二糖	葡萄糖，半乳糖
麦芽糖	麦芽糖	二糖	葡萄糖，葡萄糖
淀粉	植物淀粉	多糖	葡萄糖
糖原	动物淀粉	多糖	葡萄糖
纤维素	纤维	多糖	葡萄糖

碳水化合物，顾名思义，是由碳和水组成的。根据结合在一起的碳和水的单位个数多少，碳水化合物又有简单与复杂之分。例如，葡萄糖和果糖，就叫作简单碳水化合物。如果它们进一步分解，就会失去其独特的感官特性，即甜味。如果它们两个结合在一起就形成一种新的碳水化合物，即蔗糖。虽然我们把蔗糖通常称为糖，但是要记住，还有很多带甜味的简单碳水化合物也都叫做糖。糖（sugar）的拉丁语，是 saccharum（糖类）。葡萄糖和果糖，称为单糖；蔗糖，称为二糖，以此类推；多个葡萄糖单位连结在一起，我们就称之为多糖或复合糖。

前面我们了解了，饮食中的脂肪和蛋白质会在肠道中被分解、吸收，最后重组为人体的脂肪和蛋白质。碳水化合物在人体里的处理过程与脂肪和蛋白质相同，我们以土豆为例来说明。我们吃了土豆之后，其所含的植物淀粉迅速被分解为葡萄糖，由肠道吸收，经由肝脏进入血液循环，分布至全身。来源于土豆的这些葡萄糖要经历几件事：其中大部分，转化为三磷酸腺苷（ATP），供肌肉利用。三磷酸腺苷是我们身体肌肉收缩所需的直接能源，这点在本书第四章我们讲过了。另一部分葡萄糖去到大脑，作为大脑的唯一能量来源。如果还有剩余葡萄糖，我们身体会以糖原的形式将其储备起来以供将来之需。在这个过程中，我们把植物淀粉转化为了自身的动物淀粉。植物淀粉和动物淀粉都是复杂碳水化合物，也都是葡萄糖的来源，然而糖原的储存地点空间有限，一旦存满，多余的葡萄糖就会被转化为脂肪了。哎，悲剧的是，我们身体储存脂肪的能力却又是几乎无限的。这一点，我们大家都清楚。

如果我吃的是食糖，也就是蔗糖，它也会被身体分解为葡萄糖和果糖，其中葡萄糖的处理过程与上面所讲的来自土豆的葡萄糖完全相同，而其中的果糖，不管是间接来自蔗糖，还是直接来自水果或者蔬菜，其处理过程则稍有不同。果糖，也是由肠道吸收，但在到达肝脏之后经过一系列转化步骤后，大部分转化为葡萄糖，然后，要么作为糖原储存起来，要么再转化为脂肪。前面所提到的很多指责糖是毒药的说法，都基于果糖代谢的这种特异机制。稍后，我会对此详细说明。

如果我上面对食糖或土豆消化过程的讲解，听起来好像很简单，那你就错了。实际上，人体对糖的消化吸收，牵涉到了成百上千个不同的生化机制。这么多个生化过程，最主要的总指挥就是胰岛素。胰岛素是我们身体胰腺分泌的一种荷尔蒙（激素），如果胰岛素完全缺失，人就无法活命，如 1 型糖尿病，就是胰岛素完全缺失。远比 1 型糖尿病更常见的是另外一种情形，即胰岛素并不缺失，但其功能的发挥出现了障碍，这种糖尿病，称为 2 型糖尿病。2 型糖尿病的病因还未完全搞清，但认为它与肥胖密切相关。

事实上，已经有很多理由相信，肥胖是 2 型糖尿病的最大风险因素。如果糖尿病控制得不好，就有可能导致一系列严重后果，包括心脏病、失明乃至手脚截肢。本书第七章将详细讨论糖尿病。

来自各种膳食的葡萄糖一进入血液，胰腺中的 β 细胞就会立即感知到并做出响应，分泌胰岛素。胰岛素在人体全身血液循环，作用十分广泛。胰岛素的一项主要作用就是促进血循环中葡萄糖进入肝细胞、肌细胞、脂肪细胞及其他组织细胞合成糖原，从而使血糖降低，促进脂肪及蛋白质的合成。如果胰岛素缺失或胰岛素不足，进入细胞的葡萄糖就会过少，遗留在血液中的葡萄糖就会增多，这样的一个后果就是，血液里部分多余葡萄糖就会随尿液排出体外，也就意味着出现了糖尿病，顾名思义就是尿糖。但比尿糖更加凶险的是，如果血液中的葡萄糖长期过量，还会引起血管的不可逆病变。

1 型糖尿病的原因，简单而直接，就是胰腺中的 β 细胞受损，无法再分泌胰岛素。胰岛素是多伦多的两位科学家弗雷德里克·班廷和查尔斯·贝斯特在 1922 年发现的。在那之前，1 型糖尿病就意味着很快死亡。2 型糖尿病，在某种意义上更复杂一些，人们对其知之甚少。胰腺响应膳食中的葡萄糖，分泌胰岛素，促使葡萄糖进入细胞，产生能量，然后胰岛素水平随之下降。这个机制看起来平淡无奇，然而，如果出现胰岛素抵抗的现象，这个机制就会由于葡萄糖的过量而崩溃。需要葡萄糖提供能量的细胞不再完全响应，血液中的葡萄糖水平就会上升，而为了弥补细胞中葡萄糖的不足，胰腺就只好继续分泌更多的胰岛素。这样一来，在 2 型糖尿病早期，血液中的葡萄糖水平并不会偏高，但这是以胰岛素的异常大量分泌为前提的。但这种状态，不可能永远维持下去，很快，胰腺的 β 细胞就无法再响应对其分泌胰岛素的需求了，我们就进入了 2 型糖尿病的成熟期，即血液中葡萄糖水平偏高，并出现一系列相应的病理变化。人们对胰岛素抵抗的发病机制还没弄明白，但对胰岛素抵抗造成的后果却十分清楚。对你我来说，最重要的一个事实就是：胰岛素抵抗及其导致的 2 型糖尿病，最明确的风险因素就是肥胖。

如果肥胖是导致 2 型糖尿病的原因，而造成肥胖的原因又可以是各种形式的过多能量摄入，如脂肪、蛋白质、碳水化合物。那么为什么有些人偏偏会得出结论，只有糖才是对人体造成伤害的罪魁祸首呢？

如今，对糖的诋毁和抨击可以追溯到“第二次世界大战”时期。英国皇家军舰“乔治五世号”上的一名年轻随船医生，名叫托马斯·克里夫，当时这位医生面对的众多医学难题之一，就是水手们经常便秘。跟古希腊人一样，克里夫医生也采取用纯麸糠的办法来治疗便秘。麸糠几乎都是多细胞结构，因而无法被人消化，除非你是奶牛。从这个朴素的观点出发，克里夫医生认为，人类的很多疾病，都是不适当的膳食所造成的。具体来说，就是他认为当人吃了大量的碳水化合物类的农作物之后，无论是谷物、水果、蔬菜还是甘蔗，都会生病。这些疾病包括，静脉曲张、静脉血栓、痔疮、龋齿、肥胖、糖尿病、冠心病、胃溃疡、痛风、高血压、阑尾炎、憩室炎、食管裂孔疝以及酒糟鼻。好家伙！几乎人人有份，人人都难逃厄运。

还有一个英国医生，叫约翰·尤德金，他与克里夫的观点类似，但更加具体化，他直接推定，糖就是心脏病的根源。“第二次世界大战”结束后，尤德金医生成为伦敦大学的营养与膳食学教授。关于脂肪，尤德金和克里夫都认为，植物油不好，动物油才好、才对人体有益，因为它来源于自然且未经提炼。克里夫认为，大肠中未消化的东西是导致疾病的原因，这种观念是一个至今仍然流行、但却荒谬无比的行业——结肠清洗业的核心理念。虽然他给水手们早期的治疗处方中用到了麸糠，但他却忽视了可溶纤维以及不可溶纤维的可贵之处。下面，我们会讨论到食物纤维。这两位医生，都为公众写了若干著作，题目耸人听闻。尤德金在 1972 年出版的书，名叫《纯净的白色死神》；克里夫在 1974 年出版的书，名叫《糖之病》。

克里夫和尤德金两位医生出版的那两本书，基本上都被当时的医学界无视了，也没有引起公众的什么注意，多数美国人还是吃糖如故。到了 1975 年，随着威廉姆·达夫迪那本《甜蜜布鲁斯》的出版，情况就彻底改变了。此书至今还在印刷出版，单在美国就已经销售了 200 万册！达夫迪的职业生涯开始于美国汽车工业联合会的组织者和演讲稿写手，后来成为了《纽约邮报》的专栏作家。1956 年，他与女歌手比莉·哈乐黛联手写作她的自传《布鲁斯名伶》。就在同一年，达夫迪以专栏作家的身份，会晤了格洛丽亚·斯旺森，斯旺森女士跟他说“糖是毒药”。20 年之后，达夫迪成为了斯旺森的第六任丈夫，这两口子开始在全国范围宣传糖是毒药的《甜蜜布鲁斯》一书。

从该书的平装版封面随便摘录几句，你就能感受到该书的品味。“与鸦片、吗啡和海洛因一样，糖也是一种上瘾的毒药。如果你体重超重或者有偏头痛、低血糖或痤疮，那么很不幸，说明你已经惨遭‘甜蜜布鲁斯’的毒手……让我们揭穿这个甜魔，这个饮食中的杀手”。

在我看来，《甜蜜布鲁斯》是一本多少有点娱乐性质的大杂烩，其中有一点科学知识，更多的是伪科学、夸大其词、拉大旗作虎皮、胡吹瞎侃以及彻头彻尾的无知，然而此书至今畅销不衰。另外，这本书还招来了很多的效仿者，五花八门的书名纷纷登场。例如《吃糖自杀》、《克服糖上瘾》、《美国人致命习惯背后的真相》、《糖的冲击：甜食和单糖是如何毁掉你一生的》，不一而足。

糖是毒药这一故事的始作俑者是克里夫和尤德金等人，而推波助澜的人则是达夫迪。如今，那些继续诋毁糖的说法，已经不单单是在谴责蔗糖了，就连果糖，也被推上了毒药的首席。你可能还记得，在本章的开头我说过，果糖是单糖，它组成蔗糖分子的一半，自由果糖在各种水果和蔬菜中都是常见的。千百年来，膳食中相对少量的果糖一直是人类饮食的一部分。蔗糖，是17世纪才开始的一种主要国际贸易商品，而高果糖浆（HFCS）进入美国人饮食的时间，还只是不久之前的事。高果糖浆的制造是先把玉米淀粉消化，以便释放出自由葡萄糖，由葡萄糖再转化为果糖，然后再加入葡萄糖，形成大致上一半果糖、一半葡萄糖的高果糖浆（HFCS），或者比列类似于从甘蔗或甜菜所榨取的餐桌食糖一样，所以说，高果糖浆这个名字有些误导性。高果糖浆除了里面的葡萄糖和果糖都是以自由单糖的形式存在以外，其所含的葡萄糖和果糖比例，与蔗糖几乎相同。对于食品行业来说，高果糖浆的主要魅力在于它价格便宜。

到了21世纪，最卖力气煽动人们要惧怕糖这一观念的，是两个加州人，一个是儿科医生罗伯特·卢斯蒂格，另外一个是科学作家加里·陶布斯。他们提出，人们对所有的糖都应惧怕，尤其要惧怕果糖。2009年5月26日，卢斯蒂格医生向公众发表了一个演讲，题目是：苦涩的真相。他的这一演讲，后来放到了视频网站YouTube上，浏览量达几百万次。卢斯蒂格医生的演讲长达1个半小时。他演讲的中段，介绍了有关葡萄糖和果糖代谢机制的生物化学常识，而他演讲的前段和后段，则充满了煽动性的言论。

卢斯蒂格医生的演讲，一开场就说，他希望在他演讲完之后，他将颠覆过去三十年里，美国人民对营养的认知。关于肥胖，他说，“肥胖，与热量无关”，“少吃多锻炼，并不能预防和扭转肥胖，因为此热量非彼热量”。在卢斯蒂格医生看来，食物还有好坏之分。在他眼里，果糖不仅仅是一种不好的食物，而且是一种毒药。他说，实际上，果糖对于肝脏的毒性与酒精的毒性一样。或者说得更直白点，含糖饮料与啤酒，对于肝脏的毒性没什么两样。他说，“果糖，就是没有泡沫的啤酒。”他还说，无论蔗糖还是高果糖浆，其里面的果糖都会引起代谢综合征，包括高血压、心脏病和2型糖尿病。如果你不吃加工食物，一周之内，糖尿病就会治愈。他还说，“高果糖饮食，就等于高脂肪饮食”“每一种加工食物，都对人体有害”以及“不存在什么所谓‘好的甜饮料’”，这一宣称，等于直接威胁人们，以后连喝柠檬水也不要喝了。在演讲的最后，他说：“今天我站在这里，号召大家跟我一起，向不好的食物宣战。”

2011年4月17日，科学作家加里·陶布斯，又把卢斯蒂格医生的上述言论，转达给了《纽约时报》杂志的读者们。陶布斯在该期杂志发表了一篇封面文章：“甜蜜而邪恶——对糖的控诉”。在他的文章里，陶布斯除了转述了卢斯蒂格医生的话之外，怕你还不够恐惧，他还补充说道，“如果说，糖导致了胰岛素抵抗的话，……，那么我们也很容易得出结论：糖也会导致癌症。”（但他的文章前提和结论都没有给出证据。）后来，卢斯蒂格、劳拉·斯密特和克莱尔·布兰蒂斯三人，又联合发表了一篇文章，题为《关于糖的毒性真相》，该文是写给科学界人士看的，发表在2012年2月7日出版的著名英国科学期刊《自然》上面。

那么大家对于陶布斯和卢斯蒂格这两个人没完没了地诋毁果糖，又是怎样看的呢？视频网站YouTube的观众似乎被说服了，赞成与反对的比例，差不多是50比1。而科学界对《自然》杂志上那篇文章的反应，则没那么热烈。有人指出，很多国家的肥胖人群都出现了增长，而果糖消费量却完全保持没变。还有人认为，把果糖跟酒精等同起来，是在胡说八道。很多人都强烈反对卢斯蒂格医生所谓的“少吃多锻炼，对肥胖无济于事”。耶鲁大学预防研究中心创始主任戴维·卡茨直言不讳地说道：“一言以蔽之，认为糖是万恶之源的观点，就是一派胡言。”

任何争论的双方，都会有各色人等出现，但信誉高低，却有云泥之别。我们来看一位被卢斯蒂格医生称为果糖方面的世界最高权威人士。他说的这个人，就是瑞士洛桑大学医学院的医学科学家鲁克·太皮。但鲁克·太皮医生在2012年的说法是：

> 没有证据表明，果糖是导致代谢疾病的唯一因素，它甚至连一个主要因素都算不上。……我们的公共卫生措施，应该把总体重点放在宣传全面的健康生活方式上，既要减少糖以及饱和脂肪的摄入量，又要食用全谷粮食、新鲜水果和蔬菜，而不能一味地强调减少糖的摄入量。

我个人的看法是，卢斯蒂格和陶布斯两人，提出了一些新颖的观点，但其中猜想的成分很大，并且他们把这些猜想拔高到了与之前的克里夫、尤德金和达夫迪等人所持那些教条无异的高度了。我的意图肯定不是要公开辩护糖可以作为食品的一部分。孤立来看，蔗糖和高果糖浆，除了提供能量之外，别无其他，即所谓的空热量。精加工糖里，不含任何维生素、矿物质或纤维素。而各种软饮料和随处可见的功能饮料里面的糖，则让人们很容易就会摄入过多热量。实际上，在理想的世界里，除了那些未经加工的水果和蔬菜中的糖，以及为了让食物更加美味可口所加的糖之外，我们完全不需要再去吃额外的糖。对我来说，最有吸引力的一个猜想，同时也是有大量科学文献支持的一个猜想，就是肥胖导致了代谢疾病，而卢斯蒂格医生则把代谢疾病归因于果糖。

> 说到这里，我们应该确信两点：一是任何来源的多余热量，都会导致肥胖；二是如果我已经

肥胖了并且身体不太健康，那么来自水果等天然食品的果糖并不是必须禁忌的。

有个杜撰的故事，说的是 18 世纪荷兰有个名叫赫尔曼·布尔哈夫的医生，他死后留下了一本书，里面尽是其一生的行医秘诀。全书每一页都是空白，只有一页上面有字，写着:“头要凉，脚要热，腹要空”。这其中第三点秘诀，又把我们带回到膳食纤维这个话题。纤维是一种复杂碳水化合物，到现在为止，我还都没有怎么谈到它呢。实际上，你可能马上就会纳闷儿，我们为什么要讨论纤维这种不能消化的东西呢?

与克里夫医生提出“糖精疾病”的猜想在同一时代，还有一些在英国学医毕业的医生同行们，也在收集证据，而这些证据将得出完全不同的结论。更加重要的是，这些结论是依据事实观察得出的，没有受到任何一般生活观念或医学理念的束缚。

早在“第二次世界大战”期间，约翰内斯堡南非医学研究所的亚历山大·沃克尔医生就开始观察研究高纤维膳食对南非土著班图人的大便数量和大便频度的影响了。另外，沃克尔医生还注意到，尽管班图人的食物单调，膳食营养有很多缺项，但他们却罕见地没有像欧洲人那样，患上多种疾病乃至死亡。比如，班图人很少得心脏病。1958 年，沃克尔医生接待了来访的医学传教士休·楚维尔医生。此前，楚维尔医生，在乌干达传医多年。与沃克尔医生交谈之后，楚维尔医生确信，纤维会影响到结肠疾病。1960 年，楚维尔医生出版了一部著作，里面介绍了 7 种结肠疾病以及“32 种在农村黑人中罕见、但在西方国家却常见的非感染性疾病”。此后，楚维尔医生、沃克尔医生以及其他一些医生，开始使用“文明病”这个字眼来称呼这类疾病。

丹尼斯·伯基特医生，在 1957 年发现了乌干达儿童中的一种罕见恶性淋巴疾病，他因此获封爵士地位并在医学史上占有一席之地。这个疾病，现在称为伯基特淋巴瘤。不过，他对于我们今天理解膳食纤维在营养学中的作用这一方面的贡献，才是我们感兴趣的。

1967 年，牛津大学医学教授理查德 · 多尔向伯基特医生引荐了克里夫医生和他的糖精疾病观点。突然间，困扰伯基特医生的非洲流行直肠疾病以及静脉疾病的谜团，豁然开朗，谜底就是纤维。

> “西方文明病”并非由于糖的某种不明毒性所引起，而是一种营养缺乏造成的疾病，即纤维缺乏症。

在很大程度上，正是由于伯基特医生的远见卓识和积极倡导，才使得纤维假说从最初朦胧的理论猜想走向了科学界的前沿，并成为大众营养学的共识。对美国医学来说，转折点就是伯基特、沃克尔以及他们的同事内尔 · 品特三位医生联合在 1974 年 8 月 19 日出版的《美国医学会杂志》上所发表的那篇文章《膳食纤维与疾病》。在文章发表后的 10 年里，人们对纤维逐渐取得了共识。简而言之，美国人民将从增加摄入纤维获得好处。但是，这一共识往往被那些大众科普作家以及那些“健康食品”厂家所误解。

> 直到今天，仍有很多人，把纤维与谷糠（麸皮）画等号。实际上，谷糠（麸皮）只是纤维的一种。

上面已经说过，纤维并非单一物质。纤维由多种成分构成，而这些成分的具体特性，在很大程度上还不为人所知。按照植物纤维在水中的溶解性分类，植物纤维可以被分成两大类：一类是不溶于水的典型纤维，有小麦麸（一种碳水化合物）和木质素（非碳水化合物）；另一类是水溶性碳水化合物纤维，有果胶和各种树胶（一种植物物质）。虽然柑橘属水果富含果胶，而燕麦麸富含树胶，但我们不应忘记，所有水果和蔬菜都含有混合纤维。例如，饱受诋毁的土豆，就含有丰富的木质素和果胶。

把纤维分成水溶性和非水溶性两大类，这种分类还具有重要的实际意义。康奈尔大学营养科学系的两位医生，K·L·里克和达芙妮·罗及其同事们所做的一项研究就证明了这种分类的意义。他们研究了卷心菜纤维（富含果胶）、提纯的纤维素以及小麦麸（原麸和精加工麸）对于健康男性的影响。实验研究进行了 80 天，看这四种纤维，对食物从入嘴到排便的时间、大便的块型以及排便的难易程度的影响都非常不相同。磨得很细的麸皮和提纯的纤维素，会导致大便很硬、很干燥、难于排出。相反，未加工的原麸和甘蓝纤维，更有利于大便排出，不过这两者对于大便的块型影响也不一样。为了理解上述实验的研究结果，我们需要简要地讲解一下大便的成型机制，以及栖息在我们身体里的一些稀奇古怪的生物形态。

从第一口母乳或第一口奶粉开始，人体就会开始繁殖各种菌群，而且这些细菌数量，很快就远超人体本身的细胞总数。单单从口腔到肛门这一条通道上，就存在着大约 100 万亿个细菌，这些细菌统称为微生物群。这些细菌的数量和种类，会随着我们所吃的食物、身体的健康状况以及所服用的药物种类而上下波动变化。我们身体中的这些外来生物的具体作用在很大程度上仍属未知，但已经发现，它们与肥胖、心脏病以及多种免疫疾病有着某种联系。这些联系，有的是正面的，有的是负面的。但有一点已经肯定，这些微生物大部分都是厌氧的，他们依赖发酵过程获得的能量才能进行生长和繁殖。这个发酵过程与面包发酵、啤酒酿造和玉米浆酿制威士忌酒的过程一样。

现在，我们回到原麸纤维和卷心菜纤维。它们是两种常见的预防便秘的方法。原麸纤维，大部分都不能消化和发酵，吸收水分之后，可以形成比较大块的松软大便。卷心菜纤维形成的大便，也比较松软，但块型要小得多，差别的原因，就是卷心菜纤维被肠道中的细菌充分发酵了，细菌大量繁殖，排出大便的主要部分成分都是柔软的细菌本体以及大量水分。

> 既然原麸纤维和卷心菜纤维在肠道中的处理过程如此不同，那么很自然地，我们就要问一个问题："哪种纤维更好？"

我们的日常膳食中，需要增加大量原麸纤维还是我们应该从各种谷物、水果和蔬菜中获得纤维？其实，如果仅仅是影响到排便的话，那么这事就不是什么大问题。但排便并非唯一需要考虑的问题。流行病学有大量证据表明，习惯性的多纤维膳食，比如第八章中介绍的抗高血压饮食方式和地中海饮食方式，与结肠癌、心脏病、肥胖和糖尿病的风险降低有相关性。我说的只是"流行病学上的相关性"，因为因果性还没有确定。不过，所有迹象都表明，自然纤维具有明显的益处。这里我强调"自然"，是因为还没有研究表明，单独的纤维补充剂产品与疾病风险的降低相关。相关性，只存在于富含纤维的食物中，比如粗加工粮食、全麸谷物、水果、蔬菜、干的豆类。

碳水化合物应该作为我们所吃食物热量的主要来源。但如果我们想要的只是碳水化合物中的热量，那么像蔗糖这种单糖就足够了，它与谷物、水果和蔬菜中的多糖碳水化合物的作用一样。多糖好过单糖，原因至少有三点。第一点，蔗糖只是一种纯粹的能量来源，没有附带任何其他营养。第二点，是膳食纤维的概念。非水溶性纤维通过身体时，不能被消化。流行病学研究发现，非水溶性纤维膳食，与消化道疾病，包括结肠癌发病率的减少，有相关性。近期，更令人们感兴趣的是可溶性纤维，它们可以被肠道中寄生的亿万个细菌发酵。第三点，大量流行病学证据表明，多吃水果和蔬菜的人，会更长寿、更健康。虽然这方面的原因，还有待于进一步研究，但是转变膳食结构，把过量蛋白质和脂肪改成各种简单和复杂碳水化合物，这种做法还是非常有道理的。至于各种运动饮料以及各种含糖饮料（蔗糖或高果糖浆），建议你还是别喝了，喝水就行，从而把含糖的热量省下来，这样，你就可以去吃一块甜馅饼或一块蛋糕，或者任何能让你解馋的其他甜品美食了。

我准备用《美国医学会杂志》1913 年 8 月 16 日发表的一篇社论来结束本章，即“……合理数量的糖，不仅健康而且还有营养……我们还是应该适量吃糖。”虽然一个多世纪过去了，这个建议依然成立。

编者注：我国对膳食摄入总碳水化合物可接受范围在 50%~65%（占总能量）。

维生素 A 与 β - 胡萝卜素

——关于北极熊和火烈鸟

一个婴儿，被抱到了来访的一位美国医生面前。翻译跟医生说，这孩子病了，眼睛睁不开。这位美国医生并未感到吃惊，因为之前，她见过多个这样婴儿了。快速检查的结果，证实了医生的担心，这孩子失明了。紧闭的眼睑后面，角膜已经溶解，变成了不成形的果冻状东西。这种情景对东南亚、非洲、印度、巴西以及中美洲等地区贫穷挨饿的儿童来说，每天都在上演。造成这种情形的具体原因，就是维生素 A 的缺乏。全世界每年都有 50 万儿童因此永久失明，而这种缺乏症早就有现成的办法医治。

我们对维生素 A 的认知，并不是来自失明儿童，而是来自另一种比较良性的症状，即夜盲症（夜里看不清东西）。很多人都有过这样的经历，刚进入漆黑的电影院，眼睛会看不清，还可能绊到已经坐下的观众。电影散场的时候，这个问题又没了，周围的人都能看得清清楚楚，因为我们已经适应了黑暗。

> 我们眼睛适应从光亮处变换到黑暗处的这个过程有赖于视网膜上的一种物质，叫视网膜紫质。维生素 A（也叫视黄醇）是视网膜紫质的基本成分。

夜盲症，即无法适应昏暗光线，可以通过动物肝脏来治疗。这个方法是由 3500 年前的一位佚名埃及医生首次提出的。多年以后，但还是在基督诞生以前，希波克拉底也在用生牛肝蘸蜂蜜来治疗夜盲症。世界很多地区的渔民发现，海鸥和鳕鱼的肝脏也有这种功效。虽然人们有了很多类似的实践知识，但还是要等到格奥尔格·瓦尔德及其同事的发现，是他们证实了维生素 A 直接参与视网膜紫质的合成过程。瓦尔德医生从 1930 年代初期开始这项研究，先是在德国柏林威廉大帝研究所进行，后在美国哈佛大学生物研究实验室进行并完成。因为这项发现，他获得了 1967 年的“诺贝尔生理学或医学奖”。

为了解释在本章一开始所提到的那些儿童失明现象，我们首先必须要明白，夜盲症只是维生素 A 缺乏所引起的一系列视觉病变的第一步。第二步，就是干眼症（xerophthalmia），这个词汇，来源于希腊语“Xero”，是“干”的意思。干眼症，一开始就是单纯的眼睛发干，但很快就会发展到角膜软化和彻底失明。伴随着眼睛内部的这些结构病变，患儿对感染和麻疹的抵抗力也会减弱，而这也是导致失明儿童死亡的常见原因。维生素 A 即使轻微缺乏，都会导致免疫功能的降低。

如果说，在 21 世纪仍然有成千上万的儿童因为缺乏维生素 A 而致盲，那么我们可能也会猜想到他们患干眼病及其悲剧的后果。对于医学科学来说，也应该是一件新鲜事吧。但事实并非如此。早在 1923 年 10 月 3 日，丹麦哥本哈根大学的医学教授 C · E · 布洛克医生，在美国哥伦比亚特区华盛顿市举行的“全球奶制品大会”上宣读了一篇论文。他回顾了当时已知的、截至 1910 年有关干眼病的一些情况：在巴西、俄罗斯和日本三个国家，干眼症流行，而且都是流行于那些几乎饿死的贫穷儿童之中。他还向与会听众介绍了动物中的干眼症情况，论文最后，他总结了丹麦贫穷儿童的相关经验。

如果不给婴儿吃母乳，并只给他吃极少量的或者完全不给他吃牛奶、黄油、奶油、水果或深颜色蔬菜，那么很快他就会变得倦怠而无精打采。身体停止发育，体重开始变轻。各种感染多发，尤其是皮肤感染和尿路感染多发。最终要么由于感染导致死亡，要么夜盲症逐渐演变为干眼症，最终致盲。布洛克医生最后总结说，所有这些疾病都有现成的办法能加以预防，摄入新鲜牛奶、黄油或者鱼肝油即可。

布洛克医生的那次精彩讲演，在很大程度上要归功于在他之前的埃尔默·维尔纳·麦克伦姆医生的研究成果。麦克伦姆1879年出生于堪萨斯州的一个农场，他后来成为了那个时代最有影响力的营养学家。麦克伦姆分别在堪萨斯大学和耶鲁大学接受了教育，1907年，到威斯康辛大学农学院当了教师。他自费买了12只大鼠，用来研究和寻找“动物和人类为什么不能单靠蛋白质、脂肪和碳水化合物而生存”的答案。到了威斯康辛大学刚刚6年，麦克伦姆就和玛格丽特·戴维斯共同发表报告指出，在鸡蛋和黄油中存在一种能促进成长发育的因子，他们把它称为“脂溶性A”。

就在麦克伦姆和戴维斯的报告发表后不久，拉菲特·孟德尔也发表了支持性的证据。孟德尔是麦克伦姆在耶鲁大学时的老师。不过，孟德尔和他的同事托马斯·奥斯本对此研究得更进一步。他们证实了，把猪油作为唯一脂肪来源所导致的动物失明，可以通过黄油得到预防。人类因为饥饿所引起的失明，也许与此道理类似。随后，麦克伦姆对这一疗法进行了细化和重点研究。1918年，麦克伦姆在他的新书《营养新知》中写道，人类的干眼症是由于明显缺乏脂溶性A造成的。几乎一个世纪后的今天，虽然尽管一直以来没有任何人质疑这一结论，但就在你阅读本书的此时此刻，仍有数千名儿童因为缺乏这种物质而失明。

对麦克伦姆来说，把这种抗干眼症因子称为“脂溶性A”，他很得意，因为它恰好与“水溶性B”区分开来了。水溶性B是抗脚气病因子，在本章的下一节我们将会讨论到。到了这个时期，营养学界很多有影响力的大腕开始逐步接受卡西米尔·冯克的统一理念。理论中有三种营养因子，分别是维生素A、维生素B和维生素C，已被大量证据证实。维生素C是抗坏血病因子。

维生素的英文，最初拼写为vitamine，后来去掉了末尾的 e，变成了 vitamin。

埃尔默·麦克伦姆被说服了。他的书于 1922 年再版时，书中采用了维生素这一术语。随后，很快全世界也都开始普遍采用这一术语。

到了 1920 年，大家都一致认为，维生素 A 是一种类似脂肪的物质，它存在于黄油和蛋黄里面。由于这类食物的颜色都是黄色的，以及扁桃仁油和猪油等这类脂肪的不活泼性，麦克伦姆在威斯康辛大学的同事哈里·斯廷博克提出看法，认为维生素 A 就是胡萝卜素，黄油和蛋黄就是因为胡萝卜素而呈黄色。哈里·斯廷博克，是麦克伦姆在威斯康辛大学的同事。而有些人则不赞同这个看法，因为有的无色脂肪，也具有很高的维生素 A 活性。这是怎么回事呢？后来发现，胡萝卜素是一种“维生素原”，即它是转化成维生素 A 的一种前体物质，这一谜题才算有了答案。1929 年，英国的托马斯·摩尔医生给出了结论性的证据。摩尔医生证实了，对大鼠来说，如果食物中没有预先合成的维生素 A，但若添加胡萝卜素的话，它体内也能维持维生素 A 的水平充足。

我们现在已知有 400 多种的类胡萝卜素，胡萝卜素让蛋黄和黄油是黄色，让胡萝卜是橙色，但也有胡萝卜是龙虾那种红色、火烈鸟那样粉红色以及三文鱼肉那样颜色。就像它们的色调多种多样一样，这些类胡萝卜素的“维生素原”的活性也千差万别。其中活性最强的一种，叫“全反式 β- 胡萝卜素”，或简称为 β- 胡萝卜素。其他所有胡萝卜素，都以 β- 胡萝卜素作为度量标准。

β- 胡萝卜素，是绿叶蔬菜和胡萝卜中最主要的类胡萝卜素，也是避免维生素 A 缺乏的最好办法，每天都吃点蔬菜色拉是件好事。在肠道内，β- 胡萝卜素一部分被原封不动地吸收，一部分转化为维生素 A。（猫的习性很独特，其中一点就是，猫不能分解 β- 胡萝卜素。

1971 年，美国贝鲁特大学的唐纳德·麦克拉伦和比阿特丽斯·泽千，描述了一个黎巴嫩的阿拉伯女孩。她就跟猫一样，不能分解 β-胡萝卜素，从而需要在膳食中添加预先合成的维生素 A，这对人类来说，极为罕见。)

在精确确定人类所需维生素 A 的摄入量方面，人们所做的研究尝试非常之少。"第二次世界大战"期间，在英国谢菲尔德进行了一项实验，该实验的结果可以解释"为什么这方面的研究少之又少"。16 名志愿者参与了该项实验。参试者的膳食，既不含维生素 A，也不含胡萝卜素。严密观察 8 个月之后，有一半参试者，血液中的视黄醇水平降低了。11 个月之后，其中有三人得了夜盲症。而其他参试者，都没有出现维生素 A 缺乏症的迹象，即使这种膳食持续两年之久也没有出现任何迹象。(现在的人体试验都要求首先进行伦理学评估)

> 对临床研究人员来说，一个铁的事实就是：没有两个人对某一种膳食或某一种治疗的反应会一模一样。

但谢菲尔德这项研究结果，个体差异如此之大，还是非常令人吃惊。一种可能的解释也许是，在大部分时间里，我们的身体会把大量维生素 A 储存起来，以备不时之需。另一种解释就是，典型的美国人身体内储存的维生素 A 足够消耗两年的，而有些人甚至够消耗 10 年之久。这个结果，对那些无需再继续补充维生素 A 的人来说是个好消息，但对那些想在实验室，继续研究维生素 A 缺乏症的科学家们来说，则就真成了一个问题。

英国人的研究工作，也并非彻底失败、一无所获。基于那几个得了夜盲症的试验者以及当食物中重新加入维生素 A 之后血液含量变化这两点，人们估算出来了维生素 A 的最小保护性摄入量为 390 微克（1287 国际单位），足够摄入量可能为 750 微克（2475 国际单位）。上述这些估算数据为后续的研究工作提供了参考点，而且这些数据与我们下面将要讨论的目前建议值也相差不远。

预先合成的维生素 A，几乎只在动物组织里面才存在。目前已知，肝脏中的维生素 A 最丰富，蛋类和全奶也能提供维生素 A。然而所有这些食物都带有负面的东西，它们除了含有维生素 A，还都含有饱和脂肪和大量胆固醇，比如蛋类。在本书后面的章节讨论心脏病的时候，我们会谈到胆固醇和饱和脂肪。在这里，我们先假定在获取维生素 A 的时候都不希望摄入胆固醇和饱和脂肪。

如果把全脂奶中的饱和脂肪全部除掉，那么其中的维生素 A 也就同时都被除掉了。但是，如果我们去看一眼脱脂牛奶包装上的食品标签，你就会发现，上面所标识的维生素 A 含量竟然是刚挤出的新鲜全脂牛奶的 2 倍之多。这个大功劳，要归功于我们又往牛奶里面添加了大量维生素 A 的缘故。这听起来好像不太自然，但实际上这种做法，却是食品加工业和食品添加剂的一个最佳例子。对身体不好的饱和脂肪除掉了，有益身体的维生素加进来了，食品既营养又美味，大众乐享其成。

每天一个鸡蛋，一品脱（约 454 毫升）牛奶，就足以提供满足任何人所需的、预先合成维生素 A 的摄入量。其余维生素 A 的摄入量，应该通过胡萝卜素来满足。其实，那些一丁点动物性食品都不吃的严格素食主义者们，他们的膳食中，就没有预先合成的维生素 A，但也都生活得很好。对于水果和蔬菜来说，鉴别它们所含胡萝卜素含量的最好办法就是看颜色。土豆（马铃薯），几乎不含维生素 A，而一个红薯（甘薯）的维生素 A 含量就够两天的需求。绿色、黄色、橙色以及红色水果和蔬菜，确实都含有维生素原，但各自的含量却差别很大。有些吃一餐，就能满足我们一天的需求量甚至更多，这类蔬菜和水果包括：西蓝花、卷心菜、甜菜（牛皮菜）、散叶甘蓝、羽衣甘蓝、黄色哈密瓜、南瓜、芒果和菠菜。菠菜中，甚至还有一些预先合成的维生素 A。我个人选择吃胡萝卜，每天吃上一小根，就完全不用再去担心胡萝卜素了。至于生吃还是熟吃，问题都不大，熟吃也没什么太过需要注意的，只是烹调的时间、水和温度，都要尽量保持最低程度。其实所有食物烹调过程，都应该这样。

> 考虑到食物中的胡萝卜素和维生素 A 的来源如此丰富，但我们仍然会看到，还有很多美国人患有维生素 A 的缺乏症，这事真的很令人惊讶。这其中最让人关注的，就是儿童和老人，他们膳食中的奶类太少，蔬菜也太少。

稍后我会谈到 β-胡萝卜素和维生素 A 的补充剂。但我首先要说说这个事实，那就是对维生素 A 来说，肯定不是越多越好。北极熊与人类共同生存于北极圈，已经有很长的一段时间了。有时候，北极熊的肉被人吃了，有时候，人肉被北极熊吃了。经过漫长的相互打交道，北极地区的爱斯基摩人以及其他当地人，都逐渐得出一个认知，那就是，北极熊的肝脏有毒，不能吃。在过去的 400 年中，来自欧洲的极地探险家们，也在不断重复发现这一事实（很多人吃了熊肝中毒）。尽管有了这么多年的实际经验，但还是要等到 1943 年，即麦克伦姆和戴维斯发现维生素 A 的 30 年之后，人们才确认了北极熊肝脏里的毒素就是维生素 A。

关于人类维生素 A 中毒的故事有很多，这里我只挑了其中一个讲给大家。虽然故事发生在很久以前，但仍与今天有关。1945 年 7 月

24日，21岁的纽约女孩萨拉住院了。她的主要症状，是眼睛看东西重影、头痛和恶心。在一个半月的住院期间，所有治疗都不见效果，但却被诊断为脑瘤。她从第一家医院出院了。过了6天，她又住进了第二家医院。在这家医院，她告诉了医生，在过去的两年里，为了缓解自己干燥掉皮的皮肤，她一直在服用维生素A。开始每天7500微克，但很快就增加到了15万微克，偶尔还会吃上30万微克。

给萨拉看病的医生当中，有一位神经科医生，这个医生认为，萨拉的问题，是由于大脑周围的液体压力过大造成的。为了减轻那个压力，他给萨拉的头骨开了一个洞，抽出了部分液体。手术康复后，萨拉出院了。但不久她就又回到了医院。除了之前的症状，这回还多了胸部疼痛和骨盆区麻木的症状。这次萨拉又住了两个月的医院。她接受了硫胺素治疗以及放射治疗，但症状仍没有改善，病因仍没有确诊。一位神经科专家认为，是脑瘤扩散了。

1947年2月10日，萨拉又换到了第三家医院。在这家医院，一个神经科医生用金属片把之前她头部留下的洞堵上了。接下来，还采用了“发热疗法”，即人为故意感染。采用伤寒热，人为引起大脑感染，也就是今天的脑炎，然后再想办法治愈它。4月7日，萨拉又出院了。结果还不到一个月，她又住进了第四家医院。

在第四家医院，萨拉表现出两种症状：第一，如果她保持不动，痛感就会减轻。为此，医生把她放进了一个铸模里面。铸模从上半身的胸线部位，直到下半身的大腿中部。第二，她还在坚持每天服用50万国际单位的维生素A。医生们也都觉得这样没啥不妥。一位神经科专家认为，可能是病毒引起的神经系统感染。

从第四家医院出院后5个月，萨拉又住进了第5家医院。关节疼痛越来越严重，她每走一步都要付出巨大努力。她又被诊断为普通感染性关节炎，让她出院到门诊部，去做连续的物理治疗。在接下来的

5年里，萨拉接受了脊椎按摩和正骨疗法，她继续吃着维生素A，继续生活在痛苦之中。

1953年2月5日，萨拉来到了布鲁克林犹太医院，接受亚历山大·戈伯医生的治疗。在这家医院，首次考虑到维生素A中毒的可能性。于是，所有的维生素A补充剂全部停掉。从停药的第一天起，萨拉的健康状况就逐步改善。不到2个月，她的皮肤状况几乎完全恢复正常，食欲增加，饮食正常。8年多来，她第一次感受到了没有疼痛，轻松自在。

虽然萨拉女士在维生素A上的历险故事已经过去了好多年，但她漫长曲折的痛苦经历，依然有很多我们今天应该汲取的教训。这些教训，在今天也一点都不过时。

> （1）过量的维生素A，就是毒药。
>
> （2）维生素A中毒，能引起多种后果：恶心、皮肤干燥脱皮、骨痛以及关节痛等。如果出现大脑压力增加，则会导致与萨拉类似的体征和症状，容易被误解为脑瘤或感染。
>
> （3）对医生和患者来说，有一个总的原则，那就是，如果一个人的精神或身体，莫名其妙地出现了疾病，又找不到明显的病因，那么他所使用的每一种药物和每一种营养补充剂，就都要被考虑成是可能的病因。

有些读者自然会想到，既然维生素A是必须的但也是有毒的，那么我们的联邦政府就应该介入，来保护公众免受它的伤害。1973年，FDA还真就尝试这样做了。它建议，所有维生素和矿物质的补充剂，如果含量超过了每日推荐量的150%，就应该被视为药物并纳入FDA的监管，但当时的法院没有允许FDA这样去做。于是FDA只好转而把重点放在了维生素A上。它出台了一项监管规定，要求日剂量超过3300微克就必须有医生处方。但这个规定也未能实施，FDA再次被法院否决。用FDA首席律师的话来说，颜面尽失。人们保住了用维生素A来毒害自己的权利。

“畸胎学”这个词大家可能比较陌生。它的词根源自希腊语，意思是怪物。1953年，S·Q·柯兰医生发表报告指出，如果给大鼠吃大量的维生素A，它就会生出畸形的幼鼠。此后，这种现象在其他一些物种上也得到了证实。在人类畸胎方面，也有多个例子表明与过量摄入维生素A相关。有鉴于此，美国畸胎学会建议，育龄妇女应该把β-胡萝卜素作为维生素A的主要来源。我们人类自身能够很好地自我调节β-胡萝卜素转化为维生素A，而且没有证据表明，过量摄入β-胡萝卜素会导致婴儿缺陷。

虽然对贫穷落后地区的人们来说，维生素A缺乏是导致失明的主要原因，但对经济发达地区的人来说，维生素A过量却随时都是更大的风险。没错，我们今天已经很少有人再会因为吃了大量的北极熊肝脏而中毒了，但在每家售卖维生素的商店和每本维生素产品推销目录上，往往会看到达到有毒剂量的情况。对50岁以上的人来说，目前维生素A的建议每日摄入量，约为3000国际单位，其中来自含预先合成维生素A的食物，如脱脂牛奶和蛋类等的量，不应超过一半。我们之前已经讲过，那些吃素的人，基本上吃不到含预先合成维生素A的食物，但他们的维生素A水平都能保持正常，就是因为水果和蔬菜中，含有胡萝卜素。

由于确实有部分人群存在胡萝卜素和维生素A的摄入量不太足的情况，再加上人们常常有什么都是越多越好的观念，很多人都去使用维生素 A 补充剂。这正中那些补充剂厂商的下怀。对于 50 岁以上的人，目前建议每日摄入量是：男性 900 微克，女性 700 微克。

> 编者注：我国《中国居民膳食指南》2016 版推荐摄入量是 50 岁以上男性每天 800 微克视黄醇当量的维生素 A，50 岁以上女性每天 700 微克视黄醇当量的维生素 A。

而网上或商店里出售的补充剂，通常都是 3000 微克，甚至一粒就含 7500 微克（25 000 国际单位）的补充剂胶囊，也并不罕见。因此，很容易就会超过目前建议的、每日最多 3000 微克的安全上限。实际上，最近的一项研究表明，长期过量使用维生素 A 每天达 2100 微克的女性，会增加骨质疏松和髋关节骨折的风险。无奈归无奈，因为我前面已经说过了，我们都有权力用维生素 A 来毒害自己。其实，那些铁了心要吃补充剂的人，应该去选择吃胡萝卜素。吃了胡萝卜素，虽然皮肤会略显橘黄色，但维生素 A 的水平却会由我们自身调节得非常好。一直以来人们普遍认为 β- 胡萝卜素不会有什么危害，至于此时此刻，又有什么新的说法，还不得而知。

30 多年前，有人委婉地提出了这样一个问题：膳食中的 β- 胡萝卜素真的能减少人类癌症的发病率吗？毕竟一些相关性的研究表明，多吃蔬菜和水果会降低癌症风险。提出这个问题的人中就包括理查德 · 皮托爵士和理查德 · 多尔爵士，这二人也以警告吸烟会导致肺癌而最引人注目。此后几年里，美国和芬兰分别进行了同一项研究，这两项研究都用吸烟者作为研究对象，来检验 β- 胡萝卜素补充剂的作用。结果美国的研究比原计划提前了 21 个月就终止了，因为 β- 胡萝卜素补充剂导致的肺癌和死亡风险显著增加了。芬兰的研究也发现，β-胡萝卜素补充剂导致了肺癌、前列腺癌和胃癌的增加。那类似的效果，会不会也发生在非吸烟者的身上？目前对此还没有答案。

硫胺素
（维生素 B_1）
——脚气病与精米

脚气病这个名称，来自锡兰语，是全身无力的意思。马来联邦州民政局的地区外科医生帕西·奈特维尔·吉拉德，1904 年这样描述了脚气病："想象一下，（那些患者）瘦得只剩一副骷髅架子，套着一身皱皱巴巴的、羊皮纸一样的皮肤……，病病殃殃，无精打采，简直就是人间惨剧。（那些患者）拄着个拐棍儿之类的东西，步履蹒跚，连走路的一点力气都没有了。"后来的研究人员还发现，脚气病患者还一些其他方面的行为异常，如专注时间变短、性格变得古怪、抑郁、消极以及记忆力变差。当时的殖民者，想当然地把这些现象理解成是当地居民的天生行为。

虽然叫法五花八门，脚气病在东方世界，已经存在数千年了。在日语里，脚气病叫做 KAKE（かっけ）。这是一种几乎只局限于富裕阶层的罕见疾病。到了 17 世纪，脚气病在东京和其他一些城市，也开始流行，此病不再局限于富人。到 1870 年，脚气病已经变成日本全国范围的疾患，并在其后 50 年里发病率逐步上升。

直到19世纪80年代，日本海军医疗部的一位军医官才给出了确切的证据，证明采用营养疗法可以治愈脚气病。

1882年，日本军舰“龙骧号”载着276名船员由日本出发。航程先到新西兰，然后到智利，最终到达夏威夷的檀香山。整个航行时间272天，60%的船员患上了脚气病，其中25人死亡。

1882年，高木兼宽医生还是一位初级军医官，他刚刚从英国伦敦的圣托马斯医院医学院学医归来，他在那里学习了五年。他注意到，英国海军很少患脚气病，尽管他们的航行时间和生活条件与日本海军基本相同。为了找出英国和日本水手之间的差异点，高木医生把重点放到了两国海军各自的饮食方面。英国海军吃的主要是动物蛋白质，而日本海军饮食的主要成分是精制大米——水稻从叶茎分离之后，稻米仍包裹在稻壳之中，稻壳不能消化，如果手工碾磨稻谷，可以去除稻壳，但留下了麸皮，也叫糠皮。这样得到的可食用大米，叫“糙米”。糙米容易腐烂，不便储存。当蒸汽动力的磨米机出现之后，可以大量碾磨加工稻谷并去除麸皮。加工后的大米，雪白光亮，这种大米，叫作“精米”。精米可以长期储存。

高木医生猜想，脚气病是由于饮食中缺乏氮元素引起的。蛋白质是氮元素的唯一主要来源。1884年，当另一艘日本军舰“筑波号”，重走倒霉的“龙骧号”航线时，他的这一猜想有了一次验证机会。在高木医生的坚持下，“筑波号”带上了充足的肉类和奶粉。航行结束后，船员中无一人死于脚气病，而且有脚气病症状的仅有14人。肉类和奶粉，从此成为日本船员饮食的必要成分，脚气病从此也在日本海军中绝迹。不过，那些不出海的日本人就没有这么幸运了。（为了表彰高木医生的贡献，他被提拔为日本皇家海军医疗部总监，并晋升为贵族，成为高木男爵。）

高木医生不仅成功地用饮食手段预防了脚气病，而且还有很多其他人的功劳也必须铭记，那就是他们发现了脚气病的真正病因，并给出了具体的治疗方法。历史上，有几百年的时间里，荷兰人控制了大片的太平洋海域，这片海域被称为“荷属东印度”。因此，荷兰军医官们，有大量机会去研究脚气病。他们在吉隆坡、雅加达以及其他地方的监狱和疯人院里面进行脚气病研究。到了19世纪80年代，他们的研究重点放到了大米上。他们发现，那些只吃精米的犯人们，患脚气病的比例要比吃糙米的犯人高250倍。1887年，当时在爪哇岛的一位荷兰医生克里斯蒂安·艾克曼向人们演示，给鸡饲喂精米，鸡就出现了脚气病症状，然后又用糙米的水提物，治愈了鸡的脚气病症状。艾克曼医生认为，这是因为在糙米加工成精米的过程中，大米中的某种毒素被释放了出来。由于他的这项研究成果，艾克曼医生与弗雷德里克·高兰·霍普金斯爵士一起获得了1929年的“诺贝尔生理学或医学奖”。霍普金斯爵士是一位英国学者，他也是维生素研究的先驱者。

找到脚气病真正病因这事，最后还是留给了格里特·格林斯医生，他是艾克曼医生在爪哇的继任者。1909年，格林斯医生提出，在大米加工过程中，某种人体必需的物质损失了，而这种物质的缺乏，导致了脚气病。他并且还指出，这种必需物质并不局限于大米。各种豆类和肉类的水提物，都能预防脚气病。

现在我们可以解释，前面所说的日本脚气病流行的原因了。对于富人来说，只要他们有钱买得起洁白闪亮的漂亮精米，他们就必将一直受到脚气病的折磨。而对于普通人来说，蒸汽动力的出现，磨米加工技术的进步，才使得精米不再是富人独享，普通人也吃得起精米了，从而普通人也都患上脚气病了。高木医生当年成功使得日本海军摆脱脚气病的困扰，并不是由于在船员饮食中增加了动物蛋白质，而是由于增加了上面所说的那种人体必需的物质。而这种物质是水溶性的，它碰巧跟蛋白质混在一起，被船员食用了。

大米和其他食物中所含的这种人体必需的保护性物质，最初被称为“抗神经炎因子”，这源于脚气病神经炎。杰拉德医生指出，脚气病神经炎使得感知功能和运动功能都受到损害，导致走路“踮脚”。为了把这种保护性物质与之前发现的“脂溶性 A”区别开来，有人把它称为“水溶性 B”。看来需要给这种物质取个更好听的名字了。波兰的一位生物化学家卡西米尔 · 丰克，想出了一个好名字。1911 年，丰克医生逐渐意识到这种水溶性 B，还有脂溶性 A 和水溶性 C，它们都属于新的一类食物因子。他把这一类新物质，称为“维生素”(vitamine)。Vitamine 是 vital amine 的缩写，意思是生命攸关的胺。不久之后，vitamine 的拼写又简化为 vitamin 了。

> 这样一来，水溶性 B 就叫做维生素 B。其后又发现了新的水溶性 B，就起名叫维生素 B_1。1926 年，发现了维生素 B_1 的化学结构。维生素 B_1 有了正式名称，叫硫胺素。因此，维生素 B_1 和硫胺素指的是同一种化学物质。

现在我们偶尔还会见到有人把硫胺素当作抗神经炎的因子。这很容易造成混淆。我大女儿在“美国烹饪学校”上学的时候，她曾给我看过一本她用的教科书。英文版的《拉鲁斯出版社最新的普洛斯珀 · 蒙塔尼美食大全》，该书的副标题是“食物、葡萄酒及烹饪的世界标准百科全书”。该书把维生素 B_1 描写成“抗神经质因子”，并说“如果饮食中缺乏维生素 B_1 就会引起神经质症状”。神经炎与神经质，虽然只是一字之差，但这两者的内涵和外延却相差千里。我不禁在想，那些美食家们、专业厨师们以及其他读者们，是如何在这个误导之下，用硫胺素来治疗自己焦虑症（神经质）的。（我没有看过这本书的法文原版，所以也就不知道这个错误是原作者的还是英文版翻译的。）

维生素 B_1 的成人每日建议供应量是 1.1 毫克到 1.2 毫克，怀孕期和哺乳期是 1.4 毫克。

编者注：我国的维生素 B_1 推荐摄入量是成年男性每天 1.4mg，成年女性每天 1.2mg

有些研究发现，养老机构里面的老年人有维生素 B_1 缺乏的现象，但那不过更有可能是反映出了他们整体营养上的缺乏。因此，随着我们年龄的增加，维生素 B_1 建议日摄取量并没有增加。目前，还没有发现维生素 B_1 过量引起的中毒，也没有建议的使用量上限。

由于脚气病的症状包括食欲下降、便秘以及疲劳，因此有很多便秘、疲劳和食欲不振的人们会认为他们需要补充更多的维生素 B_1。实际上，这种情形十分罕见。虽然常常有人认为，美国人都有轻微的维生素 B_1 缺乏，但多次调查研究都未能发现支持这种说法的证据。美国人在维生素 B_1 水平上相对良好的状态很有可能是因为所吃的面粉，几乎都是维生素 B_1 强化面粉。去看一下“神奇牌”面包的食品标签，你就会看到维生素 B_1。这种纯白色面包，一直被那些所谓自然食物的鼓吹者们所憎恶。你会发现，这种面包所提供的维生素 B_1 与那些全麦面包一样多。食品添加剂并不总是坏事，这就是一个例子。然而这并不等于说，先精加工然后再添加强化剂这种做法是什么好事，因为在谷物的精加工过程中，流失的不仅仅是维生素 B_1，还有很多其他营养也流失了。

当年在马来半岛的荷兰医生和英国医生，对脚气病的传统描述并不准确，因为他们没有考虑到其他各种维生素以及常量营养素缺乏所带来的影响。当然，我们也没有理由去怀疑，脚气病的主要症状就是由于硫胺素缺乏所引起的。日本人的一项研究表明，在其他饮食正常的条件下，将维生素 B_1 的每天摄入量限制在小于 0.3 毫克，大约三个月之后，就出现了十分明显的脚气病症状。如果把维生素 B_1 的摄入量减少到零，效果也许出现得更快。日本人还做了另一项研究，仅仅一周之后，就发现心脏功能也发生了变化，这正好符合维生素 B_1 在人体内储存数量有限的事实。事实上，其他水溶性维生素在人体内的储量也都很有限。

普遍认为，硫胺素缺乏症的表现形式有四种。第一种形式是婴儿脚气病，这种情况的发生是由于哺育婴儿的母亲缺乏硫胺素。这种情况多发于营养严重不良地区，并常常导致婴儿死亡。第二种形式是类似本章第一段所描述的那种“无精打采、一副惨状、步履蹒跚”的样子，称为“干性脚气病”。若硫胺素缺乏进一步加重，就会出现第三种表现形式，即“湿性脚气病”。湿性脚气病的名称来自于患者体液聚集，导致浮肿。杰拉德医生让大家去想象，“患者浮肿得都看不出原来模样了”。硫胺素缺乏的第四种表现形式几乎仅局限于酗酒者，这种情形被称为“韦尼克－克斯科夫综合征”。酗酒者的身体往往遭受着双重打击，一是酗酒者本来就不好好吃饭，二是酒精导致的硫胺素吸收障碍。虽然“韦尼克－克斯科夫综合征”的某些方面可以通过硫胺素治疗得到改善，但有些病例，却遗留了无法治愈的永久性大脑损伤。人们一直提议，在酒精饮料中加入硫胺素进行强化来预防脚气病，但这个建议一直未得以实现。

硫胺素的天然来源主要有谷物的麸皮、新鲜蔬菜尤其是四季豆和豌豆、猪肉、牛肉以及动物内脏。另外，很多加工食物中，也都添加了硫胺素。我前面已经说过了，现在有硫胺素强化面粉，如果你看一下常见的早餐燕麦的食品标签，你会看到里面也都添加了硫胺素。

> 有些人总是顽固地认为什么东西都是越多越好，并且愿意去买那些广告声称含量高达500毫克的硫胺素补充剂。我希望这些人知道，他们吃进肚里的那些补充剂，其中98%都不会被人体吸收，而是直接排出体外了，即使硫胺素的缺乏达到了脚气病的程度，我们人体每天也只能吸收10毫克左右。

虽然硫胺素的建议日摄取量很轻松就可以做到，但我们还需记住一点，食物在烹饪过程中会损失硫胺素。大家可能会以为，硫胺素的损失是由于食物加热，但实际上主要原因却可能是因为水。硫胺素强化面粉，在烘培过程中损失很小，但做成面条并在水中煮熟之后，硫胺素就损失明显。因为硫胺素都溶解到水里了，然后水又都被倒掉了。因此，烹饪的总体原则应该是：少加水，烹饪时间不宜过长。还有，烹饪的汤汤水水不要倒掉，要尽量都喝了为好。

有些食物中会含有某种成分，而这些成分会令硫胺素失去活性或者妨碍硫胺素功能的发挥。有时候，这点有意思的资料会被那些维生素厂商们加以利用，来诱导大众。实际上，大家对此完全不必担心。比如说，有些鱼类会含有一种酶，这种酶会破坏硫胺素。但这些鱼一经烹饪，其体内的那种酶早就失效了。茶叶和咖啡中，也都含有少量抗硫胺素的化学物质，但这些似乎都不会对人体营养产生重大影响。几年前，有人在泰国做了一项研究实验，实验人群是那些泰国本地人，他们一整天都要嚼食茶叶，喝大量茶水，结果发现，这些人的硫胺素水平，只比正常人的略低一点，而且并未出现缺乏症的迹象。不过我要告诉大家，有一种减肥药水含有马尾草（也叫问荆草、木贼），这种草药制剂，对硫胺素具有很强的破坏力。

对那些心甘情愿对硫胺素补充剂广告深信不疑的人们来说，值得庆幸的是，目前看来每片500毫克的含量还不会造成人的身体伤害。有关硫胺素中毒的唯一报道是在给酗酒者注射硫胺素之后，而这种情形不好判定问题究竟是出在哪了。

本章开头，我引用过“当时的殖民者，想当然地把这些现象理解成是当地居民的天生行为”。时至今日，如果谁再有这种想法，就会被当成种族歧视了。于是，某补充剂的广告，就会变着法地问消费者:“你感到疲劳吗？你感到抑郁吗？你记忆力减退了吗？那就请吃我们的硫胺素吧！每片含量高达500毫克！”可以说，当年的殖民者和今天美国的某些厂商是一丘之貉，他们的说辞，都是昧着良心。

烟酸（维生素B_3）

——糙皮病与精神失常

当年，克里斯托弗·哥伦布到达“西印度”的时候，当地的土著美洲人食用玉米至少已经有五千年了。哥伦布怎么也不会想到，他把玉米引进欧洲的同时也带来了糙皮病。糙皮病在整个欧洲大陆蔓延，仅仅在二十世纪的前三分之一时间内，就导致了成千上万的美国贫穷白人和黑人的死亡。

一般认为，糙皮病的主要特征有三点：皮炎、腹泻和痴呆。其实还应该再加上一点，死亡。

糙皮病的早期症状有虚弱和全身无力等，很容易与懒惰和性格缺陷混同起来，当时很多磨坊工人和佃农，就被人如此看待。J · P · 弗洛斯蒂和 T · D · 斯皮斯在 1940 年这样写道："甚至在糙皮病的一般症状出现之前，那些原本身体强壮、勇敢无畏、吃苦耐劳的人也都会逐渐变得虚弱、倦怠和焦虑……它会导致人精神崩溃。"病人出现失眠、抑郁以及记忆减退，常常会逐步恶化为妄想、幻觉和痴呆。在 1910 年的南卡罗来纳州，精神病院里的 25% 病人都被发现患有糙皮病。

与脚气病不同，糙皮病的历史没有那么古老。糙皮病于 1735 年由西班牙国王菲利普五世的医生加斯帕尔 · 卡赛欧首次发现。该病得名于意大利语，指粗糙的皮肤。但这个名称对这种病来说，简直太过轻描淡写了！糙皮病所引起的皮肤病变，其惨状简直让人不忍目睹。让我记忆尤深的是一个小女孩患者的照片。她年龄在 7 岁上下，梳理整齐的头发上系着一条丝带。由于糙皮病，她的双手和脸部都肿胀得开裂了。人们把糙皮病患者颈部和上半身皮肤的典型症状，称为"卡赛欧项链"。随着病情的恶化，该病对神经系统的损害也变得越来越明显，直到最后阶段出现不可逆转的精神失常。

几百年来，科学家们都未能找到糙皮病的原因，但大家都知道，它与玉米有关。虽然卡赛欧医生怀疑，糙皮病是由于营养不良造成的，但 18 世纪和 19 世纪的理论都认为，它是由变质玉米中的一种毒素或细菌引起的。当年的法国公共卫生当局则采取了一项务实措施，不再鼓励人们吃玉米，结果糙皮病在法国最后被彻底消除了。

1911 年，卡西米尔 · 丰克医生在提出维生素这一概念的时候，曾经提议，坏血病、脚气病、佝偻病和糙皮病都应该归类为维生素缺乏疾病。在前面章节我们已经知道，水溶性维生素 B 具有抗脚气病特性，因此有一段时间，很多人都以为维生素 B 的问题已经解决了。然而，科学总是在不停地酝酿发展，越来越多的证据表明维生素 B 并非单一物质而是一组物质，即维生素 B 族。于是，人们对维生素 B 的认识重新开始，莱斯利 · 哈里斯医生称之为“抽丝剥茧的漫长历史过程”。最终，人们把 B 族维生素分为：硫胺素（维生素 B_1）、烟酸（维生素 B_3）、核黄素（维生素 B_2）、吡哆醇（维生素 B_6）、泛酸（维生素 B_5）和生物素（维生素 H）。

虽然早在 19 世纪初期，美国就可能已经出现了糙皮病，并且在美国内战期间，那些战俘们也肯定有人得过糙皮病，但直到 20 世纪的 1907 年，糙皮病才得到了美国医学界的普遍认知。乔治 · 瑟尔西医生，报告了阿拉巴马州精神病院的 88 例糙皮病患者。糙皮病侵害的人群，都是那些没有自由、生活在管教机构里的人，他们主要是孤儿和精神失常者。只要这些患者人群不变，糙皮病就不会引起人们的太多关注。然而，在瑟尔西医生报告发表之后的两年内，美国有 20 多个州的工人当中都报告发现了糙皮病。到了 1914 年，糙皮病在美国南方地区变成了流行病，尤其是在佃农当中和纺织工厂里。当地政府感觉到的政治压力越来越大，需要采取措施应对糙皮病了。

1914 年 3 月，约瑟夫 · 戈德伯格医生时年 40 岁，在美国公共健康服务中心（PHS）工作。当时他被委派去研究糙皮病。在此之前，他已经是一位经验丰富的研究人员了，已经花了 15 年时间去研究麻疹、寄生虫、白喉、疟疾、斑疹伤寒、伤寒、登革热以及黄热病。虽然糙皮病的病因还不明确，但当时大部分的权威人士都认为糙皮病是传染病。鉴于戈德伯格医生以往对昆虫传播疾病的经验，加上当时的主流观点都认为糙皮病是由微生物引起的，你也许会认为他对糙皮病的研究方向自然也会倾向于这个方面。然而，研究开展仅三个月后，事实就让人们看到了戈德伯格医生的天才过人之处。他发表了论文给出研究结论，即：糙皮病不是传染病，糙皮病的病因是膳食原因，糙皮病可以通过多吃新鲜肉类、鸡蛋和牛奶得以预防。

戈德伯格医生的糙皮病理论遭到了很多反对声音。因为就在三年前，伊利诺伊州糙皮病委员会曾给出结论，说糙皮病是因为微生物感染导致的。而且两年前的1912年，南卡罗来纳州的汤普森－麦克法登糙皮病委员会也曾给出了相同结论。戈德伯格医生知道，他的糙皮病理论还需要实验来证实，他从三个方面入手做了实验：

（1）给密西西比州杰克逊市孤儿院的孤儿们额外增加肉、蛋、奶、豆类，持续两年时间。结果是，曾经肆虐的糙皮病消失了。而当资金用尽，孤儿们的膳食回归“常态”之后，糙皮病就又回来了。

（2）给密西西比州兰金劳改农场的犯人们采用糙皮病患者的膳食结构。3个月之后，犯人们开始出现糙皮病的症状。

（3）拿他自己、他妻子以及他的14位同事实验糙皮病的传染性。他们给自己注射糙皮病患者的血液，吞下含有糙皮病患者的鼻腔分泌物、死皮屑、尿液以及粪便的各种胶囊。实验结果，他们都没有得上糙皮病。

到了1915年末，戈德伯格医生向世人们展示了他的最终结果，说：“单靠膳食本身就可以彻底预防糙皮病。”我们大家也许都会以为，从此糙皮病就不再成为危害公众健康的疾病了。但事实却并非如此。

1916 年，在加利福尼亚州，糙皮病是导致死亡的第二大主要疾病。从 1924 年到 1939 年，死于糙皮病的美国患者人数在 2000 到 8000 人之间。据戈德伯格医生早期的合作伙伴 W · 亨利 · 塞博瑞尔医生的估计，1928 年美国的糙皮病患者人数约为 25 万人。

为什么在戈德伯格医生已经向人们说明了糙皮病的原因在于膳食之后，该病仍长时间内继续危害美国人呢？对此，有些人的观点是，所有科学发现到付之应用，都需要一段时间过程去战胜人们头脑中固有的不同观念。而有些人，如剑桥大学邓恩营养学实验室的前主任莱斯利 · 哈里斯医生则有另外看法。他认为："这背后的原因是经济上的，而非科学上的……这种情形很令人悲哀。一方面，有些地方有人正死于膳食缺乏导致的疾病；而另一方面，有些地方由于生产过剩，食物正被烧毁或被扔进大海。"而更令人悲哀的一件事是，很多人对自己国家有些地区人们所遭受的饥饿状况程度竟然一无所知。一方面，我们有着巨量的食物库存，而另一方面，却还有大量的儿童、孕妇和老人在遭受着营养不良的危害。

如今，美国社会中有很多人还在质疑研究动物对解开人类疾病谜题的价值，而戈德伯格医生对此则抱有信心。黑舌病，是一种犬类疾病。戈德伯格医生发现，狗的黑舌病也可以由糙皮病的膳食结构诱发。经过 8 年对犬类模型的实验研究，戈德伯格医生及其同事们得出结论认为，"存在一种迄今为止仍未被认知的、或未被重视的膳食因子，我们把它称为 P-P 因子，即糙皮病抑制因子。"后来很快人们就搞清楚了，所谓的 P-P 因子就是一种以前未被认知的维生素。英国人曾把这种维生素称为 B_2，以区分抗脚气病因子维生素 B_1。1929 年，戈德伯格医生去世。美国生化学家学会为了纪念他，又将这种抗糙皮病因子，称为了维生素 G。

化学家们早在 1897 年就知道有烟酸这种物质了。烟酸，得名于它与尼古丁共享一部分相同的分子结构，但功能确有天壤之别。尼古丁，是烟草制品中的上瘾物质。丰克医生曾经从米糠中分离出过烟碱酸，但由于烟碱酸对治疗脚气病无效，后来也就没人注意它了。直到 1936 年，人们才得知，烟碱酸对于几种酶的功能发挥很重要，也是多种微生物的正常生长所必需。也是直到这时，人们才对它在营养方面的潜在作用发生兴趣。1937 年，人们证实，烟碱酸可以治愈狗的黑舌病。在同一年，芝加哥中心研究学会报告证实，烟碱酸治愈了人类的糙皮病。这意味着，戈德伯格医生所讲的糙皮病抑制因子，就是烟碱酸。

很显然，人们需要尽快给烟碱酸另外取一个名字了。1939 年，当人们建议在面包中加入烟碱酸生产强化面包的时候，有的报纸就这样报道为:“含有烟草的面包”。人们难免会把烟碱酸与尼古丁混淆起来。为了补救这种局面，美国食品与营养委员会规定，从今往后，烟碱酸都须改称为烟酸。

虽然烟酸在治疗糙皮病方面取得了成功，但还有几个谜题有待解开。例如，如果说糙皮病的抑制因子就是烟酸的话，那为什么含有很少烟酸的食物又可以治愈糙皮病呢？康拉德 · 艾维翰医生这样向自己的学生威拉德 · 克莱哈尔提问:“为什么牛奶能够治愈和预防人类的糙皮病和犬类的黑舌病，而牛奶中的烟酸含量却很低？玉米中的烟酸含量很高，却是导致糙皮病的主要原因？”正如一名合格科学家所应该做的那样，克莱哈尔医生做了一项实验来回答老师的提问。他给那些按照糙皮病饮食配方饲养的狗加喂色氨酸，色氨酸是一种基本氨基酸。结果这些狗都能正常发育，身体健康。后来，人们搞清楚了，我们人体自身能够将色氨酸转化为烟酸。事实上，如果膳食中的色氨酸足够，我们并不需要补充预先合成的烟酸。这也正是之前戈德伯格医生给密西西比州那些孤儿们，吃肉类、蛋类、奶类以及豆类所实现的成果。直至今天，人们有的时候，还在用烟酸当量（NE）来计算烟酸的需求，即用 60 毫克色氨酸，来等同于 1 毫克烟酸。

第二个谜题：为什么历史上美洲的土著人不得糙皮病呢？似乎糙皮病的所有条件都具备了，比如贫穷、缺乏动物蛋白、以玉米为主食。这个问题的答案就是，3000 多年前一个无名天才所发现的玉米食用方法。这个天才当年生活的地方，就在今天中美洲的危地马拉。他发现，把玉米在碱水中浸泡煮熟后，玉米的结构就会发生变化。这样处理后，玉米更适合于磨成玉米面，然后加水制成面团食用。这一过程，被称为“碱化湿磨法”。这个词，来源于美洲土著阿兹克特语，意思是灰烬，也是碱性溶液的来源。人们当时并不知道，这种处理玉米的过程将烟酸转化成了容易被人体吸收的形式。要是南卡罗来纳州的佃农们也能坚持采用墨西哥土著食用玉米方法的话，或许他们就不会遭受到糙皮病的劫难了。

> 典型的膳食通常含有足够的烟酸和色氨酸，大部分的面粉产品，也都已经添加烟酸，而且食物的烹饪和储存也都很难破坏烟酸，因此，人们很容易就能确保满足烟酸的摄入量。

大家一定还记得吧，当年戈德伯格医生很轻松地治愈了那些孤儿们的糙皮病，只要多给他们吃肉喝奶就行了。然而，罔顾这个事实，有很多“好心的”健康食品店和互联网商店，都在殷勤不已地向我们推荐各种烟酸补充剂产品。例如一片补充剂就含 1000 毫克烟酸，这相当于目前的建议每日摄入量的 50 倍之多！而这些商家竭力鼓励人们去大量食用烟酸，给出的理由竟然还不是为了预防糙皮病，而是莫名奇妙地声称烟酸可以降低胆固醇。

本章的标题已经指出，糙皮病与精神失常有关。因此，发现烟酸具有抗胆固醇效果这种说法来自于精神病学的某个研究领域也就不奇怪了。1939年，德国入侵捷克斯洛伐克。犹太裔医生鲁道夫·阿尔丘尔被赶出了自己的国家。在命运的冥冥安排之下，鲁道夫·阿尔丘尔医生来到了加拿大的萨斯卡通，刚好这里有一所新的医学院成立。在这个医学院，他遇上了精神病学家艾布拉姆·霍夫尔。霍夫尔教授当时正在研究用烟酸来治疗精神分裂症。霍夫尔教授分析到，如果烟酸缺乏可以导致糙皮病患者精神失常的话，那么烟酸或许也可以缓解精神分裂所导致的精神失常。

阿尔丘尔医生是神经精神病学家出身，但他后来的主要兴趣转移到了对一般心脏病的研究以及降低胆固醇可能对心脏病有好处这方面来了。在接下来的15年里，阿尔丘尔医生先是在兔子身上进行了实验研究，然后在一群医学生身上，最后在心脏病患者身上。他发现，大量烟酸可以引起血清胆固醇的适度降低。他给自己的那些医学生们使用了每天4000毫克的烟酸剂量。1958年，美国医学会药物委员会建议采用烟酸来治疗高胆固醇血症。

尽管有人还在坚持使用大剂量维生素治疗精神疾病的观念，但精神病学界用了差不多15年时间最后彻底抛弃了霍夫尔教授用烟酸治疗精神分裂症的做法，相反采取用烟酸来降低LDL-胆固醇（“坏胆固醇”）、提高HDL-胆固醇（“好胆固醇”）的做法，而后成为了医学界的常规。1987年出版的《八周降低胆固醇》一书，空前畅销，这无疑对烟酸的上述用途更是起到了推波助澜的作用。该书的作者是一位新闻记者，名为罗伯特·科瓦尔斯基。书的副标题是：“如何不用药物使胆固醇降低40%”。不用药物？当采用的剂量高达预防糙皮病剂量的百倍之多，这时候的烟酸它就是药物了，是彻头彻尾的药物。由于大量食用烟酸能造成脸部潮红，很多人都停止使用了。

实际上，烟酸对降低胆固醇的好处与它作为维生素本身是没有关系的。对什么事都想自己动手的那些人来说，烟酸真正的好处，其实仅在于它可以大量购买而且无需医生处方。

在健康问题上，我完全赞同我们要为自己做主。但在我看来，自己给自己的心脏看病并且乱吃药，就好比自己给自己的脑袋动手术一样不靠谱。（2007 年，科瓦尔斯基先生 65 岁时死于心脏病。）

他汀类药物的发现使烟酸降低胆固醇的风头不再，本书第十四章会详细介绍他汀类药物。不过，据《福布斯》杂志估计，仅仅一家公司生产的烟酸配方药物——烟酸缓释片，在 2012 年的销售额就高达 10 亿美元。

不论是网上销售的、或药店里卖的、还是医生给开的，看看烟酸在随后几年里销量的快速增长，这事还真挺有意思。结果发现，烟酸缓释片与他汀类药物联合使用，效果并不比单独使用他汀类药物更好，而且还有很多副作用。2014 年发表的题目为《心脏保护研究第二期——提高 HDL- 胆固醇减少血管疾病发病率》（HPS2-THRIVE）的研究报告，研究结果和结论更具决定性。有多达 2.5 万人参加了该项研究，年龄在 50 岁到 80 岁之间，都患有心脏病。给参试人员治疗手段分两种：一种是安慰剂，另一种是烟酸缓释剂，同时加服减少皮肤充血的药物。实验结果与预期相同，LDL- 胆固醇降低，HDL- 胆固醇升高。但是，接受烟酸治疗的参试对象，心血管健康状况并没有得到明显改善，倒是死亡风险明显增加了 9%。在同期社论文章里，西北大学医学院的唐纳德 · M · 劳埃德 · 琼斯医生说："必须认识到，对于大多数患者来说烟酸具有一定的毒性……不能作为常规药物使用。"从该专家观点看，继续大量使用烟酸来降低血脂就可以提高心血管健康的做法，并没有有力的支持依据。

核黄素（维生素 B_2）

——维生素 B_2 能治疗抑郁症吗

核黄素（Riboflavin）这个名字源于拉丁语，flavus（黄色）和ribose（核糖）。虽然在一个多世纪以前，就有生物化学家们研究过多种水溶性黄色染料，而且核黄素缺乏症迹象也曾出现过很多年，但直到20世纪30年代后期，人们才一致同意把核黄素也作为一种维生素来看待。之所以延误这么多年，原因有以下几方面。首先，核黄素缺乏症不像脚气病和糙皮病那样来势汹汹，威胁到生命。其次，膳食中核黄素的缺乏往往都与其他必需维生素的缺乏相随相伴，因此发病也都是综合性症状。最后，B族维生素的化学构成极其复杂，远超当初那些首次描述水溶性B族维生素的人们的想象。

核黄素的历史，一直与硫胺素（抗脚气病因子）和烟酸（抗糙皮病因子）的关系错综复杂，纠缠不清。实际上，人们今天认为的核黄素缺乏症状，在过去很长时间里，都被当做了糙皮病的症状。核黄素于1933年被提纯出来，但当时人们对它的作用还不清楚。直到烟酸被确认为是糙皮病的抗病因子之后，人们才开始进行有关核黄素的一些关键性实验。

参加实验的志愿者们，采用戈德伯格医生的糙皮病膳食配方，膳食中同时添加了硫胺素、烟酸以及维生素C等补充剂。实验结果并没有出现明显的糙皮病症状。相反，参试者的嘴唇变红、疼痛，嘴角开裂，这些特征之前都被当作是糙皮病的症状。当膳食配方中加入核黄素之后，上述症状全部消失。至此，核黄素终于能与硫胺素和烟酸一起，开始加入了不断壮大的维生素 B 族这个大家庭。

> 关于核黄素缺乏，目前的观点认为，患者会出现以下症状：先是嗓子疼，然后嘴唇疼，口腔和舌头也火辣辣的疼，嘴角干裂，面部尤其是鼻子红肿，最后贫血。

长期以来，还有一种特别有意思的观点，认为核黄素缺乏与情绪抑郁相关，这种观点似乎是在 20 世纪 70 年代开始出现的。那时候，美国陆军正在丹佛菲茨西蒙斯陆军总医院进行一系列营养学方面的研究实验。参试者是 6 名正直尽责的男性，实验采用一种液体膳食配方，为期 8 周。核黄素摄入量每天不到 0.1 毫克，即约为现在建议摄入量的 5%。因为那次实验研究的周期很短，所以事先也就没有期望会出现那些典型的缺乏症。实验结果也确实没人出现。然而，在采用明尼苏达多项人格测验（MMPI）对参试者进行评估之后，发现有多项指标都与抑郁症相符。这个表格是人们广泛使用的一种情绪状态评价工具。在这项研究发现之后的许多年里又进行了很多项研究，试图去寻找核黄素水平与抑郁症之间的关系，尤其是针对老年人和产后妇女。

是因为正常人不注意自己的膳食造成核黄素缺乏，结果导致了抑郁症，还是因为那些得了抑郁症的人没有食欲，结果导致了核黄素缺乏。换句话说，是因为饮食不良导致了抑郁，还是因为抑郁导致了饮食不良呢？目前对这些问题，还没有确切答案。但有一点似乎有道理，就像营养失调会影响身体的其他器官一样，营养失调也会影响我们大脑。这方面一个生动的例子，就是糙皮病。但对核黄素来说，还没有确切的证据。在预防产后抑郁方面，人们在 2013 年对之前所有的相关研究做了一次彻底的总结分析。结果发现，没有证据表明，补充核黄素可以作为预防产后抑郁的手段。

1943 年，核黄素的建议每日供应量首次推出：每一千卡路里为 0.7 毫克，或约每天 1.9 毫克。再后来的日子里，这个数值也上下浮动过几次，但幅度都不大。直到最近，才根据年龄、性别、是否怀孕或哺乳期做了一些针对性调整，但调整幅度也不大，范围在 1.2 毫克到 2.0 毫克之间，最高供应量是针对怀孕或哺乳的女性。

编者注：我国的核黄素推荐摄入量按年龄不同从 0.4 到 1.5 毫克之间

至于那些核黄素补充剂，即使含量达到 1000 毫克，也不会造成什么伤害。但必须注意，最好的建议就是所有的核黄素都应该来源于日常膳食。实际上所有的维生素来源，都应该来自膳食。单纯的核黄素缺乏很罕见，因为蛋类、奶制品、干果、菌类以及绿色蔬菜中都有大量的核黄素存在。

吡哆醇（维生素 B_6）

——不仅仅能用于治疗孕吐

到了 1930 年，人们已经十分清楚“水溶性维生素 B”是多种必需营养素的混合物。硫胺素是一种抗脚气病的维生素，它很容易与其他B族维生素区分开来，因为它一加热就会迅速失效。但要想把其他B族维生素全都梳理清楚，一一区分开来，是一件非常艰巨的任务。世界各国的研究人员采用各种营养组合在小鼠、大鼠、犬类以及其他各种动物身上进行实验，来诱导各种缺乏症；然后再用多种化学手段，分离出各个单独要素，再去治疗相应的动物症状。一般学生们所接触的、实验室内的科学研究工作，通常都是进行了消毒，环境洁净卫生，因此因果关系单纯直接。与此相反，现实生活中的科学研究工作，则往往旷日持久，很少一蹴而就。仅仅为了分离出B族维生素中的六种基本成分，就花去了人们整整十年多的时间。只有每一种基本成分都分离成为化学纯的形式，才有可能进行动物模型实验。

如果大鼠吃的B族维生素，只有硫胺素（B_1）一种，它很快就会得皮肤病。剑桥大学的保罗·吉尔吉和有关研究人员，将这种大鼠皮肤病，作为糙皮病研究的一个模型。1933年2月4日，吉尔吉医生提出存在一种“大鼠糙皮病的抑制因子”，并将其命名为维生素B_6，这种维生素能够治愈大鼠的皮肤病，但动物疾病模型只是人类疾病的模型而已，它对人体的有效性是否成立，必须在人体上得到验证。当戈德伯格医生证实，糙皮病的抑制因子实为烟酸之后，用它却不能治愈大鼠皮肤病。因此，糙皮病的大鼠皮肤病模型也就不再成立。

保罗·吉尔吉医生发现了人类糙皮病的治疗方法，但他被世人所记住的却不是因为这一点。但最后，荣誉和金钱还是眷顾了他，由他命名的维生素B_6最后被证实为一种叫吡哆醇的化学物质。吡哆醇于1939年首次人工合成。不久人们又发现，维生素B_6其实是三种化学物质的统称：吡哆醇、吡哆醛、吡哆胺。这三种物质在不同食物中的含量各有不同，但人体都会将它们转化为同一种产物。膳食补充剂中常见的是吡哆醇。

与其他B族维生素一样，维生素B_6的生化功能也十分多样，非常复杂。其中最主要的一个作用就是它与氨基酸的代谢相关。

人们从糙皮病患者身上首次觉察到维生素B_6或许也是人类所必需的营养素之一。1939年，辛辛那提大学医学院的汤姆斯·百思及其同事观察到，糙皮病患者的某些症状对烟酸、硫胺素和核黄素都没有反应，但却被维生素B_6治愈了。然而，要确定B_6也是人体的必需营养素，还缺乏直接证据。“第二次世界大战”后，人们开始尝试寻找它的直接证据。加拿大萨斯卡切温大学的生物化学家W·W·霍金斯，在自己身上试验了“除了维生素B_6以外，含有所有其他必需维生素”的膳食结构。55天之后，霍金斯医生的体重减轻了9磅（约4千克），他把这个原因归结为膳食“不合胃口”。在实验结束前的最后几天，他还观察到自己出现了“程度明显的情绪抑郁和精神混乱”。他认为，这种效果值得进一步研究。

接下来尝试维生素B_6缺乏症实验的，是来自纽约大学医学院儿科学系的塞尔玛·辛德曼和她的同事们。她们在1948年到1949年的冬季做了这个实验，实验对象是两个“患有精神缺陷”的婴儿，一个2个月大，一个8个月大。膳食中戒断维生素B_6后76天，2个月大的那个婴儿开始出现惊厥现象，服用维生素B_6之后，就不再惊厥。实验初期，8个月大的那个婴儿出现过贫血症。实验进行了130天，两个婴儿体重几乎一点都没有增加。辛德曼及其同事得出结论：维生素B_6对于正常发育、血红细胞生成以及脑电活动都是必须的。

顺便必须指出，上面对那两个婴儿所做的实验，在今天不可能重复，因为这有违伦理道德。实际上，即使在当年，那些研究人员也都是含糊其辞的。1950年，她们在初步研究报告中说，给那两个婴儿吃

不含维生素 B_6 的膳食“是出于治疗上的理由”，但具体有哪些理由，却从未明确列出。三年后，她们又发表了一份详细的研究报告。报告提到，“本项研究目的是为了证实维生素 B_6 确实是人类所必需，以及对于发育中的婴儿如果戒除了维生素 B_6 会出现哪些体征和症状。”这些研究人员觉得用这两个婴儿来做实验是合乎道德的，因为“他们都患有严重的精神缺陷，况且也会得到非常专业的治疗以及护理”，不过她们的这种辩解在今天是很难逃过人权保护委员会的审查的。

1951 年，美国医学会总结了当时所有的关于维生素 B_6 的证据。报告注意到，在小鼠、大鼠、狗、鸡、猪和牛身上做的必要性研究实验有很多，而维生素 B_6 对人类必要性的研究实验则很少。美国医学会的综述报告中也引述了维生素 B_6 对糙皮病有明显作用，而其他 B 族维生素则没有这个作用，霍金医生在自己身上的实验和辛德曼医生的婴儿实验，也同样证实了维生素 B_6 的重要性。报告的结论是，人类也确实需要吡哆醇，但报告对人类需求的数量是多少则没有给出估计。

如果给不出人体每日摄量（RDA），而只是说维生素 B_6 是人体所必需的，则对医生、营养学家以及美国公众来说都没有什么意义。当时市场上的复合维生素补充片剂几乎都不含维生素 B_6，因此，我们还需要更强有力的证据。

从 1950 年开始，美国各地婴儿中出现了一种罕见的惊厥病症。说它罕见，是因为这种惊厥与传统癫痫不同，而且还找不到发病原因。这些婴儿出生时，还都是好好的，过了几个月后，就开始出现惊厥现象。治疗办法采用的是当时标准的抗惊厥类药物，看起来治疗效果还都不错。

1954 年，《美国医学会杂志》上发表的两篇“背靠背”文章，解开了上述惊厥现象之谜。这两篇文章的作者，分别是洛杉矶的克莱门特·马洛尼和A·H·帕马利两位医生以及宾夕法尼亚州兰开斯特的戴维·B·卡欣医生。他们治疗的60个婴儿，有两点相同：都出现了原因不明的惊厥，都喝了一种名为SMA的液体婴儿配方奶，这种配方奶的制造商是费城的惠氏制药厂。在1951年，惠氏制药厂对其奶制品采用了更为严格的杀菌措施，本意是为了更好地杀灭奶中的细菌，结果却在无意之中也破坏了几乎全部天然维生素B_6。于是，这些喝了SMA配方奶的婴儿们，让人们首次相信，吡哆醇是人类所必需的膳食营养。

尽管已经有明确证据表明，维生素B_6对婴儿来说是必需的，但出台建议膳食供应量的进展还是非常缓慢的。直到1963年，美国科学院食品与营养委员会才给出了一个试探性的数值，每日1.5毫克到2.0毫克。半个世纪过去了，这个数值几乎没什么变化，只是对成年人的建议量调整为2.4毫克，对怀孕和哺乳期的女性则再稍高一点。毫无疑问，维生素B_6的严重缺乏是很罕见的，它通常发生在全面营养不良的情况下。而单纯的维生素B_6缺乏症只有在极端情况下才能发生，比如只喝剔除了维生素B_6配方奶的婴儿。对几乎所有其他人来说，维生素B_6的需求很容易通过多样化的膳食得以满足。富含维生素B_6的食物有：谷物、菜豆、干果类、胡萝卜、菠菜、豌豆、土豆、牛奶、奶酪、蛋类、鱼类和肉类。一根香蕉就差不多能提供我们每天所需维生素B_6的三分之一，更不用说香蕉还有很多别的营养。

编者注：我国维生素B_6的推荐摄入量18~49岁成人为每天1.4毫克；50岁以上成人为1.6毫克。

既然维生素B_6很容易通过膳食获得，而且每日2毫克的建议供应量也很容易满足，那为什么在网上和商店里，还有那么多的维生素 B_6 的补充剂在出售，而且有些片剂的含量还高达 500 毫克呢？答案就在于，在过去的这些年里维生素 B_6 被当做药物来治疗多种病症而且还取得了疗效不一的效果。而作为膳食补充剂的维生素，自然而然就可以逃避 FDA 的严格监管，投机取巧，可以堂而皇之地大行其道。

这事也有好的一面。人们很早就知道，抗结核病用的异烟肼药物会抵消吡哆醇的作用。因此，接受异烟肼治疗的肺结核病患者可以服用吡哆醇。另外出现惊厥的患儿，也可以经常检测维生素 B_6 的水平，如有需要就可以吃补充剂。实际上，还有一种罕见的遗传性癫痫也需要依赖于维生素 B_6。很显然，以上这些情形都需要专业的全面医学治疗。相反，还有大量通过自用吡哆醇即可治愈的轻微情形，也有可能被诱惑去采用这种方法。大家可能还记得，我们前面讲过的 W · W · 霍金医生，他在自己身上所做的戒断吡哆醇 55 天的实验，他观察到，自己出现了“程度严重的抑郁症和精神错乱”。但很遗憾，没有证据表明，药理学上的吡哆醇剂量可以缓解抑郁症或者改善精神状态。同样令人遗憾的是，在治疗精神分裂、糖尿病神经病变、卢伽雷氏症（肌萎缩性脊髓侧索硬化症）、焦虑症、自闭症、疲劳以及帕金森病方面，维生素 B_6 也都没有什么效果。目前，吡哆醇在治疗经前综合征和屈肌管综合征方面取得了一定的进展，但都还不能令人完全信服。

如果你忍不住要去服用大量的吡哆醇，那么你应该了解以下这项研究，它发表在 1983 年 8 月 25 日的《新英格兰医学杂志》上，题为“滥用吡哆醇，导致感知神经病变——一种新的维生素过量综合征”。在这项研究报告发表之前，人们都普遍认为，吡哆醇即使过量也不会引起中毒。该报告的主要作者是赫伯特 · 绍姆堡医生，来自纽约爱因斯坦医学院。

赫伯特·绍姆堡医生及其同事描述了7位成年人患者，他们每天都服用2000毫克到5000毫克吡哆醇，这7个人都出现了行走困难，手脚开始失去知觉。其中一位26岁的女性患者，有人跟她说吡哆醇是“天然”维生素，可以在月经期间减少出血量。她吃了一整年吡哆醇，剂量还在逐渐加大，从每天500毫克增加到5000毫克。直到她觉得不妙来看医生的时候，走路都只能靠扶着拐杖，手也拿不起来小的物件，知觉系统严重受损。医生建议她停用吡哆醇后，身体开始逐步改善，但直到7个月之后仍未能完全康复。剂量超过每日建议供应量的几百倍、甚至几千倍之后，维生素还谈什么天然不天然的。

> 目前，作为对人体日摄量（RDA）的进一步细化，现在规定，吡哆醇的每日容许上限值（UL）为100毫克。

虽然本书主要是讲老龄健康问题的，但这里说几句有关孕期女性服用吡哆醇这个话题还是有些意义的。我想简单讲讲医学、生命的脆弱以及法律这三者之间的关系。有些时候，这三者之间的关系还挺复杂的。女性在怀孕的前三个月几乎都会出现某种程度的恶心，有些孕妇呕吐非常严重，这会危及自身以及胎儿。多年来，人们尝试了各种各样的应对方法。1956年，出现了一种治疗孕吐的药物，叫“镇吐灵”（Bendectin）。这个药，除了含有吡哆醇以外，还包含其他两种药物成分（盐酸双环胺、多西拉敏、吡哆醇）。后来，这个药的配方精简，只包含吡哆醇和多西拉敏两种成分。多西拉敏，是一种抗组胺剂。到了1980年，有四分之一的孕妇，都在吃“镇吐灵”。

1961年末，澳洲妇科医生威廉·麦克布莱德曾首次指出，沙利度胺（曾用作孕期止吐药，导致大量畸胎而被撤市，后来被开发作为免疫抑制剂重新回到临床）可能会影响胎儿发育。他的这一发现获奖无数，让他名利双收。1962 年，他当选为“澳洲年度人物”。20 年之后的 1982 年，止吐药致畸事件再一次赢得全世界的关注：麦克布莱德医生发表了一篇关于“镇吐灵”会引起先天畸形的论文，再一次让全世界的目光聚焦于此。（“镇吐灵”在澳洲销售的商标名称是 Debendox。）

人类繁衍的过程中，总会有婴儿先天畸形，这是一个不幸的事实。随着全世界有成百上千万的孕妇在服用“镇吐灵”，于是一定比例的、各种各样的先天缺陷婴儿不可避免地与服药现象同时发生。随着麦克布莱德医生论文的发表，大批律师蜂拥而至“迈乐陶氏制药公司”，指控“镇吐灵”与先天畸形有因果关系，要求制药公司赔偿。麦克布莱德医生作为专家证人成了法庭常客，为原告作证。

在众多法律诉讼的巨大压力之下，“镇吐灵”于 1983 年停止销售。但 10 年之后，麦克布莱德医生却颜面扫地、威风不再。用罗伯特·米利肯医生的话来说，这个家伙经历了一场“医学史上最丢人的事件”。新南威尔士医学法庭做出裁决，麦克布莱德医生当年利用了虚假数据来支持自己“镇吐灵”有害的结论，他的这种行为，应该受到严厉谴责。随后，麦克布莱德医生被中止行医 5 年。直到今天，也没有流行病学证据表明吡哆醇会引起胎儿畸形。2013 年 4 月，FDA 批准销售一种治疗孕吐的药物，其配方为 10 毫克多西拉敏和 10 毫克吡哆醇，这与“镇吐灵”的配方完全相同。只不过这个新药的商标名叫 Diclegis 了。

尽管维生素 B_6 广泛存在，但在每种单一食物中的含量有限，而且在商业食品加工过程中往往会大量流失。所有的水溶性维生素，在长时间、多水的烹调过程中，都会大量流失，维生素 B_6 也一样，于是有人就想当然地建议大家每天都吃点补充剂。我不会这样建议。多样化的膳食结构，即多吃全谷物粮食和水果蔬菜，再加上适量的肉类、鱼类和禽类，就远远足以提供全部的 B 族维生素。这种膳食结构，值得大家去努力做到。除了那些有孕吐现象的孕妇以外，所有想使用维生素 B_6 补充剂的做法都是愚蠢的，都属于没事找事。

泛酸（维生素 B_5）

——足底灼痛与白头发

认为泛酸可以防止白发或使白发变黑的观念，起源于 1939 年《美国化学学会》杂志年会上发表的一篇论文。论文作者，是两位挪威科学家吉尔布兰德·伦德和汉斯·喀琅施塔德。论文标题十分抢眼：“防止白发的维生素——B 族维生素的一个新成员”。他们给这个新成员起名为“维生素 BX”，他们的实验对象是大鼠。实际上，他们所说的这种维生素就是泛酸。泛酸是酵母生长所必需的一种物质。而这一发现，由美国生物化学家罗杰·威廉姆斯，在 6 年前做出。泛酸的英文，来源于希腊语（pantothen），意思是“来自四面八方”。这意味着泛酸这种物质在生物体中广泛存在。

到了 1940 年代早期，泛酸作为动物营养成分已被认可，但人类是否需要泛酸还一无所知。从“第二次世界大战”开始，这方面的有关研究逐步展开。虽然在“第二次世界大战”结束后的几年里，泛酸对人类的作用仍未得到全面认知，但 1941 年到 1945 年间的研究结果首次给出了明确证据，表明人类与其他低等生命形式一样，也需要泛酸。

1941 年圣诞节，中国香港沦陷于日寇之手。同时日寇展开了大规模人类营养不良的研究实验。研究对象就是投降被俘的英军驻港军人。后来不久，被迫加入日寇实验的还有美国人、荷兰人、加拿大人以及澳大利亚人，他们分别来自新加坡、爪哇和菲律宾等地。可以说研究对象来自于日寇第一波侵略中沦陷的所有地区。给这些战俘提供的膳食普遍不足，而且以精米为主。因此毫不奇怪，到了 1942 年，被实验的战俘开始出现脚气病、糙皮病以及核黄素缺乏等症状。与此同时，一种奇怪症状——足底灼痛也开始在远东地区的战俘营中全面出现。1942 年 12 月，菲律宾吕宋岛卡巴那图战俘营里的美军战俘，差不多有 40% 都患上了这种病。

被俘的英国皇家空军军医官约翰 · 辛普森描述了爪哇战俘营里的足底灼痛病，称这种病白天还算好，相对来说疼得不那么厉害；但到了晚上，疼得让人难忍，有的人只好不停地揉搓双脚，有的人则不停地走动才行，还有的人把双脚泡在水桶里。看着这些人疼得整夜无法入睡，其场景令人不胜伤感。

那些被转移到日本本土的战俘们，光着脚，借助战俘营里冰冷的砖地，来缓解足底灼痛。由于日本本州的冬季寒冷刺骨，战俘们的脚都得了冻疮、坏疽，严重者甚至截肢。英国军医官道格拉斯 · 丹尼 · 布朗医生委婉地指出，“被囚禁于战俘营里面的战俘，由于长时间极度营养不良，自然而然地就成为了膳食营养不良方面大规模实验数据的来源，这种条件对于正规的实验医学来说，简直无法与之相比。”

有些医生知道，早在“第二次世界大战”之前的 1828 年，在土兵、劳工和囚犯当中就发现了足底灼痛，而且也认为原因与膳食有关。在日本战俘营里，人们很快就发现，这种病症既不是脚气病，也不是糙皮病，因为硫胺素、烟酸和核黄素对它都不起作用。直到后来，印度南部的昆诺史丹利医学院的研究助理克利时·葛帕兰医生给出了答案。葛帕兰医生工作的地区，是印度极端贫困地区，要面对很多营养不良的情况。他证实了治疗由营养不良造成的足底灼痛的具体办法，就是泛酸。这一研究成果发表在了1946年1月号的《印度医学公报》上。

日本战俘营里的膳食会导致多种营养缺乏症以及非常复杂的后果，而科学家们都想去研究只缺少一种必需营养素的患者对象。从1951年开始，爱荷华州立大学医学院的两位医生威廉·比恩和罗伯特·霍奇斯，给纳摩萨州立监狱里的犯人们食用各种不含泛酸的膳食，犯人们并没有出现明显的缺乏综合征。后来在食物中，又加入了阻断泛酸发挥作用的药物，这时候犯人们才出现了病症。他们表现为容易疲劳、脾气变坏、肠胃不适。最重要的是，有一些犯人说，他们的脚部有灼痛感。（今天的伦理道德标准，已经不再允许在犯人身上进行大部分的医学实验了。）

由于缺少可明确定义并且可重现的泛酸缺乏症病例，因此要想给出人类对泛酸的真实需求量一直是件难事。1942年，泛酸的发现者威廉·罗杰斯医生认为，人类每天摄入11毫克泛酸就不会有问题。他的这一结论，是基于1942年当时大家都公认的、含有泛酸的良好膳食结构：水果、蔬菜、全谷物粮食以及肉类和奶制品均衡配比的膳食结构。其中的肉类和奶制品数量要比今天大家普遍认可的量要多一些。直到2014年，美国科学院食品与营养委员会也没有给出泛酸的每日推荐摄入量及其摄入量的上限。

对成年人来说，每天5毫克泛酸就已足够；孕妇，可稍微增加到6毫克；哺乳期，增加到7毫克。【编者注：该标准同我国。】

一个世纪以前，著名的英国医生托马斯·克利福特·奥尔巴特爵士，曾经说过这样一句话，“一个人到了30岁，如果他接受过通识教育，他就能自己去看各种报纸，就能明辨是非，免受伤害。”当然我也这样认为，尽管托马斯爵士没能预见到今天的互联网时代，但我还是要提醒大家要警惕一些维生素补充剂厂商的说法。那些厂商们都声称，泛酸能让你延长10年寿命，还可以减轻压力、增强活力、缓解疲劳，甚至还可以治疗枯草热（花粉病）、关节炎和头痛。等等别急，这还没完呢。那些补充剂广告还要继续告诉我们，泛酸的好处多得没边。泛酸，还能治疗痤疮（粉刺）、调节胆固醇水平、改善关节功能、增强免疫系统、有利于减轻体重以及缓解足底灼痛（你就知道肯定会说到这一点）。那它能不能治疗白头发呢？泛酸对大鼠的白发无疑是有好处，但对人类却毫无用处。个别商家视这些事实而不顾，为了满足上述需要，生产了含量为500毫克的泛酸补充剂。这个剂量是每日足够摄入量的100倍！幸运的是，如此大剂量好像也没有什么危害，不过同样，好像也没有什么好处。

即使是营养不良疑心病患者（包括我自己在内），也都应该把担心泛酸摄入不足放到他们需要担心事项清单的最后一项。因为我们所吃的食物中，几乎每样东西多少都含有一点泛酸。全谷类粮食和豆类，如豌豆和花生，都富含泛酸；水果、蔬菜、牛奶以及各种肉类，也都含有大量泛酸。

生物素

——洛奇知道抗生物素蛋白吗

费城，黎明之前，天还未亮，电影《洛奇6》(又称《拳王再临》) 中史泰龙扮演的主角洛奇摇摇晃晃地走向房间的冰箱。他拿出5个生鸡蛋，磕碎倒进杯里，一饮而尽。电影观众看到这个场景，都会引起呕吐反射。洛奇坚信的是，生吃动物能量最好，能增强体能。随后，洛奇开始了晨跑锻炼。洛奇肯定从来不知道“蛋清伤害”这回事。

1922年，玛格丽特·埃夫丽尔·博厄斯，当时是伦敦利斯特研究所的研究员，她主要的研究兴趣是钙和磷在大鼠食物中的作用。为了把矿物质减到最少，她只给那些实验大鼠饲喂生鸡蛋清，作为蛋白质的唯一来源。不到三周，大鼠开始掉毛，皮肤变得粗糙红肿，最终死亡。在这个实验的基础之上，之前别人也曾做过这种实验，博厄斯后来又继续做了多项出色实验。她发现，有些食物中含有能防护蛋清伤害的物质，她把这种物质称为“保护因子X”。这种物质可溶解于水，并在很多方面与之前麦克伦姆医生所描述的维生素B很类似。但后续的研究表明，博厄斯所说的这种“保护因子X”与抗脚气病因子和抗糙皮病因子都不相同。

博厄斯的研究结果在1927年发表，随后就有很多人开始研究“保护因子X”的成分。这其中就有保罗·吉尔吉，之前我们介绍吡哆醇(B_6)的时候曾提到过此人。到了1931年，吉尔吉医生已经能够把“保护因子X”提纯到很高的程度，而且他确信，这是一种以前没有发现的新维生素。他建议称之为维生素H(之所以称为维生素H，只是因为字母H刚好是当时可选用的下一个字母。巧合的是，在发现维生素H的两年前，为了纪念戈德伯格医生（他的姓氏首字母是G），就把抗脚气病因子称为了维生素G。不过，维生素G和维生素H，在今天已经很少有人这么叫了，只要食物中含有足够的维生素H，就可以给动物饲喂生鸡蛋，而不会造成什么伤害。

吉尔吉医生这时从英国搬到了美国，就职于克利夫兰婴儿和儿童医院。他对自己的研究工作一直没有满足，直到他得知维生素H的化学成分之后。他当时已得知，德国在1936年，分离出了酵母生长所必需的一种因子，被称为生物素（biotin），该词源自希腊语（biotos），意思为生命。吉尔吉医生和他的合作者文森特·迪维尼奥以及康奈尔大学医学院的唐纳德·梅尔维尔三人，一开始就都被难住了，因为维生素H与生物素的分布情况和化学特性都非常类似。直到1940年中期，他们才得出结论，这两者其实就是一回事。两年后，迪维尼奥医生确定了生物素的化学结构。

迪维尼奥医生凭合成催产素，获得了1955年的“诺贝尔生理学或医学奖”。催产素，在大众心理学上，被称为“爱情荷尔蒙”。

我们接着继续讲前面的谜题，也就是关于蛋清里面的有毒物质。这个谜题最后由得克萨斯大学的几个医生给解开了，他们是罗杰·威廉姆斯、罗伯特·埃金和威廉·麦金莱，其中罗杰·威廉姆斯也是泛酸的发现者。他们发现，饲喂生蛋清的小鸡，尽管食物充足，其组织中的生物素含量也很低，于是得出结论，一定是蛋清中的某种物质阻碍了食物中的生物素起作用。后来，他们证实这种物质是一种蛋白质，并建议命名为“卵白素”。

> 与预想的一样，卵白素一经加热，即失去活性，因此煮熟的鸡蛋就不会造成生物素的缺乏。

1941年10月8日，波士顿市医院接收了一位退休的、意大利裔美国工人。他的身份不详，只有姓名的缩写RM（我猜他的名字叫罗科）。他身上病症很多，其中最明显的就是他的脸红得像火炭一样，半个身体也是通红通红的。接诊的医生是一位住院医生，叫罗伯特·威廉姆斯。威廉姆斯医生后来在《新英格兰医学杂志》上发表文章，讲述了他接诊RM先生的病例。我这里摘抄一段：“该患者从年轻时候起，就特别爱吃生鸡蛋，喝酒时放进一个或两个生鸡蛋。在本次住院之前的六年里，他每天都要喝上少则1升、多则4升的葡萄酒。为了有足够的鸡蛋下酒，他连家都不要了，一个人跑到了乡下整了个养鸡场。这期间，他每周都要吃掉24到72个生鸡蛋。有的时候，一两天内别的食物啥也不吃，只吃生鸡蛋和葡萄酒。”

虽然威廉姆斯医生的记录很生动，描述了疑似人类缺乏生物素会出现的症状，但最后的“功劳”还是归功于了V·P·赛登斯特里克医生，他清晰无误地向人们展示了生物素缺乏综合征。在波士顿市医院接治那个RM先生之前，V·P·赛登斯特里克医生及其同事早就开始了这方面的研究实验工作。他们都来自乔治亚大学医学院，实验对象是人类自愿者。

有三位白人男性和一位黑人女性志愿者参加了实验，接受缺少生物素的膳食，同时将其他如B族维生素、钙、铁、维生素A和维生素C作为补充营养加入他们的膳食中。为了进一步降低生物素含量，膳食中还加入了200克（约7盎司）的干蛋清。实验不到11周，参试者的多种体征和症状开始出现。所有参试者都出现皮肤干燥、脱落。更明显的是精神状态的变化：5周后出现轻度抑郁，接下来失眠、乏力，有两个参试者还出现焦虑症。当所有参试者都出现厌食情况后，实验终止。当膳食中加入150微克生物素之后，所有参试者都迅速康复。（注：此类实验在现在已经通不过伦理论证了。）

所有能用嘴巴自己吃饭的人要想得上生物素缺乏症，都不是件容易的事。自从1942年以来，全世界范围内的医学文献所记载的这方面病例，总计不超过12例，而且还都是吃了大量生鸡蛋的人。实际上，要不是发现那些长期静脉注射不含生物素液体的患者出现了皮疹和掉头发，我们都很有可能要去怀疑到底有没有生物素缺乏综合征这回事了。另外，还有一种非常罕见的、先天性无法吸收生物素的代谢综合征。患有这种先天性疾病的婴儿，在几个月大的时候就会出现鳞状皮疹和掉头发。今天，在美国，都会对婴儿做这方面的例行筛查。

> 只要你不吃生鸡蛋，即使膳食结构再不合常理，也不会患上生物素缺乏症，这事看上去有点不可思议。一种可能的解释来自于多年前的一项很不可思议的研究结果：人类自身生产的生物素供大于求。这种解释的理由在于，人类消化道中的数以万亿计的细菌，能够合成大量的生物素，而其中只有一部分被我们自己吸收了。

吃生鸡蛋引起的生物素缺乏综合征，可以通过补充生物素迅速得到扭转。但不要忘记，这个综合征还会引起皮疹、掉头发、焦虑、抑郁、疲劳以及失眠。还有数以百万计的人，虽然生物素摄入量足够，但也会患上其中一种症状或多种症状。那么是否吃点生物素补充剂就会有好处呢？对此，那些生物素补充剂的厂商们肯定立刻就会说："那当然有好处啦。"举个例子，某维生素厂商生产一种含量高达 7500 微克的生物素补充剂。这个含量是美国科学院食品与营养委员会所建议的、每天足够摄入量 30 微克的 250 倍！只不过幸运的是，这样的大剂量也不会对人体造成直接伤害。生物素似乎是没有毒性的，过量的生物素会随尿液排出体外。

编者注：我国生物素的适宜摄入量成人为每天 40 微克。

我上面说的，是不会造成直接伤害的。但要是有人禁不住那些生物素补充剂的传单或网上广告的宣传诱惑，相信了生物素能有效治疗 2 型糖尿病、掉头发、疲劳、痤疮或是他们所吹嘘的任何一种其他常见病症的话，该怎么办？最近我在网上看到一个关于生物素的宣传，说它是"治疗疼痛和抑郁的天然物质"。

我要告诉大家的是，真正的风险，并不在于你摄入了多么过量的生物素，而是在于，与此同时，你忽略了其他真正的有效治疗。

维生素 B_{12}

——卡斯尔医生的预消化汉堡包

贫血症，就是血液不能把我们吸入空气中的足够氧气输送到身体组织。与贫血有关的营养因素有三个方面，即维生素 B_{12}、叶酸和铁。我们先来谈谈维生素 B_{12}。

在 19 世纪，有多个英国医生描述了一种能够导致死亡的贫血症，并称之为“恶性”贫血。对这个疾病研究最感兴趣的人就是伦敦的托马斯·阿狄森。直到今天，还有人把这种恶性贫血，称为阿狄森氏恶性贫血。1842 年，苏格兰人 J·S·库姆提出，恶性贫血是由“消化器官的某种疾病”所导致的。库姆的这一观点，后来催生了恶性贫血的疗法，不过这种疗法的酝酿过程整整用了 100 年。

自从恶性贫血首次被定义以来，人们就尝试了多种膳食疗法。总的来说，这些办法都没有取得长期效果，而且由于人们对这个疾病的病因未能形成一致的意见，因而人们对这方面深入研究的兴趣也都不大。相反，有些研究人员把重点放在了潜在的骨髓病变方面，骨髓是负责制造血细胞的人体组织。还有人去研究消化道的细菌感染。直到后来，科学家们掌握了足够的维生素知识，并且认为可能是维生素的缺乏导致了贫血，人们才对膳食方面的病因有了持续的研究兴趣。

1926 年 8 月 14 日，《美国医学会杂志》刊登了一篇题为“恶性贫血的特种膳食疗法”的文章。文章作者有两位，一位是波士顿亨廷顿纪念医院的医务主任乔治·R·迈诺特，时年 40 岁；另一位是私人执业医生威廉·P·墨菲，时年 34 岁。

迈诺特医生对恶性贫血的研究兴趣开始于 1912 年，当时他是马萨诸塞总医院的住院医生，他对恶性贫血可能是由于膳食不足造成的这种观点非常感兴趣。在他之前的研究者，对膳食原因的研究都太过于宽泛了。迈诺特医生提出了自己的观点：恶性贫血患者也许需要食物特别有营养、特别容易消化才行。迈诺特医生的这种天才设想，也就意味着食物可能“对血液有着直接影响”。受到同时代别人研究成果的鼓舞，迈诺特医生沿着这个方向继续探索思考。在 20 世纪 20 年代早期，罗契斯特大学的乔治·霍伊特·惠普尔和弗里达·罗伯谢特·罗宾斯就做过一些实验。他们俩拿狗做实验，通过给狗经常放血，使狗贫血。他们发现某些食物，尤其是肝，能够刺激血红蛋白的形成。血红蛋白是红细胞中的一种含铁蛋白质。

迈诺特和墨菲两位医生在他们的论文开头这样说道：“本文研究总结了 45 例给予特殊膳食方案的恶性贫血患者的治疗情况。”这个特殊膳食方案的最大特点就是里面加入了约 113~340 克的动物肝脏，其中有小牛肝、菜牛肝以及小羊肝。按今天的眼光来看，这种膳食也许不太健康。但在当时按照这种特殊膳食方案，迈诺特和墨菲医生的全部 45 名患者的健康状况都得以迅速改善，而且是外表和身体机能两方面都有改善。一个月后，那些患者的红细胞数量都翻了一番还多。而那些重度贫血患者，红细胞的数量几乎增加到了 4 倍。

现在，我们都习惯于召开新闻发布会来公布一些“医学上的突破”。今天的科学家和医生们往往热衷于搞个大新闻。如果他们看到下面迈诺特和墨菲两位医生当年所说的话肯定会脸红吧？这两位医生是这样说的：“……时间将会证明，与一般的营养膳食方案相比，我们所采用的治疗恶性贫血的特殊膳食方案，包括肝脏方案或者类似食物方案，其实并没有什么特别优越之处，但目前也只能如此，目前在我们看来还是要敦促恶性贫血患者采用我们的膳食方案。”他们的谦虚言辞受到了全世界的高度评价。虽然还有些人对他们的实验结果持有怀疑态度并持续了几十年，但大多数人都很快接受了这个事实，即人们找到了治疗恶性贫血的方法。1934 年，迈诺特、墨菲和惠普尔三位医生共同获得了该年度的“诺贝尔生理学或医学奖”。这也是美国人首次获此奖项。

既然恶性贫血可以通过膳食来治疗，那么为什么我们大家并不都需要吃上半磅（约 226 克）肝脏来预防贫血呢？对此，波士顿市医院桑代克纪念实验室的助理住院医生威廉·卡斯尔给出了他自己的答案。早在迈诺特和墨菲医生采用所谓的特殊膳食方案治疗恶性贫血之前，卡斯尔医生就已经确信恶性贫血与胃分泌的异常有因果关系。他在 1929 年 12 月发表了论文，论文标题生动地描述了他验证自己猜想的过程：“先用正常人的胃吃进牛肉，然后再取出来给恶性贫血患者的治疗效果”。论文中所说的“牛肉”，其实就是汉堡包；所说的“正常人的胃”，其实就是卡斯尔医生自己的胃。

实验的具体做法是：卡斯尔医生先吃进 10 盎司（约 283 克）瘦牛肉，一个小时之后清空自己的胃。然后把取出来的胃内容物，温育成清澈的液体状态，再通过饲管喂给恶性贫血患者。经过一段时间的每天喂食，卡斯尔医生的治疗方法取得了显著效果。患者的气色和精神都有改善，血红细胞和血红蛋白也都提高了。他还发现，仅有正常人的胃液或者仅有缺少胃液参与的消化牛肉对恶性贫血都没有效果。因此，卡斯尔医生得出结论认为，在外部因子牛肉与内部因子胃液之间一定发生了某种“未知但关键”的相互作用。

如果卡斯尔医生的结论是正确的，那么余下的工作就是去研究上述外部因子和内部因子的化学成分了。但是，说易行难。到了 1937 年，人们已经确认这个外部因子，除了在牛肉和肝脏存在之外，在牛奶和鸡蛋中也有，但化学提纯工作进展十分缓慢，其中最大的困难在于，要想测试这个外部因子的活性，除了在恶性贫血患者身上进行外别无他地，而这类患者数量很少，而且并非总是有人愿意被当做测试对象，毕竟迈诺特和墨菲医生已经给患者们提供了一种治疗方法。

> 在科学研究上，有时候帮助往往来自你意想不到的地方。

玛丽·索伯是马里兰大学家禽养殖教授，她发现一种叫作乳酸菌的细菌，其生长有赖于肝脏中的一种因子，这种乳酸菌可以代替恶性贫血患者，作为实验研究对象。

有了索伯医生的微生物鉴定指引和帮助，默克制药厂研究实验室的化学家们在外部因子提纯的研究方面进展迅速。1948 年 4 月 16 日，《科学》杂志发表了他们的研究结果。文章介绍了他们发现的一种红色、微细、针状的纯净化学物质，他们称之为维生素 B_{12}。哥伦比亚大学医生与外科医生学院的伦道夫·韦斯特医生发表报告说，尽管注射剂量很小（才 3 微克），他的三位患者都对注射维生素 B_{12} 出现了良好反应，这种维生素在各个方面都与肝脏中的抗恶性贫血因子作用一样。维生素 B_{12} 正是我们要寻找的那个外部因子。

从临床上来讲，恶性贫血的问题已经解决。可以通过注射维生素 B_{12} 来避免肠道吸收的各种问题。但关于“内部因子究竟是什么”这个问题的答案，来得要比外部因子慢得多。虽然来得慢，但最后还是证明了卡斯尔医生当年的预感是正确的。今天我们知道了，这个内部因子是胃中特定细胞分泌的一种蛋白质。维生素 B_{12} 进入胃部，与这种蛋白质结合，一起被输送到小肠远端，并在那里由特定受体吸收。

恶性贫血患者，并非由于膳食维生素 B_{12} 的摄入量不足，而是体内无法分泌这种内部因子，导致无法吸收维生素 B_{12}。

在讲完以上这些经典的医学故事之前，我还要再说两句，是关于迈诺特和墨菲医生的。我前面说过，很多年里有人一直在怀疑，他们那个获得了“诺贝尔奖”的治疗恶性贫血的膳食方案，到底是怎么一回事。第一点，惠普尔医生证实了狗的贫血可以通过食用动物肝脏得到治疗，因为肝里含有铁，但恶性贫血患者缺乏的是维生素 B_{12}，而不是铁。人类很幸运，肝脏食物里恰好也富含维生素 B_{12}，但肝脏不含那种内部因子，所以维生素 B_{12}，按理说，也就不应该被吸收，因此，迈诺特－墨菲的膳食方案按理说也就不应该有效，这是我要说的第二点。

肝脏膳食方案出现40年之后，瑞典林雪平大学医学院的朗纳·柏林及其同事找到了上述迷题的答案。他们发现，口服维生素 B_{12} 中，有大约1%的数量即使没有内部因子的参与也能被吸收。迈诺特和墨菲之所以治好了恶性贫血，正是因为他们的膳食方案中，维生素 B_{12} 的含量远远超过了正常人的需要，而又刚好满足了那些无法分泌内部因子患者的需要。

人类所需的全部维生素 B_{12}，都是由细菌生产的，而这些细菌繁殖的地方，都比较不堪，比如土壤里、污水里以及我们肠道的远端。没错，动物界的有些成员，会吃自己的粪便（“食粪癖”这个词，听着有点新鲜吧？），但好彩的是，我们人类不用吃土、喝污水或吃自己的粪便，这个原因有很多。我们人类让动物去吃含有细菌的食物，这样细菌产生的维生素 B_{12}，就进入动物组织，然后我们再去吃动物或者动物再生的东西，如牛奶或鸡蛋，这种营养链机制很精妙，对我们大家来说也很完美，当然这不包括不吃动物食品的人，稍后我会讲到素食者。

至于对我们大多数人来说，膳食中究竟需要多少维生素 B_{12}，这个问题一直争论了好多年。首次尝试给出定量是在 1989 年，世界卫生组织建议每天 2 微克。这一建议至今都没有大的变动。目前，美国食品与营养委员会建议，所有成年人每天 2.4 微克，孕妇 2.6 微克，哺乳期 2.8 微克。对食品标识来说，日摄值（DV）一般都标 6 微克。例如，如果你的早餐麦片包装侧面上，写着每一份麦片可提供日摄值的 25%，那就意味着每份含 1.5 微克维生素 B_{12}。

编者注：我国维生素 B_{12} 推荐摄入量成人为每天 2.4 微克，孕期为 2.9 微克，哺乳期为 3.2 微克。

对美国人的膳食调查研究指出，典型食肉人群每天维生素 B_{12} 的平均日摄入量为 5 到 15 微克。对那些经常吃动物内脏比如肝脏的人来说，摄入量可高达 100 微克。虽然建议的维生素 B_{12} 摄入量是基于每天的，但你却没必要每天都吃它。因为我们体内有大量维生素 B_{12} 的储存，而且当摄入减少的时候身体自己都会节约使用，增加吸收比例，减少排出。即使一个人的膳食中完全没有维生素 B_{12}，从最大值开始计算，他体内维生素 B_{12} 的储量都能供他消耗 2 到 10 年之久。

在本书多处，我都清楚地表明，在总体上我反对使用任何膳食补充剂。因为我认为，把精力用在确保我们日常饮食提供所有必需营养素的做法，要比用在各种补充剂上好得多。然而，对 50 岁以上的人来说，补充维生素 B_{12} 是个例外。人们很久就认识到，随着年龄增长，胃里的酸度会逐渐减弱。我们当中，大约有 20% 左右的人，胃酸减弱足以降低他们吸收维生素 B_{12} 的效率。认识到这点之后，美国科学院食品与营养委员会在 1988 年建议，50 岁以上的人可以常吃维生素 B_{12} 强化食品或补充剂，这一建议在 2010 年再次被重申。考虑到老年人的常用药物，往往都会妨碍维生素 B_{12} 的吸收状况，这个建议显得更加重要。

> 上面我说过了，随着年龄增长，我们的胃酸会自然地减少，但对于那些食管反流（GERD）的患者来说，由于使用了一系列叫作质子泵抑制剂（PPI）的药物，这一正常的自然过程被人为地加重了。

常用的质子泵抑制剂类药物有兰索拉唑、奥美拉唑和埃索美拉唑，这类药物对食管反流有效，但却妨碍了维生素 B_{12} 的吸收。第二种妨碍维生素 B_{12} 吸收的药物是二甲双胍，二甲双胍多年以来一直都是主流的口服抗糖尿病药物。这些药物引起的维生素 B_{12} 缺乏是否会加重糖尿病引起的神经病变，对这个问题还没有定论。但在 2013 年《新英格兰医学杂志》发表的一篇权威综述文章建议，那些使用二甲双胍或者质子泵抑制剂类药物的患者都应该服用维生素 B_{12} 补充剂，且每天 500 微克到 1000 微克。

现在再来简单说说维生素 B_{12} 与严格素食者。严格素食者不吃动物性食物。美国加州南部有一位 26 岁的女性，生下了一个重 2.95 千克的男孩。这个孩子健康快乐地度过了出生后的前四个月，然后他就病了，变得越来越不爱动，后来连头也抬不起来了，也不爱吃他妈妈的奶了；体重减轻到了 5.9 千克，脾气易怒但却不哭；到六个月大时候，陷入了昏迷状态，对疼痛刺激都没有反应。

人们把这个男婴送到了位于圣迭戈的加州大学医疗中心。玛里琳·希金博特姆医生和同事们第一眼见到这个孩子的时候，孩子已经奄奄一息了。化验结果表明，严重贫血以及维生素 B_{12} 缺乏。先输红细胞予以缓解，然后开始注射维生素 B_{12}。4 天不到，这孩子就恢复了清醒，露出笑容。体重开始增加，条件反射也慢慢恢复正常。

这个婴儿因维生素 B_{12} 缺乏，差点送命，其原因并不难找到。他的妈妈，从 18 岁开始就不吃动物性食物，不吃肉、蛋、鱼，不喝奶，也不吃维生素补充剂。尽管如此，她并没有贫血，而且维生素 B_{12} 水平虽然较低，但仍属于正常范围。这正是人体内维生素 B_{12} 的储量足够消耗 8 年之久的一个明证。但是她的母乳，作为她儿子维生素的唯一来源，其中所含的维生素 B_{12} 则远远不能满足孩子的生长需要了。

素食主义是个容易引起争议的话题，不吃动物性食物，长期以来都属于宗教范畴或道德原则问题，但这点不应该成为让严格素食的孕期和哺乳期母亲或者她的婴儿因此而蒙受维生素 B_{12} 缺乏风险的理由。

> 动物只不过是维生素 B_{12} 的携带者，而细菌才是其真正来源。

几乎所有维生素补充剂中的 B_{12} 都是“合成”形式的，都来自于细菌发酵。英国素食协会这样说：“维生素 B_{12} 是婴儿发育成长必不可少的。尤其对于严格素食的孕妇来说，要确保孕期有充足的 B_{12} 摄入量。如果你认为自己的 B_{12} 摄入量不足，那么强烈建议你使用补充剂。”紫菜（日本人叫海苔），是一种海草，富含维生素 B_{12}，可作为非动物性维生素 B_{12} 来源。

到目前为止，我说了这么多，给大家的印象似乎贫血是维生素

B_{12}缺乏的唯一后果。其实，B_{12}缺乏也直接影响大脑和脊髓——B_{12}缺乏会导致手脚麻木、酸麻和疼痛，还有身体的不协调，这些症状发展下去，甚至会导致行走困难，只能借助外力才行；此外，还有一些难于描述且不经常出现的症状，比如情绪波动、记忆力减退、精神混乱以及出现幻觉，在过去，这些症状有时候会被理解成为精神疾病，由于未能正确诊断为恶性贫血，有很多穷人因此被送进了精神病院。

在结束讨论维生素B_{12}之前，我还要提一下另外一种罕见、但挺有意思的原因，它也能造成B_{12}缺乏。在后面的章节，我们将会讲到一氧化二氮作为止痛剂和麻醉剂的历史。直到今天，一氧化二氮还在广泛用于牙科，作为止痛剂药物。但是，与许多其他精神类药品一样，一氧化二氮也有它黑暗的一面。为了更好地说明这一点，我给大家讲一个故事。这个故事，我也常给我所在大学的三年级牙科学生们讲。故事说的是一位牙科医生，他经常给自己使用一氧化二氮，因为一氧化二氮能让人产生快感，缓解压力。他每天吸一小时，每周吸7天。吸入一氧化二氮两年后，他出现走路踮脚、颈部僵硬、整条脊柱都有刺痛感的症状。4年以后，他走路失去平衡，腿部无力麻木，还有阳痿，最后，无法自己行走。一氧化二氮导致的神经学上的所有体征和症状，都与恶性贫血的症状相同。一氧化二氮之所以能造成这种后果，并不是因为它妨碍了维生素B_{12}的吸收，而是因为它能直接使维生素B_{12}失去活性。

那些把笑气（一氧化二氮）当成消遣娱乐的人们，你们可都长点心吧。

叶酸

——露西·威尔斯医生探访印度孟买贫民窟

露西·威尔斯，1920年毕业于伦敦女子医学院。这个医学院是英国第一所专门培养女性医生的学校。威尔斯医生赢得了医学史上的地位，但成名地点却不在伦敦，而是在大英帝国一个不那么优雅的地方，即英属印度殖民地孟买的贫民窟里。她说她去印度的目的是为了见印度总督，去看喜马拉雅山，去研究那里孕妇的死亡原因。

在当时的孟买，贫穷的孕妇常常患有严重贫血。患者血液以及骨髓片显示，那就是阿狄森氏恶性贫血症。随着迈诺特、墨菲以及卡斯尔医生的治疗方案的出现，这种疾病看起来已经有了治疗方法。贫血，可以通过肝脏提取物得以治疗。

但威尔斯医生对此并不满足，她想知道，那个缺失因子的准确成分到底是什么。她把孟买贫民窟里穷人的食物喂给恒河猴，结果发现，那些猴子也都得了贫血症。当给猴子的食物中加入肝脏提取物以后，猴子的贫血都得以治愈，就跟治愈人类贫血一样。但一件怪事情出现了，当威尔斯医生和她的同事芭芭拉·埃文斯把肝脏提取物进一步提纯之后，它的抗贫血能力降低了。更奇怪的是，在她的孟买患者当中，把肝脏提纯到最大限度，这个提取物也失去了抗恶性贫血的作用。而最最奇怪的是，这个最纯的肝脏提取物，却仍然能够治愈阿狄森氏恶性贫血症。

威尔斯医生于是得出了下面两点结论。这个结论，在今天看来，是水到渠成之事。但在当时年代，可说是相当大胆超前。

（1）孟买地区贫民窟的孕妇贫血症与之前发现的恶性贫血症不是

一回事。

（2）未提纯的肝脏提取物含有一种因子，而这种因子与卡斯尔医生所说的那个外部因子也不是一回事，有人把这种因子称为“威尔斯因子”。

在前面一章，我们看到了，确认维生素 B_{12} 化学成分的关键，是玛丽·索伯发现乳酸杆菌的生长依赖于 B_{12}。以同样方式，另一种细菌将引领我们确认“威尔斯因子”的化学成分。

与威尔斯医生在印度开展研究的同时，西方科学家们也正开始了解越来越多的其他生命形式对营养的需求。细菌学家们声称，他们发现了维生素 B_{10} 和 B_{11}、“苏长岩洗出液因子”、“干酪乳杆菌因子”、“SLR 因子”等很多稀奇古怪的东西。动物实验还得出了“维生素 M”和“Bc 因子”、“1 因子”、“U 因子”、“R 因子”和“S 因子”。所有这些因子，再加上“威尔斯因子”，最终都被证实为是同一种化学物质的这样或那样的不同表现形式。这种化学物质，在 1941 年，由德克萨斯大学的赫谢尔·米切尔及其同事们成功分离提纯。他们一开始用了 4 吨菠菜，加上链球乳酸菌，提取到了一种他们称之为叶酸的物质。叶酸（folic acid）的词源，来自拉丁文 folium（叶子）。确定了这种物质的化学结构之后，又给它起了个新名字，叫蝶酰谷氨酸，这个名字听起来要比叶酸拗口多了。“叶酸类似物”（Folacin）指的是，所有具有活性的各种叶酸形式，叶酸类似物共有 100 多种。

> 叶酸缺乏与维生素 B_{12} 缺乏所造成的血液变化惊人地相似，这就意味着它们俩是同一个原因。今天大多数人，都接受了“叶酸陷阱”这个假说，当 B_{12} 水平很低的时候，叶酸就会被

限制于一种不活泼状态，于是叶酸缺乏症出现。B_{12}缺乏所导致的贫血与膳食中叶酸缺乏所造成的贫血简直一模一样。

到了1945年，叶酸的抗贫血特性被完全确定。有人甚至走极端，建议叶酸可以作为肝脏提取物的安全有效替代品，来治疗恶性贫血，这就大错特错了。要把这个问题说透彻，还得从一位患者谈起。这位患者的身份，只能以他姓名的首字母“OK”来代指。负责治疗这位“OK”患者的，是克利夫兰的两位医生——罗伯特·海因勒和阿诺德·韦尔奇，患者的诊断结论是恶性贫血，为了与当时最新的治疗手段看齐，他们给予“OK”先生每天10毫克叶酸的治疗。

对医生和患者来说，新鲜的治疗手段往往都具有很大吸引力，这点在今时今日尤为突出，一个小小的医学进展，都会召开新闻发布会，并通报为医学上的“重大突破”。有人对此冷嘲热讽地说，你要不停地抢先去使用新疗法，因为很快就会有人宣布，你用的那个新疗法已经无效了。不管怎样，反正给“OK”先生用上了叶酸，不到一周时间，他所有症状都开始好转，血红细胞增加了，气色好看了，人也感觉精神了。然而，命运跟“OK”先生还有他的医生们开了一个并不好笑的玩笑。服用叶酸治疗三个月之后，OK先生的胳膊肘以下部位，开始出现麻木，无法系鞋带，无法扣衣扣。到后来，他腿部也开始失去知觉。很显然，即使心再大的医生也都认为得变换治疗方法了。于是他们又回到了传统肝脏提取物的治疗方法，结果患者的状况立刻好转了。

现在人们认识到，大量叶酸，能够治愈维生素B_{12}缺乏造成的贫血症状，但B_{12}缺乏造成的神经系统损伤，却依然没有得到治疗。稍后我们会看到，这一事实使得问题复杂化了——到底该如何补充叶酸才最合适？

虽然食物中的叶酸广泛存在，但还是有一些情形容易导致叶酸缺乏。第一种情形是 1961 年波士顿的维克多 · 赫伯特医生发现的。在当时无人知道，单纯的叶酸缺乏症是什么样子。在自然情形下，叶酸缺乏症总是会混杂着其他多种缺乏症。赫伯特医生拿自己做了实验。所有食物都煮三遍，每煮一次，都把水倒掉，这样一来，大部分水溶性维生素就都流失了。然后他再把所有维生素加进去，除了叶酸不加。

这样一来，估计他每天摄入的叶酸仅在 5 微克左右，他血液中的叶酸水平也在稳步下降。但三个月过去了，赫尔伯特医生的身体，却并未出现明显变化。不过，在此之后，他开始出现失眠、健忘、情绪不稳。终于在差不多 4 个半月之后，预期之中的贫血症状出现了。随后，他给自己使用纯叶酸补充剂进行治疗，并得出结论，自己每天需要 50 微克叶酸。

有些文化传统中，习惯于长时间烹煮或加热食物，这等于在重复上面所说的赫尔伯特医生的实验。而在这些长时间烹饪食物导致叶酸破坏的人群中，在呈现明显叶酸缺乏症之前，往往还存在着第二种缺乏情形。

怀孕，是最最常见的人类需要增加叶酸的情形。波士顿莱缪尔 · 沙特克医院的莫蒂默 · 格林伯格和雪莉 · 德里斯科尔两位医生，接治一位 24 岁女患者，名为马嘉莉，该案例就很好地说明了第二种缺乏情形。这名女患者从来不喜欢水果和蔬菜，也不吃任何水果和蔬菜。嗯，没人强迫她吃，她倒也活得相安无事。后来她怀孕了，几个月之后，她就开始严重贫血，化验结果显示叶酸缺乏。

> 叶酸的一个基本作用，就是参与新遗传物质的合成过程，因此，快速分裂的细胞最需要叶酸。

母亲子宫内的胎儿是大量细胞快速分裂的最佳例子，也正因为这点，那些孕妇最容易出现叶酸缺乏的营养不良情形，尤其是那些贫穷孕妇。女患者马嘉莉平时的微薄膳食营养储备，将将够她自己一个人使用。一旦怀了孕，胎儿对叶酸的需求很大，这就把母子二人都推向了严重贫血的境地。更为糟糕的是，即使不出现贫血症状，叶酸缺乏还会导致流产、大出血、胎儿畸形以及母婴的全面健康不良。除了胎儿需要快速生长以外，另外一种大量细胞快速分裂的情形，就是癌症。1940 年代中期，西德尼 · 法伯医生突然想到，如果不给癌细胞供应足够的叶酸，那么癌细胞就会饿死。从这个想法出发，法伯医生研制了氨蝶呤。氨蝶呤是一种抗叶酸药物，法伯医生用它来治疗儿童白血病。法伯被认为是癌症化学疗法之父，他在波士顿创立了德纳-法伯癌症研究所，我工作了 50 年的大学里，也有一处以法伯命名的地方，叫法伯礼堂。

了解了叶酸的复杂历史沿革之后，我们对直到 1968 年才有了建议摄入量这一点就不会感到过于惊讶了。当时的建议量是每天 400 微克，孕期和哺乳期稍微多点。接下来的几年时间里，争论的焦点是如何平衡叶酸这个维生素的利与弊。人们注意到，大量的叶酸有可能会掩盖维生素 B_{12} 所造成的神经损伤，这一点令很多一流的美国医生心怀隐忧。于是在上个世纪 60 年代，FDA 规定凡含量超过 100 微克叶酸的复合维生素，都需要医生处方才行。这样一来，很多复合维生素的生产厂家，干脆就把叶酸从自己的产品中剔除了（我们惹不起你 FDA，还躲不起嘛？！）上面刚才说的那个波士顿孕妇患者马嘉莉，她当时倒是在吃一种市面常见的复合维生素。可不幸的是，那里面根本就不含叶酸。

每一个准妈妈都会祈祷自己的宝宝健健康康，但生活是残酷的，并非每次祈祷都会有人倾听。例如，美国每年都有约 3000 名新生儿患有“神经管缺陷”。婴儿胚胎在发育过程中，有些细胞最终会形成大脑和脊髓。这些细胞一开始是扁平生长的，然后在怀孕 28 天之后再卷起来形成神经管。如果神经管的打卷成型闭合不完整，那么出生时，大脑和脊髓就有可能部分外露。后果就是失明、麻痹以及死亡。

认为叶酸缺乏导致神经管缺陷这一假说，在 1975 年首次提出，几年以后，人们开始研究验证这个假说。一开始，先拿已经生育过有神经管缺陷胎儿的女性做实验，希望通过补充叶酸能减小下一胎再有缺陷的风险。1980 年，研究报告出来了。R · W · 史密斯尔斯医生以及他在英国和爱尔兰的同事们发现，通过在孕前和孕中补充叶酸可以大幅降低神经管缺陷发病率达 85%。又过了 12 年，在那些没有生育过有神经管缺陷婴儿的女性中，也发现了叶酸有同样的预防效果。现在时机到了，是时候该用新眼光看待叶酸补充剂了。

> 叶酸缺乏与神经管缺陷之间的关系证据，让人们做出了两点反应。

第一点，FDA 取消了超过 100 微克叶酸需要医生配方的规定；第二点，叶酸强化食品于 1996 开始出现。据估计，在叶酸强化食物出现以前，美国有 26% 的人群叶酸摄入不足。现在，这一数字降低到了不到 1%。去看看你常吃的“脆谷乐”牌玉米片的包装盒，上面会写着，每一杯（约 237 毫升）玉米片提供了叶酸日摄值（DV）50% 的需求量。

有了叶酸强化食品，再加上大量自然叶酸来源，例如绿色蔬菜、各种豆类、橙汁以及各种浆果，每天 400 微克的日建议供应量，很容易就能做到。不过，对那些怀孕计划还没影的女性来说，依然建议要适量使用叶酸补充剂，剂量就在 200 微克到 400 微克之间。还记得不，神经管缺陷有可能在女性得知自己怀孕之前就已经发生了。除了上述已经公认的、叶酸与神经管缺陷之间的关系，21 世纪初期进行的一些研究还强烈预示，孕妇叶酸缺乏与婴儿自闭症和发育迟缓的风险增加也有关联。

维生素 C

——坏血病、鲍林医生、癌症和感冒

关于维生素 C，我得给大家讲两个截然不同的故事。第一个故事讲关于维生素 C 缺乏症，即坏血病是如何彻底根治的，还有维生素 C 成分的发现过程，这个故事的主角，包括一位英国船长、两位挪威科学家和一群小白鼠（豚鼠）。第二个故事的主角是莱纳斯 · 鲍林医生，此人是两度“诺贝尔奖”得主。

坏血病的症状有皮下、口腔和眼睛里出现小血泡，皮肤干燥，头发脱落，牙龈出血，最后牙齿脱落。得了坏血病，人会身体无力，精神萎靡，全身疼痛，间歇性焦虑和抑郁，也会由于感染而慢慢死亡或者由于血管脆弱爆裂而突然死亡。

据猜想，远在古埃及、古罗马、古希腊、十字军东征期间以及很多其他时期和其他地区，坏血病都早已出现过了，但直到大规模航海探险时代的到来，人们才逐渐认清了坏血病的真面目。瓦斯科·达·伽马是第一个从海上到达印度的欧洲人，他的船队在返回葡萄牙时，船员只剩下了出发时候的三分之一，其余大部分人都死于坏血病，海上航行时间只要超过几个月就几乎没有不得坏血病的。

在过去的多年里，人们尝试用很多治疗方法来对付坏血病。早在16世纪初，加拿大的印第安人就建议雅各·卡地亚船长，用杉树针叶或黄樟树叶或金钟柏树叶酿制一种饮料，以应对坏血病。坦白地讲，那些早期对付坏血病的各种建议和方法，尤其是那些采用长时间加热或发酵的方法，几乎都是毫无意义的。不过，到了17世纪，很多海员都知道了如何治疗坏血病。1600年，“东印度公司”的詹姆斯·兰开斯特船长建议喝柠檬汁。在随船外科医生使用的书籍中，也发现新鲜水果和蔬菜对于坏血病有好处的记载。1617年，约翰·伍德尔把柠檬汁称为“珍贵的药物”。理查德·霍金斯爵士，在他1622年发表的太平洋航海记录里，讲到这种“海上瘟疫”，并且推荐种植“酸橙和柠檬”。

既然人们对该病已经有了相当程度的认识，那么为什么世界各国的海军里，仍然有水手继续遭受坏血病的折磨乃至死亡呢？英国皇家海军的乔治·安森将军在1740年率领六艘舰船和1955名船员出发环航世界。四年后，跟他一起回国的只剩下一艘他的旗舰和900名船员。坏血病夺走了其他人的性命。对这个问题的答案就是，不论是那些熟谙水性的海军军官，还是那些不会游泳的旱鸭子，大家的思想都没有意识到精通膳食营养细节对于健康和疾病是多么至关重要。

我们大家也不要忘记提醒自己，“维生素”这个名词是直到上个世纪初才出现的。

1780 年，位于朴茨茅斯的英国皇家海军医院，一共接待治疗了 1457 名坏血病水手。到了 1806 年，前来治疗的患者就只有两个人了，这是因为，英国海军全员膳食营养进行了一项改变。从 1795 年开始，所有出海时间超过 6 个月的人员，每天都会配给一盎司（约 29 毫升）的柠檬汁。这一转变说明了两个问题：第一，这极好的例证了科学研究的设计方案应做到十分周全；第二，它说明了提倡与科普宣传的重要性。

1747 年 5 月 20 日，英国皇家海军军舰索尔兹伯里号，正在海上执行任务，12 名船员因坏血病病倒。当时随船的外科医生是一位 31 岁的苏格兰人，名叫詹姆士·林德。那一天，林德医生开始了一个尝试，用邓肯·托马斯的话来说，这个尝试是人类“首次精心计划组织的坏血病治疗方案试验”。林德医生将患病船员分成两人一组，分别尝试六种治疗方案：①海水；②醋；③苹果酒；④肉豆蔻；⑤柑橘类水果；⑥含有硫酸的酏剂。

六天之后，只有吃了水果的两组患者有所改善。其中一人能返回工作岗位正常工作，另外一人留下来给林德医生当护士，照料其他患病船员。令人遗憾的是，林德医生证明柑橘类水果对坏血病有功效这一发现，在后来多年时间里并没有帮助到更多的其他航海人员。一是因为直到六年后林德医生才公开发表他的发现；二是因为英国皇家海军官方在之后的近半个世纪时间里，都无视林德医生对坏血病的治愈结果。

虽然林德医生的研究工作价值不小，但是真正根治了英国海军坏血病的荣誉还是要归于詹姆士·库克。阿兰·维利尔斯称库克船长为“超级航海天才”。林德医生只是个默默无闻的外科医生，在短暂服务于索尔兹伯里号之后，就离开了英国海军。与他不同，库克是一名职业海军军官，曾带领船队环游世界，是首位到达澳大利亚和夏威夷的欧洲人。更加重要的是，每次出海他都有办法把手下船员们全数带回。你要说，库克船长早就知道了有一种我们今天称之为维生素的单一因子，从而确保了他的船员没得坏血病，这话肯定是夸大其词、令人存疑的。不过，库克船长一定是懂得了膳食的某个方面或整体卫生的某个方面极其重要的道理。但凡有机会，他总是想方设法弄来新鲜饮水和食物。他还以最高标准，严格要求船员的个人卫生和船上环境清洁。

先不管库克船长到底是怎么做的，总之效果达到了。按照他要求做到的船只，都没有发生坏血病。1786 年，库克当选为“英国皇家学会”会员，还被授予“科普利”奖章，以表彰他对战胜坏血病的贡献。

但是，过去与现在一样，官僚主义总是像古老的冰川般根深蒂固。直到 9 年之后，英国海军部首席大臣吉尔伯特 · 布莱恩爵士才下令，所有英国海军舰船都要配给柠檬汁。在此后的 40 年,《商船海员法》才得以通过，对商船也要求按船员比例配给柠檬汁。伊莎贝拉 · 里奇称之为“将膳食建议作为公共政策而付诸实施的首例正式行动”。从这时候开始，人们给英国海员甚至给普通英国人都起了个外号，管他们叫“酸橙佬”，这是因为人们把英国海军所用的柠檬误以为酸橙了。实际上，酸橙可提供的抗坏血酸成分只有柠檬的三分之一，这一点还曾导致了不幸的后果。1845 年，在几艘英国船上又爆发了坏血病，原因就是百慕大的一个商人总督说服了一位英国将军，让他购买了百慕大的酸橙来代替柠檬。

虽然英国人成功地防止了坏血病，但营养缺乏症还在继续削弱着世界其他国家海军的战力。在 20 世纪初，阿克塞尔 · 霍尔斯特和西奥多 · 弗勒利希开始在挪威捕鱼船队上进行一种营养缺乏相关疾病——“船上脚气病”的研究工作。他俩的运气太好了，最终采用小白鼠（豚鼠）来做实验，他们给豚鼠吃精加工的大米，期待着能诱导出脚气病等症状，结果却发现，豚鼠出现了“与人类坏血病完全一样的症状”。

在观察到豚鼠也能像人类一样患坏血病后，人们开始加速寻找抗坏血病因子。人们发现，有些食物中的这类因子一受热就被破坏，这也解释了过去的一个谜团。婴儿坏血病往往发生在那些按照当时最高营养标准来喂养的孩子身上，这些孩子的食物都被要求彻底煮熟，牛奶要彻底消毒。

存在抗坏血病因子这种观点，并非所有人都能立刻接受。没有被立刻接受的部分原因在于，人们没能意识到人类、猿类、豚鼠还有几种鸟类具有特殊属性，都要依赖于外部来源的抗坏血病因子；而大鼠的实验模型完全不适用于人类。不过，到了1919年，一位著名的英国医学权威认为理由已经足够充分，他列出了三种“辅助食物因子”：脂溶性A、水溶性B和水溶性C。关于维生素C存在与否的争论，也在同一年告一段落。人们对一种提取物的化验结果表明，对豚鼠有效的这种物质同样也可以治愈儿童坏血病。1928年到1932年之间，又有了画龙点睛的最后一笔。人们发现，从肾上腺和卷心菜中分离出来的一种还原剂，与柠檬中的抗坏血病因子完全一样。化学结构确定之后，人们把这种因子，称为抗坏血酸。今天，抗坏血酸与维生素C这两个名称，可以互换使用。

那么，人类对维生素C的需求量又是多少呢？第一次系统地实验确定这个需求量是“第二次世界大战”末期在英国进行的。实验工作在汉斯·克雷布斯的指导下进行，他是犹太人，受希特勒迫害，从德国逃到了英国。参与实验的有19名男性和1名女性，给他们每天膳食中的维生素C含量少于1毫克。17周之后，坏血病体征开始出现，并逐渐加重。为了消除这些坏血病体征，需要给参试者每天补充最少

10 毫克维生素 C。在这个剂量下，参试者们在随后的 14 个月里仍能维持健康状态。比这个剂量再少，无法治愈坏血病；再多，则效果也不会再提高。为了安全起见，克雷布斯研究小组建议，每天合适的摄入量为 30 毫克。

而在美国，对维生素 C 的摄入量一直在争论不休。1943 年，定为 75 毫克。到了 1974 年，又降低为 45 毫克。今天，建议就更为详细了。成年男性 120 毫克，成年女性 75 毫克，孕妇 85 毫克，哺乳期女性 120 毫克。在食品标签方面，日摄值（DV）规定为 60 毫克。

> 编者注：我国的维生素 C 推荐摄入量为成年人每天 100 毫克。

很多年以前，波士顿市医院有一个青年外科医生叫约翰·克兰登，他对坏血病发生了兴趣，并且拿自己做了实验。他给自己的膳食包括奶酪、饼干、鸡蛋、啤酒、巧克力以及除了维生素 C 以外的其他维生素。4 个月之后，坏血病体征出现。我给大家讲这个故事，目的就是想说，如果你的膳食结构与克兰登医生的类似，那么你就应该考虑补充维生素 C 了。如果你的膳食不是这样，而是有很多蔬菜和水果，那就很容易摄入足够的维生素 C。

4 盎司（约 117 毫升）的橙汁，就含 60 毫克维生素 C。尽管很多人在选择食物方面都极不明智，但在美国坏血病的情况仍极为罕见，除了那些酗酒者和极度营养不良的婴儿及老人。即使这样，向我们推销维生素 C 补充剂的厂商们，依然热情不减，每片含量高达 1000 毫克的补充剂都很常见。幸运的是，即使含量这么高，也没有危害，因为多余的维生素 C 都随尿液排出体外了。至于大剂量维生素 C 有没有什么好处，就不太好说了。

很多声称维生素C有益的研究结论也并非来自补充剂，而是来自那些大量摄入水果和蔬菜的人群。除了极少数特例，我都强烈建议第二种方式，即多吃蔬菜和水果。

现在我来讲维生素C的第二个故事，是关于莱纳斯·鲍林、爱文·斯通和普通感冒与癌症的。大约在1935年，关于维生素C与免疫功能关系的报道开始出现。以往维生素C经常被用来治疗肺炎、百日咳和风湿热。然而，1938年《美国医学会杂志》上发表的一篇综述文章说，并未发现维生素C对上述这些疾病有治疗价值。

1966年，一位来自纽约斯塔恩岛的化学家爱文·斯通（不要把他与另外一个写作了梵高、达尔文、米开朗基罗等名人传记的作家爱文·斯通搞混了）先生认为，我们所有人都患有“低抗坏血酸症”（亲爱的读者，这不过是血液维生素C水平过低的一种花哨说法而已）。用他的话来说，“低抗坏血酸症，是生病与死亡、老龄化过程以及人类寿命周期的重要因子。”斯通在1972年写了一本书，名为《治愈因子》。他在书中说，维生素C也许能用来治疗感冒、小儿麻痹、肝炎、疱疹、细菌感染、癌症、心脏病、血管疾病、关节炎、风湿病、老龄化、过敏、青光眼、白内障、溃疡、肾病、膀胱病、糖尿病、低血糖、中毒、创伤、骨折、休克、不孕等以及各种精神疾病。后来，他还建议用维生素C治疗麻醉品成瘾。1983年，又建议采用维生素C治疗艾滋病。

世界不会去关注埃文·斯通这类人的。他的观点也许在冥界大众营养学中占有一席之地。反倒是莱纳斯·鲍林这个人物，需要我们认真地考量一番，好好地认识一下。他两次获得“诺贝尔奖”，一次是1954年的化学奖，一次是1962年的和平奖。鲍林，既是出名的科学家，又是改变世界的政治活动家。1970 年，他出版了一本书，叫做《维生素 C 与普通感冒》。书中提倡每天吃几克（几千毫克）维生素 C 可以使“身体更健康”。公众反响空前，一时间，药店维生素 C 补充剂的货架被一扫而空。很显然，大家都是冲着这位“诺贝尔奖”得主认可的、天然的、无害的、无需医生配方的、能预防感冒的这种东西去的。不过，正如很多电视广告所讲的那样，“慢着，好处还不止这些呢！”除了可以预防感冒，鲍林教授认为，维生素 C 对腰背部疾患和心脏病还有好处，总之好处多得数不清。

而当时医学界对维生素 C 与普通感冒的关系反响并不热烈。业界的评论观点也褒贬不一，从一个极端的“疑似大骗子”，直到另一个极端的“天才的大胆猜想”，各种看法都有。几乎所有医学科学家的评论都提出了同样一个问题。那就是，为什么像鲍林这样有地位的科学家会去主动接近普罗大众？尽管他的观点没有可信根据，但还是被成百上千万的民众不假思索地全盘接受了。有的批评者们认为，答案就在鲍林本人的自负心态，加上为了那本书能给自己带来影响力。我个人的看法则是，鲍林这样做的目的是为了迫使医学界对他维生素 C 能够预防或治愈癌症的猜想进行充分验证。如果这是他的本意，那么他还真就达到目的了。从 1972 年 1 月份开始的三年时间里，多伦多大学的特伦斯·安德森及其同事们进行了一系列大规模的临床实验。他们征集了几千人的志愿者参与实验。实验剂量最高达每天 5000 毫克。实验结束，通过收集数据、分析数据，研究者们得出了结论。

> 这个结论可以说是相当地嘴下留情了：维生素 C 不能预防感冒，但稍微地减轻了感冒的严重程度。

前面我提到过一篇综述文章指出，没有发现维生素C对各种感染疾病包括普通感冒有治疗价值，这篇综述的时间是1938年。75年过去了（2013年），著名的英国科克伦协作网（Cochrane Group），对当时所有的可能证据又做了一次综述，这次结论的语气要比之前的温和些：虽然还是没有发现维生素C可以治疗感冒的任何证据，但“也许对短时剧烈的体育锻炼有点好处”。这后半句话的依据来自对马拉松运动员、滑雪者以及在亚北极地区士兵训练的相关研究。维生素C对普通感冒的病程及严重程度的疗效证据，还存在很多互相矛盾之处。在指出了这点之后，该研究小组进一步温和地建议，“根据感冒患者的个体情况还是值得试一试的，看看维生素C是否对自己有好处。”对此并非人人同意，但目前也只能这样了。目前只能说，我们对事实真相的接近程度还跟从前一样。

虽然普通感冒也不是小事，但跟癌症比起来还是小巫见大巫。因此，鉴于癌症的可怕以及常常无法治愈的事实，那种认为维生素C能够治疗癌症的想法，还是值得我评论几句。1971年，苏格兰洛门赛德湾区利文谷医院的一位医生伊万·卡梅伦开始用维生素C治疗癌症。他如此推理：维生素C可以强化正常组织的“细胞间基质”，从而有助于“抵挡恶性肿瘤的入侵”。采用的治疗剂量范围是每日1万毫克到5万毫克之间。研究结果声称，对所有癌症都有一些正面作用。不出所料，卡梅伦医生的说法引起了莱纳斯·鲍林的注意。

豪夫迈-罗氏药厂，是一家大名鼎鼎的瑞士跨国制药企业。它的下属企业很多，其中就包括基因泰克公司。基因泰克公司是医学生物制药领域的主要厂家。作为维生素C的首家生产者，基因泰克公司当然很想推广该药的使用范围。有一段时间，他们靠发行一份叫作《良药指南》的小报来介绍药品。用该公司的话来说，这份小报“是专门为美国医生的候诊室准备的，以便他们在开处方的时候，向患者们介绍有关药物、维生素以及食品的准确信息”。其中1975年6月的一期报纸，就是维生素C专刊。在这期的报纸上，莱纳斯·鲍林说:“一位苏格兰医生给晚期癌症患者每天服用1万毫克维生素C之后，患者都有所好转，也活得更久。在有100名患者参加的对比实验中，这位苏格兰医生还声称患者的长期存活率提高了50倍。”鲍林所指的这位苏格兰医生，显然就是伊万·卡梅伦医生。在接下来的几年里，鲍林和卡梅伦二人联手，在权威的《美国国家科学院论文集》中联合发表了三篇文章。他们在这些文章里说，“很显然，用抗坏血酸钙来治疗晚期癌症患者，对于延长患者生命方面的确有价值……若在早期癌症的治疗方案中增加抗坏血酸钙，效果可能会更好，能增加好几年的存活时间。”

在美国，政府出钱资助医学研究项目的立项过程，往往一半是出于政治考虑，另一半是出于科学判断。在正常情况下，卡梅伦医生在英国苏格兰所做的那些研究工作，一般来讲，是不会受到美国医学界的丝毫关注的，是不会引起美国国立癌症研究所的关注的。因为卡梅伦医生的研究，从实验设计到实验执行都十分拙劣，没人会把它当一回事。但由于鲍林的公开支持和大力鼓吹，使得美国国立卫生研究院倍感压力，不得不进行一次全面实验。于是，美国国立卫生研究院就与位于明尼苏达州罗切斯特的梅奥诊所签订了合同，委托他们进行相关研究。

梅奥诊所的实验结果发表在1979年9月29日的《新英格兰医学杂志》上。报告的作者是爱德华·T·克里根、查尔斯·G·莫特尔两位医生及其同事们，题目为《大剂量维生素C对晚期癌症患者有益的假说是无效的 》。他们实验了大约150名患者，随机使用安慰剂和1万毫克维生素C。他们采用的是“双盲实验”，即患者和医生都不知道谁使用了安慰剂，谁使用了维生素C。实验结果揭晓，发现参试患者在不良反应、症状改善以及存活时间等方面没有差别。

那又该如何解释，卡梅伦医生的结果与“梅奥诊所”的结果会如此不同呢？一个很有意思的答案，也许就在“梅奥诊所”的那27名患者身上。有27名患者一开始也参加了那个双盲实验，但后来改变主意退出了，既没有接受安慰剂也没有接受维生素C。结果这27个人的总体存活时间，要比那些参加了双盲实验的人短了一半。这个现象的原因还不清楚。但问题的关键在于，如果拿这27个人与那些使用了维生素C的参试者相比，那么维生素C似乎应该使存活时间延长一倍才对，然而实际上，维生素C啥作用也没起。

莱纳斯·鲍林对“梅奥诊所”的结果与卡梅伦医生不符的解释是，他们所实验的患者人群不一样。他给克里根和莫特尔医生写了信，信中说，卡梅伦在苏格兰实验的100名患者当中，只有两人接受过事前药物治疗和只有20人接受过放射治疗。他的意思是，“事前药物治疗会抵消维生素C的作用”。作为有良心的科学家，克里根和莫特尔两位医生只能这样给他回了一句，按照鲍林的说法，他们的患者人群确实不同。

鲍林对维生素C的信念丝毫没有动摇并且故伎重演，跟上次鼓吹维生素C与普通感冒一样，这回他再一次走近普罗大众，鼓吹维生素C与癌症。1979年，鲍林“科学与医学研究所”出版了一本书，作者就是他本人和卡梅伦两个，书名为《癌症与维生素C》。该书两年后再版，出了平装版。两位作者再次信誓旦旦，大剂量维生素C“基本上对所有患者都有价值”。美国及全世界的科学界和医学界的权威人士，在怀疑维生素C可以治疗癌症这点上的态度是一致的。我这样说，一点没夸张。但普罗大众却都对医学界抱有异乎寻常的反感态度，医学界的权威性饱受质疑。再加上，读了鲍林和卡梅伦那本书的读者当中，只有极少一部分人知悉梅奥诊所的研究结果细节。《新英格兰医学杂志》也不是随便在超市收银台附近就能让广大公众看到的。因此，负责癌症治疗的民选政府官员和医生们，都面临着巨大的压力。无奈之下，美国国立癌症研究所只好再次求助于梅奥诊所。

梅奥诊所的医生们，第二次进行实验，试图验证鲍林和卡梅伦的维生素 C 说法。第二次实验的结果报告，发表在 1985 年 1 月 17 日的《新英格兰医学杂志》上。100 名晚期结肠或直肠癌患者，参与了实验，接受 1 万毫克维生素 C 或安慰剂的治疗。这一次，还是采用双盲实验。根据上一次实验的鲍林批评理由，参与本次实验的患者们，事前都没有接受过任何抗癌药物的治疗。第二次实验的结果，确凿无疑："患者肿瘤都未见可度量减小，使用维生素 C 的患者癌变进程速度，与使用安慰剂的患者一样快，使用安慰剂的患者存活时间，与使用大剂量维生素 C 的患者一样长。"

有人可能会想，有了梅奥诊所这两次直击核心问题的研究结果，对于卡梅伦和鲍林医生提出的维生素 C 可以治疗癌症的假说，就可以盖棺定论了吧？但事实并非如此。这有两方面的原因。首先，面对着多种癌症仍然没有治愈方法，很多人都会去寻求一些未经证实的"替代方法"。在寻找的过程中，鼓吹这些"替代疗法"的书籍层出不穷，不断地在给大家打气。这方面的书籍不仅包括已经去世的卡梅伦和鲍林两位医生的原创著作《维生素 C 与癌症》，而且还包括从其他后来者口中，不断重复着的同样观点。

其次，我们至今还能看见有人在讨论维生素 C 与癌症关系这个问题，还由于第二个原因。那就是人们发现，静脉注射维生素 C 可以获得比鲍林医生提倡的大剂量口服高得多的血液维生素 C 浓度。实际上，卡梅伦医生在 1991 年就发表过一篇文章，题为"使用维生素 C 治疗癌症的一种方案"。他在文章中建议，所有癌症治疗都应该从静脉注射维生素 C 开始。遗憾的是，直到本书写作之时，仍没有任何迹象表明，静脉注射维生素 C 对癌症有什么好处。

维生素 D

——荷尔蒙还是维生素

斯蒂芬·斯皮尔伯格导演的电影《大白鲨》以及众多的水族馆，让大部分美国人都领略过了鲨鱼在水中那自由蜿蜒的优美泳姿。鲨鱼之所以能够在水中自由自在地游来游去，原因就在于它没有硬骨。鲨鱼的骨骼都是软骨，柔软容易弯曲。软骨极为适应海洋生存环境，因此数百万年来，鲨鱼的样子都没怎么变化。

但软骨骨骼绝不适合我们人类，因为人类生活在空气中，不在水里，我们对万有引力的感觉要比鲨鱼敏感得多。我们需要致密、结实、刚直的硬骨头来支撑身体。虽然我们的骨头也是由软骨生长而来，但钙质和其他矿物质会很快沉积形成骨骼。只要我们膳食中的钙质充足，并接受适量的阳光照晒，骨骼就会正常生长。钙，看起来显然是我们需要的。下面，我先说说钙，然后再说阳光对钙的作用。

由于骨骼的钙化不当导致的病态有多种叫法：在儿童时期，叫佝偻病；在成年时期，叫骨质软化。处于成长期的儿童佝偻病，后果十分严重，脊柱和腿骨会由于身体的重量而被压弯，严重的佝偻病，还会妨碍到呼吸和身体活动。

虽然佝偻病早在希波克拉底时代就已经知道了，但人类真正开始与其斗争还不到 400 年，而且还局限于世界上的少数地区。人类首次详细记载佝偻病是在 17 世纪中叶。在欧洲大陆，人们把佝偻病称为“英国病”，因为佝偻病在英国的发病率很高。到了 1850 年，佝偻病已经成为欧洲大城市和整个英国范围儿童残疾和早亡的主要疾病。侥幸存活下来的儿童，也要终生带着“罗圈腿”和“牙齿畸形”的记号。贫穷，并非总是佝偻病的原因。工厂工人和失业者的孩子是会可能得佝偻病，但即使是最贫穷的农民的孩子，也很少得佝偻病。事实上，佝偻病是一种城市病。

1860 年，阿尔芒·特鲁索，当时是巴黎最好的、也是最著名的医院——慈善医院——的首席医生。特鲁索医生的医术在很多方面都世界闻名，他对进行佝偻病的研究尤其感兴趣。他对佝偻病的观点部分来自法国同胞儒勒·介兰的研究——30 年之前，儒勒·介兰注意到，在暗室中饲养的小狗很快就得了佝偻病。特鲁索医生的佝偻病观点还受到另一个传说的影响，而这个传说在当时被大部分医生视为无稽之谈。根据荷兰人的传说，鱼肝油可以治疗佝偻病。特鲁修医生把这些方方面面的零碎信息综合在一起，提出了自己的假说。他认为，佝偻病是因为膳食不良，加上缺少阳光造成的。

> 一个新的科学真理是无法说服那些反对者的，也无法取得反对者们的信任，胜利只能等到熟悉它的下一代人成长起来。（这句话是著名的理论物理学家马克斯·普朗克说的。）

特鲁索医生关于佝偻病是由膳食不良造成的这种观点，对那个时代的医学界来说，是完全无法接受的。至于他还认为，阳光不足也可能是导致佝偻病的一种原因，那这种观点就更被大家认为荒唐可笑了。1890 年，英国医学传教士西奥博尔德·帕尔姆清楚地向人们展示了全世界范围内阳光不足与佝偻病之间的因果关系，但仍没人理会。1889 年，约翰·布兰德·萨顿爵士用鱼肝油治愈了伦敦动物园小狮子的佝偻病，还是没人理会。膳食不良和阳光不足是佝偻病的原因这一观点，将来总会有出头之日的一天，只是这一天，要等到下个世纪了。

1918 年，爱德华 · 梅兰比医生在皇家英格兰外科医生学院做了几场关于佝偻病的演讲。在这一时期，关于佝偻病的成因有很多种理论。居住环境理论认为，城市的生活条件造成了佝偻病在城市里的流行。另一种理论认为，是住房的空间过于狭小和父母疏于照顾导致了佝偻病。例如，在格拉斯哥这个城市里佝偻病多发。伦纳德 · 芬德利和玛格丽特 · 弗格森两位医生建议：多呼吸新鲜空气和多锻炼身体。莫兰比医生倾向于饮食理论。在发表演讲期间，他在 200 多只小狗身上做了实验。只给小狗吃面包和脱脂牛奶，小狗很快就得了佝偻病。然后给小狗吃鱼肝油或者其他动物脂肪，小狗的佝偻病就很快好转。更令人注意的一点是，给膳食中增加钙质并不会预防佝偻病。梅兰比医生于是得出结论："佝偻病的原因是由于缺乏一种抗佝偻病因子，这种因子要么是脂溶性 A，要么与脂溶性 A 的分布情况类似。"

那么，儒勒 · 介兰医生在暗室中饲养的小狗患佝偻病，又该如何解释呢？1919 年 4 月，哈丽雅特 · 奇克，44 岁的英国医生，她领导着维也纳大学儿童医院李斯特预防医学研究所的一个研究小组。奇克医生熟悉当时营养学的最新进展，也认同辅助食物因子或称维生素的这种概念。另外，奇克医生也看到了，当时一位德国柏林的儿科医生库尔特 · 哈德钦斯基所发表的文章，题为《用紫外线照射治疗佝偻病》。在三年多的时间里，奇克医生带领的研究小组发现：用鱼肝油、紫外线或自然阳光治疗佝偻病，其效果相同。这个研究结果，将过去 80 年里关于佝偻病的各种争议一扫而光！第一，人们清楚了，英国农村儿童与城市儿童在佝偻病方面的显著差别不是膳食而是阳光。第二，人们也清楚了，少见阳光的格林兰岛地区，儿童不得佝偻病的原因，一定得到了膳食中鱼油成分的保护。因此，佝偻病的膳食理论和环境理论，这两种说法都是对的，但都不全面。

既然世界上那些缺少自然阳光地区的儿童因为膳食中的鱼油免于佝偻病，而接受到充足阳光的儿童又不需要补充鱼油，那么是否可以得出结论说，是阳光让儿童自身能够制造那种抗佝偻病因子呢？哈丽雅特·奇克夫人在99岁高龄的时候这样回忆说："这种想法，在当时可是一种全新的概念。"这种全新概念真的了不起！它让人们清楚地看到了抗佝偻病因子的双重本质。

> 对于有充足阳光照晒的人来说，抗佝偻病因子就是人体皮肤中产生的一种荷尔蒙，而且分布到全身，这时候，就不需要从膳食中补充；而在阳光不足的环境里，这种抗佝偻病因子就必须要由膳食补充，这时候，它就是一种维生素。

英国人在维也纳的研究还在继续，美国的研究人员也没闲着。约翰·霍普金斯大学医学与公共卫生学院的埃尔默·麦卡伦姆研制出了人类佝偻病的一个大鼠模型。利用这个模型，他和同事们证实了紫外线的功效。同样重要的，他们还获得了另外一项成果，那就是他们能把维生素A与那种抗佝偻病的因子区别开来了。1922年，麦克伦姆、尼娜·西蒙兹和欧内斯廷·贝克尔三人发表文章说，"某些脂肪促进佝偻病治疗，有赖于其中一种与脂溶性A不同的物质。我们的实验清楚地表明存在着第四种维生素，其具体特性就是调节骨质代谢。"他们给这第四种人类必需营养素起名为"维生素D"。

自打维生素D被命名以来，已经过去了90多年，维生素D作为营养素和荷尔蒙的双重性质，也已经非常明显。从那时起，我们对维生素D的了解已经有很多。但是到了21世纪的第一个十年，很显然，对于维生素D，我们还有很多不知道的。我们现在知道，维生素D要想发挥作用需要经过两次转换。第一次转换发生在肝脏，转化为骨化二醇（25-OHD）。第二次转换发生在肾脏，转换为骨化三醇[1,25（OH_2）D]。维生素D水平的高低，是由骨化二醇反映出来的。现在人们还认识到，除了能促进食物中钙质的吸收，维生素D还能影响几千种基因的表达，可以指示出多种疾病。不过，在目前阶段，最保险的、一个无懈可击的说法是，维生素D对于钙质的吸收是必须的，维生素D太少就会导致佝偻病和软骨病。

那我们又该如何去理解以下各种各样的说法呢？这些说法包括维生素D在下列多种疾病中所起的作用：肥胖症、自闭症、精神分裂症、睾酮水平调节、运动功能调节、跌倒和骨折、哮喘、抑郁症、认知障碍、癌症、类风湿关节炎、多发性硬化症、糖尿病、心脏病、自身免疫失调、炎症以及各种炎性疾病如流行性感冒。对这个问题的部分答案，来自人们认识到，相关性不等于因果性。很多研究发现，血液中骨化二醇水平偏低，与上述那些症状有相关性。但如果是因为维生素D过少引起了上述疾病，那么在使用了维生素D的补充剂之后，症状应该好转才对。遗憾的是，成百上千项的研究结果，都没能表明其因果性。

事实上，除了佝偻病和软骨病，维生素D对上述那一系列症状的预防和治疗都没有任何作用。一个引人深思的假说这样认为：血液中骨化二醇水平的降低，是人体对疾病的自然反应结果，而非病因，正如发热是对感染的反应结果，而非感染的病因一样。

考虑到维生素D在生理学上的作用如此复杂，再加上常常互相矛盾的各种临床研究结果，我们还是求助那些权威机构吧，看看他们是如何指导我们的。2010 年，美国科学院医学研究所建议，70 岁以下的成年人，每天摄入 600 国际单位维生素 D，70 岁以上成年人每天摄入 800 国际单位，上述建议数值是基于阳光照晒极少的情况。一年前，位于瑞士的国际骨质疏松基金会建议，老年人的摄入量为 800 到 1000 国际单位，这个非盈利基金会的成员有 20 多个国家。医学界和营养学界的维生素 D 爱好者们，对美国科学院卫生研究所的建议感到不满意。美国内分泌学会是一家专业研究荷尔蒙和临床内分泌学的机构，发布了自己的指南，建议维生素 D 的补充量应该在 1000 到 2000 国际单位。考虑到它的毒性，美国科学院卫生研究所建议，每天摄入量的上限为 4000 国际单位，但有的人则建议设为 1 万国际单位。很显然，大家很难就维生素 D 的最佳摄入量达成一致意见。同样，大家对血液中“25-OHD”浓度的最佳水平也没有一致意见。

我国的维生素 D 推荐摄入量为 65 岁以下人群每天 400 国际单位，65 岁以上老年人每天 600 国际单位

如果你和医生决定了检测一下自己血液的“25-OHD”浓度水平，那么你打算如何解读检测的结果呢？目前大家唯一取得共识的一点是，只有当“25-OHD”浓度水平低于 12 纳克 / 毫升以下的时候，才表示维生素 D 缺乏，预示患有骨质软化风险很高。对儿童来说则意味着佝偻病风险很高。这时候，显然应该使用补充剂了。但补充多少最好呢？美国科学院卫生研究所建议 20 纳克 / 毫升为最佳，美国内分泌学会则建议 30 纳克 / 毫升为最佳。美国克莱顿大学医学院教授

罗伯特·P·希尼长期以来一直建议，维生素D和钙质的摄入量都应该进一步增加。他建议，增加到30纳克/毫升至50纳克/毫升。那么，究竟多少为好，真相在哪里？没人知道。

那么是否每个人都需要检测一下自己的血液“25-OHD”浓度水平？2012年《柳叶刀》杂志发表了一篇文章，作者是格拉斯哥大学代谢医学教授纳威德·斯塔尔及其同事，题目为《维生素D检测需求成风：花钱、迷惑、无用》。文章作者通过引述维生素D的多种不确定因素，提出了补充剂到底给患者带来了什么好处的疑问。斯塔尔医生认为，受媒体大力宣传维生素D是一种神丹妙药的影响，两年时间里格拉斯哥地区要求检测维生素D水平的人群增加了一倍。在本章第二节，我们提到过乔安·曼森医生，介绍了她的小组，正在进行鱼肝油、维生素D与心脏病和癌症风险的研究工作。2014年，曼森医生在《美国医学会杂志》发表文章，表达了她对人们热衷于跟风检测维生素D水平现象的看法。她认为，“这种检测并不合理，造成每年几十亿美元的医疗费用……（维生素D）越多并不就是越好……”。但那些维生素D的追捧者们并未后退，前面说到的希尼医生还在继续建议人们每年都要检测血液“25-OHD”的浓度水平。

假设一下，我检测了自己的血液“25-OHD”浓度水平，结果为20纳克/毫升。按美国科学院卫生研究所的标准这已足够；按美国内分泌学会的标准勉强达标；按希尼博士的标准则远远不够。这么看来，我开始每天使用2000个国际单位维生素D补充剂也没有什么损失嘛！毕竟维生素D的药性很温和，只有当血液“25-OHD”水平超过200纳克/毫升的时候才会发生血管钙化等毒性，或者对那些有先天基因缺陷的婴儿或儿童才会出现毒性。案例很多，下面我只讲一个故事作为提醒。

2012年，有40 000名美国人死于胰腺癌。胰腺癌是美国癌症死亡的第四大原因。胰腺癌只能在晚期才能被诊断出来，因此四分之三的患者往往会在一年之内死亡，活过 5 年的患者只有 5%。那这与维生素 D 又有什么关系呢？答案还要从芬兰讲起。芬兰进行过一项研究，目的是要确定 50 到 59 岁的吸烟男性，在接受了维生素 E 或 β-胡萝卜素治疗之后是否能改变肺癌风险。这项研究的内容，就包括监测血液中“25-OHD”水平。该研究进行了 16 年，最后结果与人们预期刚好相反。那些血液中“25-OHD”水平高于 26 纳克 / 毫升的人，其胰腺癌风险是“25-OHD”水平较低人的三倍。

至此，顺理成章地就该问问，在吸烟的芬兰男性身上得到的这些结果，是否也同样适用于非吸烟的芬兰男性、芬兰女性或者世界上其他国家的人群呢？对不同地区、不同种族的研究数据分析结果给出的答案并非那么确切。在考虑了种族、民族、性别、吸烟史、肥胖以及糖尿病等这些因素之后，那些“25-OHD”水平高于 40 纳克 / 毫升的人，其胰腺癌的风险要比那些 20~30 纳克 / 毫升的人高一倍。美国癌症研究所营养流行病学研究室的蕾切尔 · 斯托尔岑贝格 · 所罗门博士是我讲的上面那项研究的主要参加人员。她说得非常委婉：“对健康人群，推荐维生素 D 补充剂的做法看起来还很不成熟”。在现今阶段，我们还是要明智一点，要等到 2020 年以后，曼森博士的“VITAL”实验计划的结果出来，看看维生素 D 补充剂对包括癌症在内的多种疾病到底有什么影响。

> 我希望，我已经在你头脑里种下了怀疑的种子，相信你在对待过量使用维生素 D 补充剂的时候会做出正确选择。与此同时，我也不能忽略老年人对维生素 D 补充剂的需要，尤其是那些足不出户、严格素食的老人们。

在人类的整个历史上，只要皮肤暴露在阳光下，就能产生足够的维生素 D。足不出户的人由于接触不到阳光，维生素 D 必须由膳食来提供。遗憾的是，含有足够大量维生素 D 的自然食物不多。这其中一个最主要的例外就是鱼油。正是鱼油，让生活在北极地区或其他阳光照射相对稀少地区的人群能得以生存。膳食中如果缺少鱼类、蛋类或强化牛奶，就不可再缺少阳光照晒。最后一点，老年人的一些常用药物，尤其是抗炎药，都会影响维生素 D 的正常功能。因此，虽然我一般来说反感膳食补充剂，但对于老年人来说，每天补充 400 个国际单位的维生素 D 还是一个不错的做法。这个量，就相当于一片常见的复合维生素的量。如果日常饮食中，还缺乏鱼类或强化食品如牛奶和燕麦的话，就每天增加补充量到 800 个国际单位。

维生素 E
——用来研究治病的维生素

赫尔伯特 · 埃文斯在加州大学伯克利分校开始从事研究工作的时候，正值“第一次世界大战”刚刚结束，当时人们认识到成年大鼠的正常生长需要当时已知的所有维生素，包括维生素 A、B、C 和 D。埃文斯思考，大鼠在繁殖期间对营养的需求或许有所不同。于是，在 20 世纪 20 年代，他就与凯瑟琳 · 毕肖普一道研究这个问题。他们发现，给大鼠饲喂酸败的猪油，大鼠就无法正常怀孕。他们还发现，给大鼠吃了莴苣，就能神奇地治愈不孕。但是大鼠到底缺乏的是什么营养还不清楚。他们把缺乏的这种营养因子，称为“X 因子”。这个“X 因子”，肯定不是维生素 C。因为他们发现，只有莴苣中的脂肪才是有效成分。

后来他们又发现，小麦跟莴苣一样有效，这一事实把埃文斯引领到了瓦列霍镇一家面粉厂。他对当时在面粉厂的见闻，描写如下：

> “我看到了小麦面粉的加工过程，面粉车间里有三种东西像河流一样在奔涌。第一条‘河流’是小麦的外壳，也叫‘麸糠’，第二条‘河流’，是小麦的‘胚乳’，也就是白色的小麦粉，第三条‘河流’，是片状的‘麦胚’，‘麦胚’由于其油性被挤压到一起成了片状。天黑之前，给事先准备好的雌性大鼠们，分别饲喂了上述三种东西。每天饲喂一滴，这种金黄色的小麦胚芽油就见效了。但认为胚芽油增加了大鼠膳食中的维生素 A 和 D（当时已知的脂溶性维生素，就这两种）所以才治愈不孕，这种想法，很快被否定了。因为当我们给大鼠使用了维生素 A、D 和鱼肝油之后，大鼠的情况并没有好转，反而出现了其他各种疾病。”

后来人们得知，未经加工的粗粮如小麦胚芽油中，含有一种大鼠繁育所必需的物质，于是就把 X 因子改称为维生素 E 了。这是根据英语字母表的排序来的，英语字母 D 后面就是字母 E。又过了几年，奥利佛、格拉底斯 · 爱默生和埃文斯三人一起，分离出了提纯维生素 E，并给这种物质命名为生育酚。生育酚的英文叫 tocopherol，来源于希腊语，tocos（孩子）和 pherein（生育）。

维生素 E 的广告都在暗示人们：你要么已经缺乏维生素 E 了，要么就快缺乏维生素 E 了。这些膳食补充剂的厂商们，虽然都吹嘘得不亦乐乎，但都拿不出什么证据。60 多年前，埃尔金（伊利诺伊）州立医院的麦克斯·K·霍维特医生和同事们对 19 位患者进行了为期 6 年的维生素 E 缺乏的诱导实验。（这是违反道德的做法，类似的实验今天不再允许。）霍维特医生的实验完全失败。那为什么我们还要把维生素 E 当作是人类必需的呢？原因就在于维生素 E 是人体必需的全部证据，都来源于那些不能吸收膳食维生素 E 的人群，例如囊性纤维化患者，维生素 E 水平极低，血红细胞的寿命也变短。另外还有一些证据显示，维生素 E 的吸收不良与神经系统的退化有关，非常类似动物中的那种现象。不过，这些现象仅限于那些已经确诊的消化系统疾病，或者大部分小肠被手术切除的患者身上。维生素 E 缺乏症在正常人的身上从未发现过。

1968 年，首次发布维生素 E 的人体每日摄取推荐量（RDA）为 25 到 30 个国际单位。过了没多久发现，即使非常平衡的美国人，日常膳食所提供的维生素 E 也远远低于这个数值，那就等于人人都“缺乏”了。这点对维生素 E 厂倒是好消息，但显然这是荒唐的。于是，到了 1974 年，这个数值修改减少为每天 12 到 15 个国际单位。到了最近，这个数值又修改为，所有成人 22 国际单位，哺乳期女性 28 国际单位。（有时候，也会用生育酚当量（TE）来表示维生素 E 的需求量，22 国际单位就等于 15 个 TE。）

我国维生素 E 的适宜摄入量成人为 14 个 TE

我前面说过，麦克斯·霍维特医生在埃尔金（伊利诺伊）州立医院的患者身上诱导维生素 E 缺乏症失败的尝试。特别具有讽刺意味的是，霍维特医生长期研究维生素 E，但他却是维生素 E 日摄量（RDA）的公开反对者，包括对美国科学院食品与营养委员会分别在 1968 年、1974 年、1989 年和 2000 年发布的全部四次（RDA）数值的反对。1961 年，他在接受美国营养学会颁发的“奥斯本与孟德尔奖”的场合就说过，他不建议设定具体的维生素 E 需求量。霍维特医生最后一次的科学报告，发表在 2001 年，报告中说“设定维生素 E 的建议日供应量只会对维生素 E 的厂商们有好处。”

既然正常人从来都没有出现过维生素 E 的缺乏症，那么似乎也就没有必要列出哪些食物富含维生素 E 了。不过，为了后面在本书第七章和第八章中，给大家推介地中海饮食和各种抗高血压饮食，在这里我要先说一下维生素 E 的主要食物来源：植物油、绿叶蔬菜、甜扁桃仁（美国大杏仁）、花生、花生酱以及全谷物粮食。至于那些无法抵御维生素补充剂诱惑的人们来说，普通的一片复合维生素，就都含 50 个国际单位的维生素 E，是建议日供应量（RDA）的两倍还多。

从看待维生素 E 作为一种基本营养素到转变为将其作为一种药物来预防或治疗各种疾病，我们就进入了一个充满严重分歧和不断争议的时代。

梅奥诊所的一位教授说，现在用维生素 E 来治疗的各种疾病不计其数，简直可以说，不怕做不到就怕你想不到。麦克斯·霍维特医生说，“维生素 E 已经成为用来研究各种疾病的工具。”各种动物维生素 E 缺乏，也会产生一系列令人迷惑的病理学现象，其中很多又跟人类相似。这就导致了在过去的几年里，人们一阵风似的把维生素 E 用于治疗人类的各种疾病。真可谓，你方唱罢我方登场。

自从埃文斯医生在1926年发现维生素E缺乏会导致雄性大鼠睾丸退化和不孕之后，一个神话就诞生了：维生素E可以抗不孕，可以抗阳痿。埃文斯的发现过去90多年了，神话至今流传不绝。2014年，在网上看到维生素E的广告，还在这样吹，“维生素E是性荷尔蒙，可以增加性活力。”

唉，我要告诉大家的是，没有证据表明维生素E对男人的阳痿、不育或性欲有什么作用。

维生素E发现后没几年，康奈尔大学的H·J·梅茨格和W·A·霍根发表报告指出，“发现羊羔的横纹肌出现了奇怪的退化现象”。后来羊羔的这个病，通过在食物中添加维生素E而治愈，因此把这种病称为“营养性肌肉失调”。大家马上可以想象了，这又要给那些患有某种肌肉疾病的人们点燃了多大的希望。唉，后来进行的多个研究都表明，维生素E对人类的肌肉疾病没有作用。

用维生素E来治疗心脏和循环系统疾病的历史，更长、更持久。“第二次世界大战”结束后不久，《时代周刊》就把维生素E称为“令人惊奇的、能够治疗心脏病的医学发现”。在接下来的十年里，有十几项精心组织的实验研究驳倒了这一说法。直到不久前，一项为期12年的国际性研究项目于2005年发表结果报告指出：对心脏病或糖尿病患者来说，每天补充400个国际单位的维生素E反而增加了他们心力衰竭的风险。同一年，综合了多项研究结果的分析报告指出，每天补充400国际单位或更多的维生素E，还会增加死亡风险。不过，大家不用操心，维生素E继续在被大力宣传，有四分之一的55岁以上的美国人，都在使用维生素E补充剂，每天达400国际单位或更高。

维生素 E 兜售者嘴里的话与过去 50 年里医学科学的发现如此大相径庭，不能不让人感到惊讶。也许用“惊讶”这个词并不恰当，应该用“可憎可恨”才更对，因为它与我们大家性命攸关。我举个例子，2014 年，有一个叫“自己当自己的医生”的网站上说，“有大量证据支持维生素 E 可以预防和治疗心脏病……大量使用维生素 E，每个月可以挽救成千上万人的生命。”

本章前面一节讲过，胰腺癌风险升高与血液中维生素 D 水平过高相关。同样，我也要提醒大家，维生素 E 也有类似的风险。那就是维生素 E 与前列腺癌症相关，每年有 3 万美国男性死于前列腺癌。21 世纪初期，有多个流行病学研究发现，富含维生素 E 的膳食与前列腺癌风险降低有关。那么使用维生素 E 的补充剂，是否也会有同样作用？为了解决这个问题，从 2000 年开始了一项名为“硒和维生素 E 对预防癌症的研究”（SELECT）的研究工作。这项研究的领头人是克利夫兰诊所的埃里克 · 克莱恩医生。有将近 3.5 万名男性，参加了该项实验研究。他们被分为四组，分别接受硒补充剂、400 国际单位维生素 E、硒加维生素 E 以及安慰剂。所有参试者年龄都在 50 岁以上，之前也都没有前列腺癌病史。

这项研究原本计划进行 8 年，但在 7 年后就中止了，因为没有观察到明显的好处，反倒出现了危害迹象。2011 年有报道说，健康男性服用维生素 E 补充剂会使前列腺癌的风险增高 17%。2014 年的进一步研究证实了这一结果，并且在对前列腺癌的风险预警中，也纳入了硒。硒是一种微量矿物质，有抗氧化特性。马克 · B · 加尼克医生是哈佛医学院教授，也是前列腺癌专家。2014 年，他这样评价维生素 E：“我忠告我所有的患者，要绝对远离含有硒或维生素 E 的任何补充剂，包括复合维生素补充剂……补充剂的危害实实在在，看得见，摸得着。”

维生素 K
——事关平衡的物质

虽然本书主要讨论的是老年化问题，而维生素 K 对老年人来说无疑更有意义，但我还是要先从一个女婴的故事讲起。这个女婴几年前出生于北卡莱罗纳州，名字叫梅。梅出生 27 天时，肚脐眼儿部位开始不停出血。梅所在当地医院未能成功帮她止血，随后，梅被送到了地区医院的新生儿重症监护室。CT 扫描显示脑部出血。幸运的是，通过输血和肌肉注射维生素 K，三天后梅就能出院回家了，已经完全康复。

在过去多半个世纪里，美国儿科学会（AAP）一直都在建议，所有新生儿使用维生素 K 来预防维生素 K 缺乏出血症。这种症状在 1894 年被首次描述，由于当时还没有发现维生素 K，因此既不知道病因也没有治疗方法。梅的父母没有接纳美国儿科学会的忠告，拒绝了维生素 K 的预防措施，这是因为他们没有根据地担心维生素 K 会增加白血病的风险。这种不足为凭的传言，是上个世纪九十年代早期，由英国传出来的，如今早已不成立。但跟其他很多有害传言一样，最近还有人有这种担心，这在很大程度上是由于大量相关互联网站的存在。2013 年，纳什维尔市有四位新生儿，因为维生素 K 缺乏患了脑出血，结果只有一个孩子完全康复。这四个婴儿的父母，都拒绝了维生素 K 的治疗。在纳什维尔产科中心，有超过四分之一的父母都拒绝了维生素 K 的治疗。拒绝的理由，要么是担心癌症，要么是担心维生素 K 有毒，认为维生素 K 完全没有必要。由于拒绝使用维生素 K，这些新生儿的父母等于让自己的孩子担上维生素 K 缺乏出血症出血的风险，且风险增加了八倍。

维生素K的发现途径与我们前面看到的一样，即首先观察到人类或动物出现了某种缺乏症状，然后采用某种食物去逆转这些症状，接下来再去确定导致逆转的那种新维生素。当然，正如我们前面所看到的一样，每一项新发现都需要一颗好奇心，对完全不相关的问题也不放过。

20世纪20年代后期，丹麦哥本哈根大学的生化学家亨利克·达姆教授开始研究小鸡的胆固醇代谢过程。在此之前，人们都认为鸡与人不同，鸡自己不能合成胆固醇这种必需物质。达姆教授并未证实这一假说，但他注意到，如果鸡的食物中缺少了胆固醇很快就会出现一种“意料之外的症状”，如鸡的皮下、肌肉以及其他器官开始出血。经检验，这些鸡的凝血时间变长。坏血病也会有这种类似的出血现象，但给鸡喂了维生素C却不起作用。同样，加拿大的研究人员使用了维生素A和D，也不能治愈这种出血症状。到了1934年，达姆教授确信这种出血症一定是由于缺乏了“某种目前尚未得知的膳食因子”。一年后，人们把这种物质称为维生素K，但这时候维生素K还没有实现化学提纯形式。

> 用字母K来命名这种维生素，原因有两点：一是字母K还没有被别的维生素用上；二是按照丹麦语或德语，K刚好是血液凝固（Koagulation）的首字母。

维生素K的首个化学提纯来自叫草苜蓿的一种植物，这个工作是由美国生化学家爱德华·杜瓦西完成的。杜瓦西和他的同事们，还分出了维生素K的两种形式，维生素K_1和K_2。维生素K_1由植物合成，

维生素 K_1 在植物光合作用的过程中起着重要作用。植物被人吃进，人体将维生素 K_1 转化为维生素 K_2，并将一小部分储存起来。人类和动物消化道中的细菌，也能生产可利用的维生素 K。由于新生儿的消化道中缺少这种细菌，再加上有些母乳中的维生素 K 水平过低，所以就会出现新生儿维生素 K 缺乏导致的出血症。幸运的是，通过食物和环境中的细菌，人出生后不久，人体就会繁殖出自身旺盛的微生物群。

因为上述维生素 K 的研究成果，杜瓦西和达姆二人于 1943 年共同获得了“诺贝尔生理学或医学奖”。

很显然，有效的血液凝固机制对我们人类生存来说是必不可少的。如果血液不能及时凝固，那么我们就会因为一点点的小伤口而流血致死。另一方面，同样重要的是，血液的凝固速度必须要取得一个平衡才行，因为血栓的大量、过快形成会导致心脏病和脑卒中（中风）。对那些已经患有此类病症或处于血栓易发高风险的人来说，就需要降低血液凝固的速度。今天，有数以百万计的人正在接受这样的治疗。这种药物的名字，叫“华法林”。

20 世纪初期，草苜蓿作为牲畜饲料被引进到美国南北达科塔两个州和加拿大。很快人们就发现，有些牲畜会因很小伤口或例行去犄角而流血不止死亡。1922 年，安大略兽医学院的细菌学和病理学教授弗朗西斯・斯科菲尔德通过跟踪研究发现，这种现象是由于发霉苜蓿草中的霉菌。这种霉菌，在 1939 年被确认为双香豆素。“第二次世界大战”后，人工合成了一种与双香豆素同类的物质，起名为“华法林”，并作为毒鼠药出售。

“华法林”这个名词，来自威斯康辛大学校友研究基金会的首字母缩写。该基金会，也是“华法林”药物的专利持有者。

“华法林”通过阻止维生素K的再转化，造成体内维生素K缺乏，继而导致老鼠出血不止而死。有人可能会想，这种药物应该不大可能会成为人类的用药选择。

在本书别处我们说过，任何一种药物都要对其收益和风险做出平衡。那么是否可以通过小心选好“华法林”的剂量，做到既可以避免过量出血又可以降低血栓的形成呢？血栓能导致心脏病和脑卒中（中风）。1954年，FDA得出结论认为，“华法林”恰好能做到这一点，并且批准了“华法林”用于人体，其商品名为“可迈丁”。过了一年，美国总统德怀特·艾森豪威尔因心脏病接受了“华法林”的治疗后，人们对“华法林”的使用量大幅增加。

2010年，FDA批准“华法林”用于房颤患者，来预防脑卒中（中风）。房颤是一种心脏活动紊乱症状，容易导致血栓形成。房颤对于75岁以上的人来说，尤其需要注意，其中约15%的人属于高风险人群，血栓造成的脑卒中（中风）占全部脑卒中（中风）的三分之一。对于其他年龄段患有高血压或其他血管疾病的人群来说，血栓也会带来类似的风险。2014年，“华法林”的开方量超过了3千万个。遗憾的是，“华法林”这个药物并不容易使用，它需要患者经常检测和评估血液的血栓状况。好的一面是，有了60多年的用药经验，很多医生对“华法林”都已经驾轻就熟了。再说了，万一“华法林”用多了，维生素K就是现成的解药。我说过，这真是一个微妙的平衡。

那些想兜售维生素K的人，会跟我们大家说“人人都缺乏维生素”，然后建议我们去买来，用在骨骼保健、心脏病、静脉曲张、白血病、前列腺癌、肝癌、肺癌、痴呆症、龋齿以及肺炎等各种感染。我要指出，所有这些宣传的好处都只是基于相关性的研究，而且这些研究也都发现，如果我们膳食多吃绿色蔬菜就不易出现上述各种症状。遗憾的是，在过去 30 多年里，有关的几项介入性研究，都没有发现维生素 K 补充剂有什么作用。这些研究结果当中，也许最有前途的一点就是维生素 K 对骨质的潜在影响，这是因为发现了骨组织中的维生素 K 受体。不过，在 2014 年，华盛顿大学医学院老年病学系的克鲁帕·肖及其同事得出结论说，“目前没有充分证据支持补充维生素 K 可以改善老年人骨质健康的设想。”

任何消化道正常的人，也就是说能够吸收脂溶性维生素的人，维生素 K 缺乏都十分罕见。但在过去的 25 年里，还是有人建议我们，每天摄入 60 微克到 120 微克的维生素 K。

> 编者注：我国的维生素 K 适宜摄入量成人为每天 80 微克。

很显然，常吃绿色蔬菜的人分分钟就能达到这个量。例如，摄入半杯（约 120 毫升）的羽衣甘蓝，就能提供这个数量的 5 倍之多。对那些爱吃纳豆的人来说，约 99 克就含有 1000 微克的维生素 K。纳豆，就是发酵大豆，是日本人的传统食物。然而，是否存在维生素 K 过量导致在疾病易发部位促成血栓的风险呢？对我们绝大多数人来说，这个风险不存在。因为大自然早已把我们的身体设计得非常精妙，自身能够调节体内的维生素 K 储量。

虽说膳食维生素 K 对于大多数人不会有什么风险，但我们还须知，有一类人需要特别小心膳食维生素 K 过量。这类人，就是我说过的在服用“华法林”药物的那些人。这类人群数以百万计，他们服用“华法林”的目的包括：身体发生血栓的风险偏高、或已经得过心脏病、或血栓性脑卒中、或肺栓塞。对这类人，梅奥诊所建议避免多吃羽衣甘蓝、菠菜、球芽甘蓝、西蓝花、欧芹、芥蓝、芥菜、牛皮菜和绿茶，更不用说纳豆和维生素 K 补充剂了。

前面我说过使用“华法林”来减少由于房颤造成血栓的风险，近年在美国上市的还有一类新药，其减少血栓形成的方式与“华法林”不同。这些药的好处确实有几点，它们不需要限制膳食维生素 K 的摄入，也不需要经常监测血液的凝固度。有一点必须指出，与“华法林”不同，这类新药都没有解药。最后补充一点，这些新药的价格都要比“华法林”贵接近 15 倍。

钙
——过气的明星

本节一开始，我们先来回顾一下在本章讲过的佝偻病。人体骨质由钙组成，骨质缺乏造成儿童佝偻病。基于这两点事实，人们很容易得出结论，佝偻病可以通过在膳食中增加钙来治愈。然而，无需费力就可以证明这个结论是错误的。一些欧洲城市常常灰蒙蒙的，不见阳光，那里的儿童遭受佝偻病的施虐，但这并非因为膳食中的钙太少，而是因为缺少阳光导致维生素 D 缺乏。如果维生素 D 足够，那么营养水平再差的膳食，也都能提供足够的钙，不会得佝偻病。相反，如果人体因为缺乏维生素D而不能吸收钙的话，那么即使膳食中的钙再多也不够。

1920年，哥伦比亚大学的W·C·谢尔曼提出，人类每天钙的需求量为450毫克。第一版的建议日供应量（RDA）于1943年发布，建议每天800毫克，青春期增加到1200毫克。青春期，骨骼生长最快。现在70年快过去了，这个数值都没有什么大的变动：青春期1100毫克，50岁以上女性、70岁以上男性1200毫克，所有其他人1000到1300毫克。这些建议数值，这么多年来基本都没有什么变化，这点很具有迷惑性，它引起了关于人类对钙质需求量的长期争议。近一个世纪快过去了，这一争议仍没有终结的迹象。

编者注：我国的钙推荐摄入量青少年期每天1000到1200毫克，18~49岁成年人每天800毫克，50岁以上成年人1000毫克。

其中争议的一方，我们称之为“少量派”。这一派的代表人物有哈佛大学公共卫生学院的D·马克·海格斯蒂德教授和约翰内斯堡南非医学研究所的亚历山大·R·P·沃克教授。20世纪40年代后期，海格斯蒂德教授担忧南美地区很多人群的膳食钙水平过低。在很多南美国家，钙质的主要来源是奶制品，绿叶蔬菜作为次要来源。对很多热带和亚热带国家的人们来说，尤其是穷人，可能根本就吃不到这些。

海格斯蒂德教授的研究对象是秘鲁首都利马中央监狱的10名男性犯人。这些囚犯已经分别服刑2年到20年不等，但看起来都对监狱饮食已经非常适应。由于这些犯人几乎吃不到富含钙质的食物，因此估计他们的钙摄入量每天也就在100到200毫克之间，这远远低于今天我们认为的人体必需量。海格斯蒂德教授的实验采用在饮食中添加多种数量的钙，并仔细测量他们排出的钙。最后得出数据，钙的平均日需求量为126毫克。海格斯蒂德教授的结论很简单："男性对钙的最小需求量很低，大多数的正常膳食都不会导致钙的缺乏。"2002年，88岁的海格斯蒂德教授最后一次发表文章，问到：为什么那些膳食中钙质很少的人要比膳食中钙质很多的西方人骨折发病率还要低？今天，对这个问题仍没法回答。不过，在本书的第十五章，我们将继续讨论一些可能的答案。

跟海格斯蒂德教授一样，亚历山大·沃克也是从1940年就开始研究钙的问题。一开始，他提倡在膳食中增加纤维含量并因此而出名。沃克教授对中南美洲的土著人群最感兴趣，尤其是南非的土著班图人。跟生活在南非的欧洲人相比，班图人的钙摄入量非常之低。据沃克估计，其数值范围也就在每天175~475毫克。但是，班图黑人的佝偻病和软骨病发病率要远远低于在非洲的欧洲白人。在骨质疏松方面，班图人老年女性的自发性骨折发病率还不到生活在南非的欧洲白人女性的十分之一。沃克医生于是得出结论："没有强有力的证据表明，人类存在钙缺乏这回事。就连在人类营养的建议日供应量清单里面是否应该把钙也包括进去，这事都值得质疑。"

现在我们再来看争议的另一方，钙的"多数派"。如今，"多数派"在政治圈和大众媒体圈都占了明显上风。因为"多数派"的观点，在人们的直觉上更符合这一假说，即认为骨折疏松是由于膳食钙质摄入过少引起的，所以海格斯蒂德医生和沃克医生等"少数派"的观点对"多数派"的影响甚微。

另外，尽管早在1948年人们就已经指出雌激素也是骨质疏松的一个重要因素，但到了1960年代，整个美国还是掀起了一轮补钙热潮，尤其是在绝经妇女当中。骨质疏松是绝经妇女的最大问题。于是，人们从1962年世界卫生协会建议的每天400~600毫克，一路增加到了今天的数量，即70岁以上男性、50岁及以上女性，每天1200毫克。我觉得与其徒劳无益地去争论这些建议数字，不如考虑两点实际问题。第一，如何通过膳食才能达到1200毫克钙这个数量；第二，如何使用钙的补充剂。

> 牛奶以及牛奶制品是钙的方便来源。如果你不介意膳食中的脂肪和热量的话，那么任何奶制品都可作为钙的来源。

但我们大部分人都会在意脂肪和热量，因此，学会看懂商品标签很重要。一夸脱（约1100毫升）脱脂牛奶能提供1200毫克钙，但仅含360卡路里热量。而一夸脱全脂牛奶所能提供的钙并不比1200毫克多多少，但所含热量却是脱脂牛奶的2倍。另外，还有一点差别，全脂牛奶的热量，几乎全部都是饱和脂肪的形式。我个人的做法是，等到草莓上市的季节再喝全脂牛奶，而平时养成习惯，每天至少喝一品脱（约454毫升）脱脂牛奶，包括每天早餐的脱脂奶配燕麦片。还有那种单独塑料包装的片状奶酪，虽然很多人不满它的脂肪和热量，但吃上一片，就可以满足你每日钙需求量的四分之一，代价也仅是70卡路里热量而已。

很多美国人，特别是那些非洲后裔，都对牛奶中的乳糖不耐受。对这些人来说，美味的酸奶也许可以作为钙的另一种来源。你可能立即就会想到一个问题：为什么对乳糖不耐受的人，却可以喝酸奶，而酸奶不就是牛奶制品吗？答案就是，酸奶中必不可少的益生菌跟很多有害细菌不同，它能够在胃的酸性环境中生存。在到达了更加温和的小肠环境后，这些益生菌就能够消化酸奶中的乳糖。由于有些酸奶在发酵过后又会进行高温处理（从而杀死了益生菌），因此你在购买酸奶的时候请认准品牌，要选择上面带有活性菌（LAC）标志的产品。这个标志，是美国国家酸奶协会监制的。

如果你还担心酸奶的热量，那么还有低脂或无脂酸奶。不过，在这方面，我们还是要先学会看懂食品标签才能知道买到手的是什么。其中一点，酸奶跟牛奶不同，酸奶里通常不会添加维生素 D。因为我在 6.15 节讲过，对于以下人群适当补充一点维生素 D 是个好事：不喝强化牛奶的人；由于生活习惯所限接触不到阳光的人，比如生活范围局限在室内人、由于宗教原因经常全身上下被衣服包裹得严严实实的人；以及生活在缺少阳光照射地区的人。北弗吉尼亚州以北大部分地区，都疑似缺乏充足的阳光。

> 不过，还要记住一点，要是专门为了让身体产生维生素 D 而去过度接受阳光照射也不是什么好事。

说了这么多富含钙质的奶制品，我们也许会认为，那些严格素食者当中缺钙的人一定多得不得了。所谓严格素食者，就是完全不吃动物性食物的人。但事实上，单靠蔬菜也能提供充足的钙质来源。原因就是，几乎所有植物中都含有钙。大家别忘了，牛都吃草，牛不喝牛奶。几年前，瑞典做了一项研究，发现一些严格素食者的钙摄入量仅比传统瑞典饮食的人低 10%。

虽然所有蔬菜都含有钙，但只有少数几种被认为含钙比较丰富。

这些蔬菜有：蒲公英、芜菁（大头菜）、芥菜、羽衣甘蓝、散叶甘蓝、食用大黄、豆类等。大家不要从我上面所讲得出结论，认为随便一种严格素食饮食方式都能提供充足的钙质。如果你完全不吃一点奶制品的话，那么你就要认真检查自己的膳食结构，以确保钙质的充足摄入，尤其是婴幼儿、儿童、青少年、孕妇或哺乳妇女。

除了我刚才讲的奶制品和蔬菜以外，其他可作为可靠钙质来源的食物并不多。牡蛎和多刺的鱼，比如沙丁鱼和鲑鱼，确实也富含钙质，但由于要么费用贵、要么味道有人不爱吃、要么数量有限等原因，能经常吃上这类食物的人很少。除了脱脂牛奶，我最喜欢的钙质来源，是甜扁桃仁（美国大杏仁、巴旦杏仁）。一杯（约 240 毫升）甜扁桃仁与一杯牛奶提供的钙质几乎一样多。不足之处就是，甜扁桃仁的价格是牛奶的好多倍，而且热量要比牛奶几乎多 10 倍。不过，由于总体上，干果对人体有多种益处，尤其是甜扁桃仁，我每天早餐都要吃上十几颗，晚餐与蔬菜色拉一起再吃十几颗。

很多人以为，红肉，也是好的钙质来源，这个观点不但不正确，而且还有证据表明，大量吃红肉还会妨碍钙质的平衡。

鉴于有些维生素补充剂厂商推出的产品，每片含钙量高达 1000 毫克，因此不难想象，有很多人钙的摄入量会非常之大，尤其是那些绝经妇女，她们都被骨质疏松这个幽灵吓坏了，往往会大量吃钙片。幸运的是，那些过量的钙质，都随人的排泄而排出体外了。不过，有一个长久以来公认的风险，那就是容易形成肾结石。因此，那些有结石形成病史的人，在补充钙的时候要特别慎重。另外，关于钙质补充剂，近期人们又发现了它的另一个后果，而且比结石还不好。首先，给大家讲点背景知识。

大约 25 年前，有多个相关性研究结果认为，增加钙质摄入量有益于骨骼健康、高血压、结肠直肠癌和骨质疏松，并在整体上有益于减缓老年身体机能退化。这些研究结果经广泛报道传播，再加上钙质补充剂行业的疯狂赞助，我们很快就达到了目前这种规模：70% 的绝经妇女、50% 的 50 岁以上的男性都在使用钙质补充剂。2012 年，美国全国钙质补充剂的消费高达 10 亿美元。

著名的19世纪英国生物学家托马斯·亨利·赫胥黎，曾经说过这样一句话："科学的最大悲剧就是，一个美丽假说被一个丑陋事实所扼杀。"现在，还不能说关于钙质与疾病关系的那个"美丽假说"已经被彻底扼杀了。但是肯定可以说，它已经被后续的多项研究结果所重创了。已经发现的多个事实，让人们对传说中的钙质补充剂的各种好处都产生了质疑。同时，这些事实也在提醒人们，钙质补充剂可能带来潜在危害。

对"钙越多越好"这种说法的抨击活动，开始于马克·伯兰德医生、伊恩·里德教授以及他们在奥克兰大学医学院的同事们。他们的抨击文章，发表在 2008 年的《英国医学杂志》上。他们的研究对象总共有 1471 位绝经妇女，平均年龄 74 岁。这些研究对象，随机接受安慰剂和每天 1000 毫克的钙补充剂。实验对象当中，事先已排除了那些已经在使用钙补充剂的、有骨质疏松的或维生素 D 缺乏的女性。研究进行了 5 年之后发现，心脏病风险增加了 50%。这一实验结果，与之前对女性的研究结果相反。之前的研究结果认为，大量摄入钙质对心脏病风险没有影响，甚至还会降低一些。可想而知，马克医生等人的这一研究结论，立即遭到了营养补充剂行业的攻击。更重要的是，科学界也有人指出他们的分析结论有不妥之处。不要紧，更多的后续研究结论，将不断出现。

在接下来的 5 年里，来自芬兰、德国、瑞典以及美国的多项研究结果陆续出来，这些研究的时间跨度从 7 年到 14 年不等，这些研究报告，都指向了同一个方向：不论男女，钙质补充剂对心脏都有潜在危害。这些危害的证据就是，心脏病发作次数的增加以及与心脏病相关的死亡人数的增加。但没有研究表明，膳食性的钙质会对人体有害。2013 年，斯德哥尔摩卡罗林斯卡医学研究所的苏珊娜·拉尔森医生对上述这些研究结果有如下评论："替代钙质补充剂的安全做法，就是食用富含钙质的食物，比如低脂奶制品、各种豆类和绿叶蔬菜。这些食物不仅富含钙质，而且还含有多种矿物质和维生素。"谢天谢地！

铁
——补药还是毒药

贫血症，即血液不能把我们所吸入空气中的足够氧气输送到身体组织。贫血症的可能后果包括脸色苍白、气短、极度虚弱、心悸和死亡。而轻度贫血的症状与贫血症不同，有时候很难界定，甚至还有可能会被当成是性格无聊或者懒散。

与贫血症相关的营养因素，有三个方面，即维生素 B_{12}、叶酸和铁。这三个原因当中，从数量方面来说缺铁是最主要的原因。据说，缺铁是世界上最主要的营养缺乏症。然而必须指出的是，美国成年人缺铁或绝经后的女性缺铁是极为罕见的情况。铁作为医疗用品的历史非常悠久。公元前 500 年，埃及的医生在给病人开的药方里就有铁。然而直到不久以前，人们才完全弄清楚铁在预防贫血方面所起的核心作用。

纵观本书，我们常会见到一些貌似有理的观点，但最后结果都被证明是完全错误。有人认为，生病是因为我们血液里有了不好的东西，把血液里的这些坏东西除掉，疾病就会治愈。这种观点看上去，似乎非常合乎情理。据说美国首任总统华盛顿，在去世当天就被放掉了一夸脱（约 946 毫升）血液。俄国皇帝叶卡捷琳娜二世，在去世的三年前就卧床不起，给她治病采取的第一项措施也是切开静脉放血。

今天，除了极少数特殊情况，已经不再采取放血疗法了。在另一方面，有人认为轻微贫血对某些人也许是有益的，这种古怪观念已经至少存在 50 年了。这种观念的根据就是，贫血是身体为了自我保护而不给那些“坏蛋”（指细菌和癌细胞）供应铁。至于膳食中的大量铁是否能抵消身体这种自我保护机制，就不得而知了。

> 铁，对一切生命形式来说，都是必不可少的。在人体内，大部分的铁都存在于血液的血红蛋白里面，血红蛋白分子，使血红细胞具有输送氧气的能力。人体通过肺所泵出的血液与我们吸入的空气之间仅隔着一层细胞。空气扩散，

跨过这层界限，与血红蛋白结合，然后氧气与血红蛋白一起被输送到全身每个细胞，氧气再被释放出来。

血红蛋白还能够结合的另一种气体是一氧化碳。而事实上，血红蛋白更加喜欢与一氧化碳结合，甚至空气中很少量的一氧化碳就能造成人体组织缺氧。吸烟的危害有很多，其中一点就是，吸烟者会长期处于低浓度一氧化碳的危害之中。也许吸烟导致的缺氧程度还不算大，造成的后果也不那么明显。但如果我处于密闭的车库而让汽车发动机一直运转的话，那么很快一氧化碳就会要了我的命。很多人就是利用这种办法自杀的。诗人普利策奖得主安妮·塞克斯顿，就是这样离世的。

我前面说过，健康成年男性和绝经女性是最不容易患上贫血症的两类人群，原因就在于我们身体对铁的消耗机制。成年男性和绝经女性不会再生长，不会再怀孕，也不会再经常流血。血红细胞一般在120天左右会老化消失，但其中的铁会留下来。这些铁会被输送到骨髓，成为新的血红细胞中的血红蛋白。不管出现多么少量的铁流失，身体都会通过吸收膳食中的铁得以补充。绝经女性和成年男性的贫血症，大多数情况下都意味着身体有隐性出血。找出血液流失的真正原因，比如结肠直肠癌，要比去治疗贫血症重要得多。

一说起身体的成长发育，人们往往会首先想到肌肉需要蛋白质，骨骼需要钙质。但其实随着我们不断成长，身体的血液总量也在不断增加，相应对铁的需求量也就不断增加。因此，我们需要关注儿童、城市婴幼儿以及孕妇的缺铁性贫血症。

目前关于铁的建议摄入量数值，就反映出了男性和绝经女性要比孕妇和哺乳期女性要少。绝经前的女性建议每天摄入18毫克；男性 8 毫克，而且整个成年期都不必变；绝经后的所有女性也建议 8 毫克。关于男性铁的建议摄入量数值，从 1980 年到现在，降低了 33%。这一点反映出的正是担心铁的过量摄入。

编者注：我国铁推荐摄入量成年男性为每天 12 毫克，18~49 岁成年女性每天 20 毫克，50 岁以上男性和女性均为每天 12 毫克。

很显然，为确保我们自己血液中有足够的铁，似乎最佳办法就是摄入其他动物的血液，其实万万不可。这种做法很危险，会导致疾病从动物传播到人体，只有小说里写吸血鬼“德拉库拉伯爵”时才会这么写。现实这样做就可以了：我们吃动物的肌肉，就可以造血。约 99 克牛肉，就含有约 6 毫克铁。而且血铁，或者更确切一点叫血红素铁，非常容易被人体消化道吸收。还有一个额外好事，只要膳食中存在少量的肉类或鱼类，就都将有助于非血红素铁的吸收。非血红素铁，是指粮食、蔬菜和水果中的铁。正因为如此，其他方面都健康的人，只要每周吃上几次肉，就可以确保体内有足够的铁质。

肉食者可以做到铁质充足，并不意味着严格素食者就一定会贫血。实际上，调查研究发现那些吃各种水果、蔬菜和粮食的素食者们并不缺铁。决定非肉类中铁质吸收的最关键一点就是维生素 C，维生素 C 可以促进非血红素铁的吸收。因此，吃上一份铁强化燕麦片，再喝上一杯橙汁，就是一份既美味又营养的早餐搭配。素食者的其他铁质来源，还有各种干果、各种豆类以及黑巧克力。“黑巧”是我的最爱。

铁中毒，有两种形式。其中最容易理解的一种形式，就是单纯铁过量。正常人体的消化道能够阻挡过量的膳食铁质，因此在大多数情况下，对大多数人来说都能够免于铁中毒。但我们也要知道，消化道这一防线有时候也会被击穿。南非的土著班图人，就是这方面的一个典型案例。

欧洲殖民者把各种钢制乐鼓引进到南非后不久，土著班图人就开始把那些用旧了的钢鼓作为容器来酿造啤酒。几年过后，发现爱喝啤酒的班图人肝硬化的发病率非常之高。肝硬化，就是酗酒者的杀手。但班图人肝硬化多发的主要原因却并非酒精，而是因为啤酒中过量的铁。在酿造啤酒的过程中，钢鼓容器的铁质慢慢渗入到了啤酒里。

鉴于美国对铁质补充剂的极力宣传，以及可以很方便地买到这类商品，但有关铁中毒的报道却不多见，这一点很值得引起注意。看起来我们大部分人，虽然摄入量都超过了铁的建议日供应量（RDA）的好几倍之多，但都没有出现什么明显的危害。这并不是在鼓励大家这么去做。最近，一家全国性的营养补充剂厂商的广告声称，4 片铁补充剂，就可以提供建议日供应量（RDA）的 639%。我还在网上发现一本关于营养的书籍，信誓旦旦地宣称，“怎样把你意粉酱中的铁质含量提升至建议日供应量（RDA）的 8 倍以上！”广告也好，书籍也罢，它们都没有给出摄入过量铁质的理由，而铁过量是有潜在毒性的。

如果仅仅是因为铁的摄入导致了铁过量的话，那么这事就非常简单了。但事实上，正如我们生命的其他方面一样，遗传因素在铁过量这个问题上也起着一定作用。有 10% 的美国白人，携带一种影响铁质吸收的基因，维克多 · 赫伯特称之为“载铁基因”。每 200 人中就有 1 人会获得父母的这种基因，因此铁中毒将是无法避免的现实危险。这种病叫血色沉着病。具有讽刺意味的是，血色沉着病的早期特征就是容易疲劳，跟铁质缺乏很相似。不过，随着病程进展，心脏、肝脏和胰脏的功能都会受损。血色沉着病的治疗方法，就是定期放血，这看起来也是挺怪异的。

> 已故的贫血症研究先驱威廉·H·克罗斯比这样说过：“铁质缺乏症一直被渲染为一种公共健康风险，而作为真正风险的血色沉着病却一直在被淡化”。

说了这么多，治疗原则就一句话：不要用铁去治疗贫血症，因为铁有潜在毒性，除非你清楚知道自己确实缺铁。缺铁性贫血，很容易就能通过化验得以确诊。在没有贫血症的情况下去使用铁的补充剂，不管是片剂还是液剂，对于男性和绝经妇女来说都不是什么好事。近期的流行病学研究表明，这对于绝经妇女尤其不利。

“爱荷华州女性健康研究计划”开始于 1986 年，参与的女性共有 38 772 人，年龄在 55 岁到 69 岁，跟踪研究 15 年。该项研究的公开目的，就是探索膳食补充剂与死亡之间的相关性。在研究进行期间，有约 40% 的参试者去世。关于铁补充剂，我这里引用该项目的首席作者、明尼苏达大学公共卫生学院的雅科·穆尔苏的话：“需要特别关注，铁质补充剂与死亡风险的增加有很强的剂量相关性。”剂量相关也就意味着，女性摄入的铁越多，风险就越大。

如果想避免贫血症，那么膳食中的铁对我们来说就必不可少。这种观念完全正确。不过，这么想又过于简单了。现在人们知道，铁参与着人体多个生化过程，只不过其中最明显的一个是与血液相关。认识到问题的复杂性，我们就不会再认为，铁越多越好了。只有对孕妇来说，才有理由认为，使用铁的补充剂是个好事。而对于其他人来说，膳食中只要有少量肉类和足够维生素 C 就可以保证铁的摄入量得到满足。焦虑、疲劳或者体育活动，都不能成为每天食用铁补充剂的理由。虽然我们大家都想做自己健康的主人，但贫血不贫血这件事必须要由专门的检验机构来决定。对于我们绝大多数不贫血的人来说，使用铁的补充剂未必是明智做法。

第七章

肥胖

——啥样才叫胖？眼见为“胖”

如果一个外星人被派到地球，来调查一下美国人的常见疾病，那么他的结论一定会很怪异。是的没错，癌症和各种心脏病，无疑是两个最大凶手；艾滋病，虽然已被认为是一种慢性疾病，但仍是人们的心头大患。但是，媒体分析以及对大众的思想跟踪调查都显示，美国人不论男女，最大的担心却都是体重问题。我们的天外来客会发现，在任何时刻都有四分之三的美国女性认为她们自己太胖了，而且都正在“节食”。美国男性的情况稍有不同。实际上，在25岁左右之前，男性都在以不同方式让自己体重增加，而后也都开始节食，尽管男性不像女性对自己那么狠心。

想避开肥胖这个话题都很难。媒体上到处都是穿着比基尼或者“速比涛”泳装的大胖子形象，不管是逛沃尔玛商场的平民百姓，还是住在加州马里布或地中海里维埃拉的名流大腕。看到名流大腕们也都不怎么苗条的体型，我们也许会感到一些安慰。而另一方面，我们在电视和时尚杂志上常见的那些模特们又给我们留下了这样的印象：只有通过饥饿节食才能获得理想的身材，甚至还要加以药物疗法才行。另外一些其他严肃机构，如美国疾病控制与预防中心（CDC），也在经常告诉我们，肥胖是美国以及世界各地正在流行的现象。

在人类历史上的多个地区和多个时期，肥胖往往是人们所追求的目标。肥胖是财富和权力的象征。晚年的英国国王亨利八世，可算当时的海报型男（亨利八世身材极胖）。这种社会中最成功的人士，也就是食物多得吃不完的那些人。在那个时代，富人们才不会去开豪华的宾利汽车或兰博基尼跑车到处炫耀。相反，他们只干一件事儿，就是把自己吃胖。而如今，有多个原因让我们不再把肥胖当成地位的象征，而去追求普遍意义上的健美。其中最重要的一个原因就是，肥胖是一个几乎人人都能实现的目标，不再成为地位的象征了。比如在今天这种社会，就连穷人都能吃得饱变得胖。确实，穷人还真是往往都很胖。肥胖，现在已经被视为缺乏自控能力而不是富有。身材苗条，在医学上也有它的道理所在。现在的普遍观点认为，肥胖就等于不健康。

既然我们社会对肥胖如此关注，那又如何解释从整体来看，美国却在变得越来越胖？美国的肥胖人口比例，从 1976 年的 14%，增加到了 2012 年的 35%，这差不多相当于 1 亿左右的人口，误差顶多几百万。其中儿童肥胖尤其令人关注，因为肥胖儿童很有可能长成肥胖成年人。在分析这种趋势的原因以及我们个人应该如何去做之前，我们需要先给肥胖下个定义，以及明确衡量肥胖的最佳办法。

最常用的肥胖指标就是体重指数（BMI），这个指标反映的是身高与体重的关系。我先拿自己作为例子。我身高 1.83 米，体重 178 磅（80.9 千克）。那我的 BMI 指数 = 体重（kg）/ 身高（m）的平方

BMI 结果是：80.9/（1.83×1.83）=24.2。

美国疾控中心（CDC）给出的标准如下：

BMI	分类
低于 18.5	体重过低
18.5 到 24.9	健康体重
25 到 29.9	体重超重
30 或以上	肥胖

注：中国的标准与美国略有不同，18.5~23.9 为健康体重，≥24 为体重超重

那么我的 BMI 指数 24.2 行吗？按照上面美国疾控中心的标准，答案是勉强行。但我 21 岁的时候，我是大学橄榄球运动员，身强体壮，比现在还要重 15 磅（约 6.8 千克），BMI 指数为 26.2。按照美国疾控中心的标准，我超重了。这就让我们看到了 BMI 的问题，它不能很好的适用于所有人。考虑一下马拉松运动员以及职业橄榄球运动员。根据最近对美国奥林匹克马拉松运动员的测试，他们平均身高约为 1.78 米，平均体重 147 磅（约 66.7 千克），BMI 为 21.1，按照标准非常健康。再看在 2014 年的“超级碗杯”，西雅图“海鹰队”的内

线防守队员，平均 BMI 为 36.1。我们再来看一下另外一个运动员迈克·泰森，前重量级拳击冠军。他身高约 1.78 米，体重 233 磅（约 105.6 千克），全盛时期 BMI 为 33.5。大卫·鲍威尔在《经济学人》杂志上这样说过：“我才不认为迈克·泰森是过度肥胖。”

那么我们是否能这样下结论说，马拉松运动员很瘦、但很健康，而职业橄榄球运动员和有些拳击手都很肥胖、很危险？答案是决不能这样说。相反，我们必须这样说，BMI 在具体到个人情况时有可能会产生误导。1943 年，路易斯·都柏林说，“不存在一组理想的体重数据以及与之相应的理想身高。”他是美国大都会保险公司的首席精算师，也是《男性和女性的最佳建议体重范围》一书的作者。

BMI 的问题就在于不能反映出体重的各个组成部分在脂肪、肌肉以及骨骼之间的分配情况。而我们所感兴趣的正是脂肪，因为是脂肪所占的那部分体重导致了所谓的代谢综合征。不过，BMI 仍然是一项很有用的参考指标，你自己可以计算一下。

尽管人们常常津津乐道于当年那个所谓的“黄金时代”，但仅就健康方面而言，那些日子还真没有什么值得夸耀的事情。不过，对于 BMI 指数来说，2014 年出现了一道曙光。跟美国疾控中心一样，世界卫生组织（WHO）把健康体重的 BMI 指数定义为 18.5 到 24.9。澳大利亚迪肯大学的简·温特（这个温特可不是我亲戚）及其同事们，对此有不同的结论。他们研究了 20 万名 65 岁及以上人的数据，发现 BMI 与病病的关系成 U 型分布，也就是两侧高，即太瘦或太胖都不健康。对于肥胖的一侧来说，只有当 BMI 超过 27.5 以后，发病率才明显上升，看来世界卫生组织的健康体重范围不适用于老年人。

另外，还有一个不花钱的衡量办法，就是腰围臀围比（WHR）。腰臀比的优点，就是它更好地反映出了身体脂肪的分布情况。总的来说，“梨型”身体要比“苹果型”身体要好。WHR 要比 BMI 能更好地反映出多种健康风险。腰臀比的建议范围取决于给你建议之人，但一般来说，WHR 超过 1 说明你的腰围大于你的臀围，就不好。美国疾控中心建议的健康腰臀比是：女性 0.8，男性 0.9。有人在琢磨进化论在塑造人类行为过程中的作用，认为更招女人喜欢的男人腰臀比还要低，大约在 0.7 左右，也就是约 56 厘米的腰围和约 81 厘米的臀围。

尽管身高体重比和腰臀比对流行病学研究很有用，但我们这里所关心的是作为个体的你和我。为此，我给大家推荐另外两项指标。

第一项指标是镜前裸身测试，即如果你看到自己身上长嘟噜肉了，那就无疑说明超重了。波特·斯图尔特法官对色情的定义也同样适用于判断肥胖，他说：“我跟你说不清楚什么叫作色情，但你要是让我看上一眼，我就知道它是不是。”

作为科学家，我喜欢用一个更直观的方法来验证我的肉眼判断。即第二项指标，穿衣对比测试：即用几条旧裤子来做实验。这个方法来自于我当年比较年轻、对自己身体还比较满意的时候。不管岁月待我如何，只要我还能穿进那条作为参考的旧裤子，只要我在镜中的全身形象还不是那么难堪，那就说明我对身体脂肪的控制做的还算过得去。就我而言，那条旧裤子和镜子，都在告诉我相同的事情：在我这个年龄，我的体重应该比五十岁时再轻 15 磅（约 6.8 千克）。因此我当前的目标体重应为 178 磅（约 80.7 千克）。有一定年纪的男性读者会注意到，跟发生在我身上相同的现象，即卡尔文·特里林所称的屁股消失综合征（DTS）。男性在变老的过程中，身体脂肪堆积的位置会逐渐发生变化，而且这种变化还不是那么容易察觉的：屁股越来越小，大腿越来越细，肚子越来越大。

让我们想象一下，在逐渐变老过程中，如果不是维持甚至减轻了体重，那么结果该多么吓人。在过去的五十年中，如果我不是减轻了17磅（约7.7千克），而是每天多吃十卡路里，相当于每年多吃3652卡路里，体重增加一磅，即每年增加一磅，那我今天的体重将达到248磅（约112.5千克），BMI就是32.6。那我就肥胖了。肯定也穿不进那条旧裤子了。我说过，仅仅一盎司（约28.4克）可乐汽水或者仅仅三颗“M&M”巧克力豆，就含有10卡路里的热量吧？小事情说明大问题。（如果你不想拿旧裤子做参考，那么拿别的衣服也没问题，只要那件衣服是你当年对自己身材最满意的时候穿的。）在下一章，我们将进一步讨论这个等式，3600卡路里等于一磅体重的增加或减少。与其他事情一样，这事儿也不简单。

不过我还要提醒大家一点，年纪增长而身体还能保持不胖，也有一个不好的地方，那就是如果像我一样节俭，那么你就会发现你永远都在穿着一些旧衣服。多年以前，部分原因是为了响应我太太的那种观点，“任何不带标签的衣服都是旧衣服，都应该捐献给慈善机构”，我给自己买了一身非常高档的“布鲁克斯兄弟牌”西服，穿去参加1985年我大女儿在美国烹饪学院的毕业典礼。今天，虽然稍微紧了点，但这套西服我还能穿呢！

假想一下你在各个方面都失败了：旧衣服穿不进去了，镜子说你肥胖了，BMI和WHR也都超标了。这时你会怎么办？减肥的理由就两个：健康因素和容貌因素。这第二个因素我们留到下一章去讨论。至于第一个因素，你需要做的就是去看私人医生，定期检查身体。

（我意识到，假定每个人都有一位私人医生似乎过于乐观。不过我猜测，本书的读者们还是要比一般大众更能做到这一点。）体检无须花哨全面，不用做各种乱七八糟的检查和拍片，只须仔细看看过往的病历，检查一下身体的现状，再验验血就行。即使那些体重属于正常范围的人，也能够从体重减轻获得益处，因为有些明显症状在体检时医生一眼就能看出，我们把这些症状，统称为代谢综合征，它包括：腹部脂肪过多、高血压、糖尿病、胆固醇和甘油三酯过高。这其中的每一项都是心脏病的风险因素。要是再叠加一起，分分钟会致命。

如果不是凭理性而是凭直觉，我们大多数人都知道，肥胖在不同人群中的分布是不均衡的。例如，在2006年，威斯康星大学的赖斯里·舒尔茨和她的同事们基于BMI指标，观察到居住在亚利桑那州的皮马族印第安人，70%都满足美国疾控中心的肥胖标准。另外，这些土著的印第安人，患有世界上最高比例的2型糖尿病，我们可能得出结论是由于他们的基因造成的。事实上，也确实发现了基因相关的因素。但是，正如舒尔茨医生敏锐的发现，居住在美国亚利桑那州的皮马印第安人与居住在墨西哥的马德雷山脉地区的皮马印第安人，共享一个非常类似的基因库。但与他们的美国亲戚相反，墨西哥这边的皮马人，糖尿病和肥胖发病率都非常低。鉴于本书主旨限于讨论老龄化问题，而众所周知，年龄是糖尿病的另一个风险因素，我们就来重点看一下，该研究中，即55岁以上的皮马族老年人的情况。在墨西哥，该人群的糖尿病发病率仅为8.3%，而在美国的亚利桑那州，发病率达到了惊人的82.2%。我们如何解释，这些基因完全相同而发病率迥然不同的现象呢？舒尔茨博士的结论是，主要差别在于饮食和体力活动。墨西哥的皮马人每天消耗的能量是亚利桑那皮马人的五倍之多。亚利桑那皮马人的饮食都是高脂肪，有些人称之为“现代美国饮食”。而在墨西哥，其传统饮食则为低脂肪、高碳水化合物，主要由豆类、土豆类以及由小麦面和玉米面做的薄饼。对这些皮马印第安人来说，基因并非命运的主宰。

对多数其他人来讲，收入、种族、营养以及文化这些因素互相交织、互相影响。我们来看一下密西西比和康乃狄格这两个州。按人均 GDP 来讲，密西西比是美国最穷的州，康涅狄格是最富的州。心脏病、糖尿病、儿童肥胖和成年肥胖，在密西西比州都是最高的。密西西比的预期寿命是全国最低的，密西西比的居民要比康涅狄格的居民平均少活五年。在体力活动和水果蔬菜的消耗方面，密西西比也都是最低的。康涅狄格州的肥胖率，按 BMI 指标计算为 21.8%，而密西西比州为 34.4%。这两个州的对比数据以及美国和墨西哥皮马印第安人的例子都在明确告诉我们两点事实：

> 一，多种因素相互交织，共同影响我们的身体形态；二，不管我们的先天基因会如何影响身体，肥胖及其相应问题在很大程度上还在我们人类的可控范围之内。

在下一章，我们将讨论为什么对有些人来说，减肥与保持是如此艰难。以下在讨论几种饮食方式的时候，我会给出一些建议，并且还会告诉大家我是怎样做的。但在此之前，我要再多介绍点有关脂肪的科学知识，尤其是从医学上来讲对人体很不好的腹部脂肪，还要讲为什么说肥胖是威胁生命的疾病。

对于综合征这个术语，大家已经越来越熟悉了。所谓综合征，是指用来定义某种疾病的一组体征和症状。例如，我们现在知道，艾滋病就是由人类免疫缺陷病毒引起的，我们的免疫系统受损了，抵抗感染的能力降低了。在本章开始，我曾提到另外一种综合征——代谢综合征，即过多的腹部脂肪、高血压、糖尿病、胆固醇和甘油三酯异常。要注意，传统糖尿病与代谢综合征所包括的这种糖尿病不同。传统糖尿病是自免疫失调，也就是说胰腺细胞被破坏不能生产胰岛素。这种糖尿病，以前被称为儿童糖尿病，就是为了区分成年糖尿病。现在我们已经认识到，传统糖尿病与成人糖尿病具有本质的不同，这项研究，是由弗雷德里克·班庭和查尔斯·贝斯特两位研究人员做出的。他们俩人于1921年发现了胰岛素。传统糖尿病，是身体无法生产胰岛素；而成年糖尿病，是身体对胰岛素不再敏感，即使胰岛素水平很高也不敏感，即胰岛素抵抗。

另外现在已知，儿童肥胖也能造成胰岛素抵抗，我们把这种胰岛素抵抗的糖尿病称为2型糖尿病，把传统糖尿病称为1型糖尿病，以示区别，这两种类型糖尿病给身体带来的后果同样糟糕。

如果人类免疫缺陷病毒造成了艾滋病，那么会不会也有一个类似的因素造成了代谢综合征呢？对这个问题的回答，仅仅始于十多年前，而且它的指向也越来越令人震惊。现在已经清楚，我们身体的脂肪组织，并不像过去长期以来人们所认为的，仅仅是一个用来储存能量的地方。我们身体的脂肪细胞，组成了一个巨大的内分泌器官，它能分泌多种因子调节多项人体功能。虽然还有很多地方不清楚，但现在明确知道，如果这种分泌的平衡被肥胖所打破，那么就将引发一系列不好的事情。我倾向于同意近期的这样一种假设，即肥胖不仅是代谢综合征的表现之一，它还是代谢综合征的根源。2013年6月，美国医学会（AMA）在其年会上宣布正式确认，肥胖是一种疾病。美国临床内分泌医师协会和美国心脏病学会，在此之前也早已宣布，肥胖为一种疾病。

并非所有人都对把肥胖称为疾病感到高兴，例如美国肥胖宽容促进会，该会的目标就是致力于结束体型歧视，认为给肥胖贴上疾病标签，是对超重和肥胖人群的侮辱。琳蒂 · 韦斯特这样说："作为肥胖儿童，已经够难受的了，现在政府还来添堵，说肥胖是流行病。要知道，这世界上的胖人千差万别，一百万个胖子就有一百万种差别。"还有人认为，把肥胖以及其他各种成瘾症状，比如酗酒，都定义为疾病，会让那些受害者更加感到孤立无助。但，依我看来，这样的定义远远利大于弊。

也许我对于肥胖后果的图像，描绘得还不够生动，或者你体瘦如柳、身轻如燕，觉得肥胖跟你关系不大。那就让我先来告诉你，仅仅这个疾病的一个方面在经济上就可能造成严重后果。没有一个纳税人能够逃避医疗保险费用，即使你身体健康。也没有一件事儿能像肾病这样，能够说明我们社会作为一个整体在对待慢性病上的态度了。肾脏有一对儿，它们的功能就是清理血液中的毒素和废物。一旦肾功能受损，我们就只有两个选择——肾移植和血液透析。透析，就是通过机器来净化血液。

流行病学的研究早已得知，肥胖尤其是过高的腰臀比和糖尿病，是肾衰竭的因素之一。目前，有大约 60 万美国人在接受定期血液透析，这要多亏 1973 年 7 月 1 号出台的联邦政策。这些透析费用都在由政府买单。"晚期肾病计划"是"医保计划"（译者注：美国老年人医疗保险制度）的一部分，但也适用于所有年龄段的患者。2011 年，"晚期肾病计划"让我们所有纳税人付出了 270 亿美元，占美国整个"医保计划"支出的整整 6%！让我们暂时回到科学。越来越多的证据表明，在美国，相当大一部分的肾衰竭都跟肥胖有关，背后的原因就是炎症。而炎症的媒介就是脂肪连接蛋白（脂联素）以及相关脂肪细胞的促炎分泌物和抗炎分泌物。

说到肥胖的广泛流行，很多人都会对此不屑一顾，说不可能有办法，通过让人们少吃、少喝、多运动来减少能量摄入和增加能量消耗。有些政府当局，对此甚至大开绿灯。例如，英国首相托尼·布莱尔和戈登·布朗的首席科学顾问大卫·金爵士，2011 年就在《柳叶刀》杂志发表他的观点“现在肥胖流行，不是因为人们太懒，也不是因为人们吃得太多，而是因为我们的生物科学已经跟我们的社会脱节了。”博伊德·斯温伯恩，一位澳大利亚的业界权威人士，也在《柳叶刀》杂志上说，“肥胖是人们对所处的周围致胖环境的正常反应。”至于我们该怎么办，我们来看看这些人都是怎么说的吧：有的说节食没有用，有的说多吃健康食物也没用，有的说减肥速度和体重保持理论是错误的，有的说通过公众健康措施来扭转人群肥胖流行还没有成功的先例（这话又是那个斯温伯恩教授说的）。

我相信，无论对个人还是整个社会，让大家认识到肥胖是一种后果可怕但可以预防的疾病，这种健康教育只是我们应该采取的众多措施中的一环。上面我所讲的密西西比州和康涅狄克州的鲜明对照，已经清楚表明了，贫穷、教育和社会宽容对肥胖流行所造成的影响。要是能像抵制吸烟运动那样来一场肥胖教育运动，将给我们以巨大的希望。这场运动，应传递一个核心信息：肥胖是一种可以预防的疾病，肥胖的后果非常可怕。跟吸烟一样，肥胖的后果也可以用多种方式形象地展示出来，比如一位接受机器透析的肾病患者，一个因糖尿病而截去四肢的人。因为肥胖的负面效果会随年纪增大而加剧，在我们年轻的时候，在后果还没有变得不可挽回的时候，就要认识到，肥胖是一种慢性疾病，这一点尤为重要。

政府在控制肥胖中的角色是一个会引发争议的话题。各种说法诸如“事儿妈政府”“食物管制纳粹”等，大帽子多的是。我们吃啥还要政府来管？这里，烟草再一次提供了一个很好先例。当年，纽约在全市餐馆中戒烟的时候，有人说烟草行业将遭受毁灭打击。结果烟草行业并没有完蛋，而我们这些不吸烟的人，在就餐的时候，却能够正常呼吸了。遗憾的是，纽约市长迈克尔·布隆伯格提议的反对大包装含糖饮料的运动，并不是那么成功。对香烟逐年增加的税负，看起来有助于逐步减少吸烟这种最危险的嗜好。可以预见，要是对含糖饮料也采取类似的税收政策一定会遭到饮料生产厂家的强烈抵制。例如，在2010年，美国加州里士满市提出动议，向汽水饮料课税。结果饮料行业拿出了280万美元来反对这个措施，这相当于该市的每个男性、每个女性和每个孩子，每人掏了27块钱。这个税最终未能加成。我们社会作为整体与肥胖斗争的前景如何现在还不好说，但本书关心的是作为个体的你和我。下一章，我将告诉大家，你我，能为自己做些什么。

编者注：我国居民膳食能量需要量（EER）18~49岁男性每天为2250千卡，女性为1800千卡；50~64岁男性每天为2100千卡，女性为1750千卡；65~79岁男性为2050千卡，女性为1700千卡；80岁以上男性每天为1900千卡，女性为1500千卡；孕早期需要量为1800千卡；孕中期需要量为2100千卡；孕晚期需要量为2250千卡；哺乳期需要量为2300千卡。

第八章

减肥与保持
——别老说节食减肥了

1961年，市面上出现了一本书，叫做《热量不重要》，该书作者名叫赫尔曼·托勒。《时代周刊》杂志介绍说，作者出生在罗马尼亚，现住在布鲁克林区，是一位产科医生。该书先后印刷了多个版本，最终销量多达两百多万册。托勒医生认为，我们之所以变得肥胖是由于碳水化合物代谢带来的一种邪恶副产品。他给出的解决办法是，高脂肪、低碳水化合物食物，再加每天补充红花油胶囊。1961年那个时代，FDA要比现在管控严厉得多。那时候，本书第二章所讲的《膳食补充剂健康与教育法》还远未出台。托勒医生的书出版后不久就遭到美国FDA局长的谴责，指该书是一派胡言。后来托勒医生因为推销红花油胶囊被判处邮递欺诈罪，科以罚金并且被处以缓刑。现在，这本书早已绝版，书的作者也去世久矣，但该书阴魂未散。《热量不重要》是很多膳食补充剂生产厂家的梦想，也是很多膳食类书籍赖以销售的巧言承诺，这真是滑天下之大稽。

在前一章，我稍有提到经济、教育、文化等因素对某些社会群体肥胖的影响。除了要记得上述这些因素的重要作用之外，我们还必须知道另外一项重要因素，那就是我们的先天基因。有些人天生五大三粗，身体就像俄罗斯举重运动员那般，却偏偏要去羡慕莫斯科大剧院那些芭蕾舞女演员们的杨柳细腰，那只能是自寻烦恼、徒劳无益。这种无法改变的事实是很多关于减肥的悲观说法基础，也往往是减肥不成功人的现成借口。下面我们就来讨论一下，我们人和人之间的这些差异。

1990 年 5 月 24 日，《新英格兰医学杂志》发表了一篇文章，其标题很有煽动性——“同卵双胞胎长期过量饮食的反应研究”——作者是加拿大拉瓦尔大学克劳德·布查德以及同事。他们打算研究基因是如何决定我们的体重的。他们的研究对象是十二对同卵双胞胎。同卵双胞胎的基因组成完全相同，在为期 100 天的实验过程中，这些双胞胎们都被喂食总热量达 84 000 卡路里的食物，这远超他们身体所需。

还记得我们那个简单公式吧，3600 卡路里等于体重增加一磅。这就意味着所有的研究对象体重将会增加 23.3 磅（约 10.6 千克）。事实上，他们平均体重增加为 17.8 磅（约 8 千克），比预期的少了 24%。但是每个人体重增加的范围都不同。实验结束后，其中一个人只增加了 9.5 磅，比预期的少了 40%。而另外一个人体重增加了 29.3 磅（约 13.2 千克），比预期的多了 26%。同样明显的结果表明，在每对同卵双胞胎之间，体重增加的差异和身体脂肪分布的差异都很小。

反而在不同的双胞胎之间，这些差别要大得多。

布查德医生的研究小组于是得出了一个明显结论：我们的基因在对过量饮食上起着重要的作用。他们还进一步认为，基因因素也许还会影响我们的静息能量消耗，即基础代谢率（BMR）。一个静止状态的成年人，其基础代谢率最多会达到总能量消耗的70%。具有讽刺意味的是，对于基础代谢率低的人来说，当处于食物短缺环境时，这是个有利条件。但当处于食物丰富环境时，却更容易变得肥胖。而今天，我们很多人所处的环境，恰好是食物丰盛的环境。

无论我们各自的基础代谢率有多大差别，如果我们的减肥计划还是在原来代谢率水平上进行的话，不管体重是减轻了或是增加了，这个计划都不会成功。要知道，基础代谢率是可以受摄入热量的多少影响的。通过坚持不懈地减少食物摄入量，我们身体就会变得更加高效地去使用热量，身体基础代谢率就会相应降低。

荷兰研究人员珍娜德·布尔博士和她同事们的研究成果就很能说明这个问题。他们针对十四名平均体重在206磅（约93千克）的女性，做了一个实验，每天让这些女性摄入1000卡路里的热量，为期八周。结果显示，她们的平均体重减轻22磅（约10千克）。不过在实验期间，她们的基础代谢率降低了15%。基础代谢率降低这种变化的实际意义就是，为了维持体重的减轻，这些女士们，就必须要坚持比以往吃得少才行。

基础代谢率在决定我们身体能量的需求上发挥着重要作用，而且它会随着食物摄入的过量或不足而变化，这些事实导致了“设定点”理论的出现。这一理论认为，也许我们的身体能自我调节体重，就像我们能自我调节体温或调节血液二氧化碳浓度一个道理。因此，我们每个人或许都有一个预先设定的成年体重。在此设定值上下的任何波动都会引起身体的反应从而启动补偿机制，比如改变基础代谢率。那些我们称为肥胖的人群，也许就是因为人家的自然体重设定点与我们流行的所谓苗条好看的标准不一致而已，或者与现代医学所认为的健康标准不一致而已。

有些人，包括一些体重超重的专业人士，都把设定点这个理论作为不去减肥的借口。他们说，我们有些人天生就是胖，有些人天生就是瘦，我们对此无能为力。但大量科学证据不支持这种说法。我们或许能接受存在一种维持身体脂肪恒定的生理机制，以及个体脂肪水平差异是由基因所决定的，而这些差异又会触发那种调节机制的理论，但没有理由可以得出这样的结论：减肥对一些人来说是不可能的。对少数幸运的人来说，减肥并不是什么难事。实际上，只要坚持拿出耐心和自律，实际上我们所有人都能够实现理想体重。

我要向你推荐的减肥与保持计划，基于以下两项不可动摇的原则：一是热量，二是锻炼。用大白话来说就是，如果你摄入的食物，超过了你身体能量所需，体重就会增加；如果你摄入的食物，不满足身体能量所需，体重就会减少。

为什么我用“不要再说节食减肥（diet）了”作为本章副标题呢？其实，diet（膳食）这个词儿，是一个非常合适的字眼，它源于希腊语的 diaeta，意思是生活方式。在英语中，它指的就是我们的日常饮食。不幸的是，在今天 diet 这个词儿，也常常用来表示节食减肥，比如说“我正在节食呢”。有些膳食方式，例如下面我们将要讨论的抗高血压饮食和地中海饮食，都是靠谱的，它们都是基于现代营养学原理，但还有很多其他膳食方式，我在别处说过就是迷信传说。这些迷信传说的编造者们，正如之前的托勒医生，都声称发现了前无古人的营养学秘笈，这种秘笈不需要你自己做任何付出，也就是说不费吹灰之力就能减肥成功。

我不会让你去节食减肥，相反，我想让你调整你的生活方式，减掉多余体重，使其保持在健康范围。这个调整是应该坚持一辈子的，但又不是死板不变的。我们的策略，就是要随着环境的变化而变化：比如旅行期间、婚礼上、节假日、庆典上、患病期间等。在我们变老的过程中，为了保持合适体重，我们要做诸如此类的各种调整，但有关能量摄入与消耗的理论原则，我们要坚持不动摇。在没有比减肥更好的字眼出现之前，就让我们这样说好了：从现在开始，我们将不断地改变我们的生活方式，直到生命结束。

为什么关于节食或减肥的书还是层出不穷？关于体重控制的原理，大家不是都知道几十年了吗？答案说起来很简单，因为对大部分人来说，在大部分情况下想靠节食来控制体重并达到长期效果都是失败的。然而，我们所在意的就是长期效果。参加婚礼或同学聚会之前能不能减肥几磅下来，其实并没有长期意义。我们的长期目标是一辈子都保持一个理想体重。要实现这一目标，需要的是生活和饮食的常态改善，而不是生活节奏的随意打乱。要是按照已故的南森·普里蒂金或迪安·奥尼什所建议的那种超级低脂膳食结构来做的话，我就只能放弃与家人一起吃饭了，也不能再去我最喜爱的餐馆了。这怎么能行？

我要告诉你一种非常简单、可以毕生坚持的生活方式来控制体重并确保最佳营养。实际上，没人知道什么是最佳，但我们可以尽量接近最佳。在给出我的建议之前，先让我们来看一下市面上都已有哪些别人的建议。在一家叫做“WebMD”的网站上，你可以找到有关多达九十种不同膳食方案的评论。这些评论的作者都是同一个人——凯瑟琳·泽尔曼。她是注册膳食学家，公共健康学硕士，也是该网站的营养学负责人。她对每一种膳食方案都进行描述，并引用各种主流权威意见，最后给出她自己的公正意见。我知道 90 种方案，已经很不少了，但我还是觉得，泽尔曼女士要是把我最喜欢的那几个方案也加进去就好了。比如，“比华利山”方案、“最后一餐”方案、“喝水饱”

方案，这几个都是我上面提到的迷信传说的代表之作。对于讲究饮食的爱好者来说，这些看起来都挺过瘾。下面我们只挑出其中两个方案来讲，然后再说我们自己方案。

追根溯源，所有膳食方案可以分为四大类：一、高脂肪类；二、高碳水化合物类；三、平衡饮食类；四、胡说八道类。第四类我基本上无视，只是我要指出，第四类方案通常都是基于一些千奇百怪的原理，在营养科学上没有根据，也不被主流营养学家所接受。他们往往会打保票说，来自某个奇怪地方的某一种奇怪食物、或几种食物的大杂烩，或给你介绍一个来自保加利亚脊椎按摩师的革命性消化原理的最新发现、或某种新出土的古老秘方，让你想吃什么都行同时还能减肥。这类方案的宣传文字往往是这样的："你的医生在医学院没有学到的秘方，现在只需要 29 块 9 毛 5，即可包邮！我们迫不及待想与你分享这些秘密。"

在前面第六章，我们已经讨论过了营养的组成。我们知道，只有脂肪、碳水化合物和蛋白质这三种常量营养，才是我们体重所需关注的。值得考虑的因素有两个方面：一、在这三种常量营养素之间，能量摄入的分配比例；二、每一种常量营养素食物的特点。换句话说，该吃哪种脂肪，该吃哪些碳水化合物，哪些蛋白质对我们最好。有关脂肪、碳水化合物以及蛋白质各自所占的热量比例，其可接受的比例范围很广，有两种非常好的营养方案值得我们考虑，下面我们就详细讨论。其中第一种是地中海饮食方案，这种饮食方案中，多达 50% 的热量都是脂肪。第二种方案是抗高血压饮食方案（缩写为 DASH），这种方案的热量形式中脂肪只占 25%。其实更重要的是，如何在每一类常量营养素之内选择合适的食物。这样看来，上述两种饮食方案都在强调减少饱和脂肪的摄入量，增加单不饱和脂肪或多不饱和脂肪。饱和脂肪的主要来源是动物制品；不饱和脂肪的来源是植物油、鱼类、干果类以及蔬菜类。这两种不饱和脂肪，从营养学和体重控制的角度来看都是特别好的食物。选择某一种饮食方案或不选择某一种饮食方案，都应该与你目前的膳食结构或文化传统做到最佳匹配。很多饮食方案都自诩为革命性的，但我们对革命不感兴趣，我们追求的是你目前生活方式和饮食方式的不断进化。

我们先从高脂肪饮食方案讲起。你可能会以为，才不会有人建议这种方案来进行减肥和保持体重吧？法国“杜肯减肥法”的创始人皮埃尔·杜肯不是说过，脂肪是减肥者的绝对敌人吗？不是有很多人都谴责高脂肪饮食吗？其中最著名的高脂肪饮食方案，也许就是“阿特金斯饮食革命”，但“阿特金斯饮食革命”并不是我所指的那种高脂肪方案。相反，我们要考虑的是地中海饮食方案，或者更确切一点说是多种地中海饮食方式。因为地中海饮食方案有多种表现形式。它的地域范围从西边的西班牙直到东边的叙利亚。我们现在所指的这种典型地中海饮食方式是基于“第二次世界大战”后对希腊克里特岛地区的研究。其研究者是洛克菲勒基金会下的流行病学专家利兰·阿尔博。他发现，克里特岛人的主要脂肪来源是橄榄油。在本书第六章中我们知道，橄榄油与油菜籽油一样，都是单不饱和脂肪。不饱和脂肪有益心脏，而饱和脂肪对心脏不好。地中海饮食方式能有今天的突出地位通常要归功于美国生理学家、安雪·基斯。基斯医生对意大利南部地区极低的心脏病发病率感到惊讶，那个地区的主流饮食就是橄榄油，比如克里特岛地区。

“K”种口粮，也叫应急口粮，其名称很有可能就来自基斯医生的姓氏Keys。他为“第二次世界大战”时期的美军研制了这种军队口粮。

地中海饮食方式有很多优点，尤其是肉类较少，尤其是红肉，这样就会降低直肠/结肠癌和乳腺癌的风险。（本书第十三章，会有更多详细内容。）然而，地中海饮食方式被有些另类的鼓吹者给完全拒绝了。例如，迪安·奥尼许就建议：所有肉类都不要吃，包括鱼类，也不要吃植物油、干果以及植物种子。奥尼许的这种方案，脂肪形式的热量还占不到10%。相反，地中海饮食方式中，脂肪所占热量可达50%。基斯医生在1950年，这样给我们描述地中海饮食方式，他称之为“那不勒斯普通民众的饮食”，即“自家做的各式各样的面条，再配以西红柿汁以及奶酪碎，只是偶尔才点缀一点点肉类或者少量本地海鲜。一大盘儿各种豆子和短空心粉，新出炉的面包，面包上面从来不涂抹任何黄油之类的东西，大量的新鲜蔬菜，每周只吃两次少量的肉或者鱼，还有红酒，甜点总是新鲜水果。”地中海饮食的脂肪，主要来自于特级初榨橄榄油及各种蔬菜里的多不饱和脂肪。我们也看到，地中海饮食还包括了面条和面包，这些都是那些拒绝碳水化合物的人所谴责和抵制的东西。

1959年，安雪·基斯医生与他的太太玛格丽特合著了一本书，名叫《吃得好，身体好》。在书中，他们给出了如下的营养学建议：少吃饱和脂肪，少吃动物油，多吃植物油；多吃新鲜蔬菜、水果和低脂奶制品；少吃盐和糖。自从阿尔博医生和基斯医生时代开始到现在，很多出色的研究已经得出结论，地中海饮食在多个方面对人体都是有益的，可以延年益寿，可以避免心脏病、肥胖、2型糖尿病以及某些癌症。还有证据表明，地中海饮食方式可以减少智力衰退的可能性，甚至减缓阿尔茨海默病。虽然炎症在上述这些疾病中所起的作用还不明确，但我要指出，著名的安德鲁·威尔博士在他的多部著作里面所描述的抗炎饮食包括了地中海饮食的全部元素。

地中海饮食的特点并不复杂，也不需要特殊的烹调技艺。如果你热爱自做美食，有很多烹调书籍和菜谱可供参考。单是“亚马逊”网站上，这种书籍就有150种之多。其中最近出版了两本很好的书，有

2010 年出版的康妮·迪克曼和山姆·索提洛波罗斯合著的《地中海饮食大全》和 2008 年出版的南希·哈蒙·詹金斯和马里恩·奈斯泰尔合著的《最新地中海饮食烹调指南》。我要指出的是，康妮·迪克曼女士是美国饮食营养协会的前会长，奈斯泰尔博士是纽约大学营养学、食物学和公共健康学教授。这两位作者都并非业余人士。不过我必须说明，我本人不会做饭做菜，也都从来没用过这两本书。正如我大女儿老提醒我的那样，在自家厨房里，要想照搬菜谱做出美味的食物来，永远不是件容易的事。

1995 年，弗兰克·萨克斯和他同事们进行了一项研究，目的就是为了评估饮食方式对血压的影响。研究的题目，叫做“防止高血压饮食疗法研究”（DASH）。这项研究由美国国立心肺及血液研究所资助，实验将在美国多个主要医疗机构进行，研究对象包括 459 位成年人。研究目的，就是为了确定血压不是由单一营养决定，而是受多种营养共同影响。

他们比较了三种饮食方案。第一组是对照组，水果蔬菜和奶制品含量很低，脂肪只占热量的 36%；第二组增加水果和蔬菜，但脂肪含量仍维持在 36%，由于增加了水果和蔬菜，食物中的钙和钾显著增加；第三组是混合饮食组，这一组的水果和蔬菜也都很丰富，但同时增加了低脂肪的奶制品，减少牛肉、猪肉和火腿，增加禽类和鱼类。这种饮食结果，使得混合组的脂肪热量减少到 26%，但增加了碳水化合物、纤维和蛋白质。盐，即氯化钠，是引起血压升高的主要因素。这三种方案中的盐都完全相同，即大约每天 2900 毫克（本书第十四章将讨论高血压）。

抗高血压饮食的研究结果于 1997 年发表在《新英格兰医学杂志》上，对照组中增加了水果和蔬菜，明显的降低了血压。效果更明显的是混合组。大量的水果、蔬菜和低脂奶制品减少了饱和脂肪以及总脂肪含量。在一项后续研究中还发现，通过减少混合组的盐量三分之一，还能进一步降低血压。比钠的绝对重量更重要的是，钾钠比例，因为钾可以抵消钠的不利影响。幸运的是，抗高血压饮食方案中的水果和蔬菜都提供了大量的钾。

尽管抗高血压饮食实验仅仅进行了十一周，但是这项研究深刻地影响了美国农业部颁发的《美国人饮食指南》。自从 1997 年这项研究结果发表之后，很多后续研究也都表明抗高血压饮食的有益之处。它不但可以降低血压，还可以减少 2 型糖尿病，这一点要归功于这种膳食方式的抗炎效果。抗高血压饮食，可以防止青春期女孩儿肥胖，还可以降低直结 / 肠癌的发病率。跟地中海饮食一样，也有很多书籍介绍抗高血压饮食（DASH）的食谱。最近就出版了一本名叫《DASH 饮食行动计划》的书，作者是马拉·海勒。他是注册膳食营养师，宣传这种饮食方式多年。在梅奥诊所的网站上也有免费的抗高血压饮食（DASH）菜谱。我要再一次声明，我赞同的是科学，这些菜谱我没有亲自尝试过。

地中海饮食和抗高血压饮食，这两者的可贵之处都在于，它们吃起来也都很好吃。这二者都取材于日常食物，也都不需要你在饮食方式方面作出巨大改变，而且这两者都已经得到证实可以预防或者缓解很多疾病。这两种饮食方式的特点都是：大量的水果和蔬菜、全谷物粮食、低脂或脱脂奶制品、瘦肉、鱼类、豆类以及干果类。这两者的最主要区别在于脂肪含量，地中海饮食强调用特级初榨橄榄油作为主要烹调用油。这两种饮食都不使用各种蛋白质、纤维、锰、钾、钙等的补充剂。实际上，对这些单个营养补充剂的研究都表明，它们对减肥和身体健康没有什么用。

前面我讲过凯瑟琳·泽尔曼，她对“WebMD”网站上的九十种不同的饮食方案都给出了精彩评论。除此之外，还有一本杂志《美国新闻与世界报道》也喜欢搞各种排行榜，对膳食方案的排行也不例外。他们的“健康专家评选小组”最近给出了32个方案都不错。不出意料，排在第一名的就是抗高血压饮食和地中海饮食。名列前茅的还有一项来自梅奥诊所的方案。这些方案都很棒，唯一令我不太满意的一点是，该杂志在减肥方案的排行榜上没有把温特博士的“巧克力蛋糕和冰激凌饮食方案”也包括进去。这个方案是我在上一本关于营养与锻炼的书中写过的。你尽管去吃巧克力蛋糕和奶油冰激凌，只是每天不要超过1200卡路里，我保证两周之后你的体重和脂肪能够同样减少。与邓肯的饮食方案或者任何其他方案相比，其中的“秘密”就是将摄入热量限制到1200卡路里之内。遗憾的是，我写过的这个方案没啥营养。

以抗高血压饮食和地中海饮食为基础，我来介绍一下我自己的减肥与体重保持六步法。建议你还是要逐步形成自己的计划，找到你自己的窍门儿，做到保持必需的营养元素和每天监控体重。下面我给出自己的做法作为一个例子来说明问题。

第一步，按照第五章中的方案开始你的健身计划，在开始定期锻炼并形成规律之后，进入第二步。

第二步，想好你是想减肥，还是只想维持现有体重。参照前几章所讲的内容，测量一下你的体重身高比（BMI）和腰臀比（WHR），并进行镜前裸视和旧衣服试穿实验；

第三步，评估一下你目前的生活方式是否符合营养学，这可以通过记录你一周日常的饮食情况来实现。不要找“圣诞节”“光明节”或者家庭聚会期间，也不要找假期的时候。详细记录你所吃所喝的每样东西以及大致数量。这事儿做起来好像有点傻，难道我们还不知道自己每天都吃了什么、喝了什么吗？实际上，我们还真不知道！

第四步，以你的一周周记为基础，开始逐渐让你的饮食方式向抗高血压饮食或地中海饮食转变。多吃水果蔬菜、全谷物、低脂奶制品和瘦肉（最好不吃红肉），还有鱼、豆类和干果类。如果你还需要进一步的指引或者想尝试一下新的食谱，那么就去网上看看或者买一本我推荐给你的那几本书。

第五步，以你的一周周记为基础，开始减少下面食物的摄入。我强调“减少”，是因为我不赞同那种完全不吃。因为食物不是毒药，食物是用来享受的。不过还是要减少以下食物的摄入：

1. 含糖的饮料以及各种含糖的果味饮料（吃饭时或平时就喝普通水，当然如果你愿意，喝纯净水也可以）。

2. 深炸的油炸食品，其中最不好的就是炸薯条。

3. 加工过的零食。

4. 红肉（我老实坦白一下：纽约有一家叫做“棕榈”的饭馆，这是一家专门擅长烹制红肉的传统牛排馆。每年大概有三次，我会和家人一起到这个饭馆用餐，每次都吃一大块 8 盎司（约 227 克）的菲力牛排，再配上烤土豆和黄油。这是我的最爱啊！我说过食物不是毒药，食物是用来享受的。但我还必须承认，如果我不吃牛排，而是吃他们家同样美味的蟹饼，也许我现在的身体会更好点）。

第六步，现在按照上面第四步和第五步，转变了饮食习惯之后，就该考虑是要减肥还是要保持体重。只有到这个时候，你才需要一点儿器械的协助，即要有一个可靠的浴室体重秤。

（A）每天固定时间称一下体重。我是在每天早晨起来锻炼之前称体重。然后想好你觉得的理想体重是多少。如果哪天早晨发觉体重超过了你理想的体重，那么当天，你就减少热量的摄入，直到达到你的目标体重。这种减少体重的方式，并不是戒除任何不健康食品或者修改你的整体饮食计划，你要做的只是减少你的热量摄入总量。

只有少数幸运的人能够通过不减少热量的摄入来实现理想的体重。

另一方面，我们大多数人都有很多方法可以减少热量摄入。还是以我为例。在前一章我告诉过你，我的理想体重是 178 磅（约 80.7 千克）。如果今天早晨我称重，发现超了，那么我的早餐就会少吃一点，午餐和晚餐也要少吃一点。我不是不吃什么东西，而只是减少数量。比如，我可能少吃一块蛋糕，多吃一点水果。假如我离家出差一周，身边没有体重秤，回家之后发现自己体重为 182.3 磅（约 82.7 千克），这时，我就要采取更激烈的措施了。跟以前一样，我减少了食物摄入，但同时我还取消了每天的啤酒，直到我回到 178 磅（约 80.7 千克）！那我不馋啤酒了吗？当然馋。这种做法就会提醒我，任何偏离我的理想体重，都要立即改正，绝不拖延到明天。你不喝啤酒？那你就取消甜食、或者曲奇饼干、或者任何零食，都行。如果原因不明，我的体重比目标体重还轻了 1~2 磅（0.9~1.8 千克），那这不是我的大好机会吗？让自己去吃平时爱吃的食物，甚至去吃一次最爱的“罪恶食物”。平时故意比目标体重多减轻几磅，那么当假期来临，岂不快哉？

（B）如果你的理想体重比现有体重高出好多，比如说多了 20 磅（约 9 千克），以上的原则同样适用，只不过是时间会延长。既然你今天的状态不是一周之内形成的，那么你也就不应期望一周之后就能改变。大部分营养学家认为，每周减轻 2 磅（约 0.9 千克）是健康的和可行的。如果你觉得这减得太少，那你算一下，10 周就是 20 磅（约 9 千克）。同样，你的饮食方式，不管是抗高血压饮食还是地中海饮食，都不需要改变，只是所吃食物的数量减少了。一个简单的办法就是减少晚餐热量摄入 50%，这可以通过以下方式做到，如不盛第二盘菜，不吃甜品或只吃半份儿，柜橱里少放诸如饼干、蛋糕、薯片、奶酪片之类的零食。你不必要让周围充满这些诱惑，还记得吧，“特拉比斯特派”的修道士们才不会让他们周围出现什么艳舞女郎之类的诱惑。这事儿需要耐心，减肥有时很难受，但迟早会成功。你也许会想加长你的锻炼时间，前面第五章给出的计划，是每周锻炼三次。随着你越来越习惯于锻炼，你就可能想增加锻炼次数了。（我每周都做的有氧锻炼就是跑步，同时还有力量锻炼，隔一天一次。）但是，我们不能夸大锻炼对减肥的作用。除非我是超级马拉松运动员，或是电锯还未发明时代的伐木工，否则分分钟我会吃进去的要超过锻炼消耗的。记住，限制热量，永远是减肥的关键。

那么我们该怎么看待那些承诺快速减肥的饮食方案呢？这类方案的本质就是彻底取消碳水化合物，代之以脂肪和蛋白质，比如蛋类、奶酪和肉类。为了理解接下来会发生什么，我们需要回忆一下，我们身体以两种形式储存能量，即脂肪和糖原。糖原也叫动物淀粉，是一种多糖，由多个葡萄糖组成。糖原大部分储存在肝脏，一小部分储存在肌肉。如果我们大幅减少碳水化合物的摄入，那么我们身体就会利用糖原来产生能量。当糖原用尽，就会排出大量水分。这就给人带来一个幻觉：快速减肥了！你可能在十天之内，就减轻了10磅（约4.5千克），但这其实减去的并非脂肪。

那如果我们把这两者结合起来，会怎么样呢？即在不吃碳水化合物的同时，也把热量摄入减小到低于我们的能量需求。这时就真的会出现脂肪减少，这种现象也叫做酮中毒。当身体的糖原耗尽，身体会把脂肪和蛋白质转化为一种可利用的能量来源，叫酮体。把脂肪和蛋白质转化为能量，对身体来说是勉为其难的。我们身体会发出不高兴的信号，包括口臭、疲劳、恶心、食欲不振、浑身不爽。前面，我引用过威廉·曼彻斯特的话，他说“自己是一个喜欢自己陪伴自己的人，在独处中享受乐趣”。我也告诉过大家，我也喜欢一个人运动。同样道理，你完全可以靠自己维持一个理想体重。我就是这样做的。但是，就像锻炼一样，很多人能从与其他人一起减肥中获益，比如“珍妮克莱格减肥公司”、“慧俪轻体国际公司”以及“营养系统公司”

等机构就提供这方面的帮助。事实上，2011 年发表的一项研究报告广为人知，其作者是苏珊·杰布及其同事，她们在英国、德国、澳大利亚等地的“慧俪轻体机构”观察到，通过定期接受称重、饮食、体育运动的辅导，采取各种激励措施以及集体减肥等方式，体重控制的效果要好于每月一次去看家庭医生。这项发现并没能阻碍医生们推出的医疗减肥服务项目，因为这类服务项目得到了 2012 年 1 月出台的美国“医保计划”的鼓励。美国“医保计划”，对医生提供的减肥服务也给予报销。

商业机构减肥项目的一个特点，就是经常会向你推销他们的减肥套餐。我不太赞成你在减肥上花很多钱。但对有些人来说，花了钱就会有动力就能坚持减肥了。对那些真的钱多得花不完而想花钱减肥的人，有现成的、各种各样的上门服务。比如每周八千美金的减肥服务。什么方式最适合于你，完全取决于你自己。有些人可能需要做些尝试。大多数人会发现我上面给出的“六步法”，已经远远足够而且不用花一分钱。

科学最不屑于偶像，科学进步依靠的就是打破旧习。一个根深蒂固的营养学老生常谈，四十年来都快让我们的耳朵听出老茧了：“低脂肪就是好”。然而正如我们在前面说明的，地中海饮食就属于高脂肪，只是这些脂肪都是单不饱和脂肪或多不饱和脂肪，这些反而对身体非常有益。进一步来讲，越来越多的基于成千上万人的研究表明，即使是饱和脂肪也并不像我们想象的那么邪恶。事实上，正如哈佛大学公共卫生学院的沃尔特·威利特及其同事所强烈指出的那样，用糖和精制碳水化合物来取代饱和脂肪，这不是好的营养学做法，而且十分可能还是导致肥胖的主要原因，这正如在抗高血压饮食和地中海饮食中所阐明的那样。但这并不是说，我们不应该减少红肉和加工肉类的摄入，而是说补偿脂肪热量应该用植物油、鱼类和干果来补充。

我在本章给出的有关健康体重的做法，全都是顺其自然的方法。不过，难道你就不需要有点儿自律精神？每天在不同时候，让自己多少有点饥饿感？当然需要。

> 顺便说一下，在很多文化传统里，都有这样的谚语：饥饿是最好的调味品；没有饥饿感，就不要去碰食物；肚子饿了，啥都好吃。

很多人都以为，一定有一个减肥的捷径，这是受到了网络、纸媒以及电视媒体等无数广告鼓动忽悠的结果。这类广告很多，比如“神奇药丸儿！三十天让你全身瘦身！”“无需节食，无需锻炼，即可减肥！”这些都是幻想，不要相信。

我以赫尔曼·托勒博士和他 1961 年的那本书《热量不重要》作为了本章的开始。他后来因为推销红花油，被判处邮递欺诈罪。万一你认为，英国古典诗人亚历山大·蒲伯所说的那句“希望，会永远在人们心底滋生”说错了，我邀请你去看一下 2012 年 3 月 12 日那期的美国《女性世界》封面。我是在超市的收银台旁边，看到的这本杂志，封面广告用醒目粗体红色大字突出了以下标语：“奥兹博士发现了能减少腹部脂肪的神油！一周即可体重减轻 6 磅（约 2.7 千克），腰围缩短 5 英寸（约 12.7 厘米）。无需节食，无需锻炼。”（《女性世界》封面的这篇文章，充满了惊叹号和大写的字体，唯恐你看不见。）奥兹博士发现的所谓“秘密”，就是红花油。奥兹博士，本名叫穆哈穆德·奥兹。他是哥伦比亚大学医生和外科医生学院的外科学教授，也是电视节目“奥兹秀”的主持人，他曾两次获得日间“艾美奖”。与托勒博士不同，奥兹博士无需担心被起诉，因为有我们第二章所讲的 1994 年出台的《膳食补充剂健康与教育法》为他做挡箭牌呢。

第九章

身体功能的增强

——运动能力、认知能力和性能力

认为某些药物甚至某些食物可以增强人体的运动功能，人类的这种观念由来已久。有确凿证据表明，远在公元前 776 年，奥林匹亚地区的体育比赛中就已经有参赛者在想方设法借助各种化学物质来提高自身优势。这些化学物质包括酒精、咖啡因、士的宁（番木鳖碱）甚至鸦片。随着现代奥林匹克运动于 1896 年在雅典复兴，直到 2012 年的伦敦奥运会，被指控和被发现采用化学手段来提高成绩的各种事件，每四年都上演一出，屡见不鲜。医学科学的进步为运动员们提供了更多选择渠道。用生长激素和合成类固醇来增加肌肉量，用红细胞生成素来增加血液的携氧能力，以及使用五花八门的兴奋剂等，这些都是肆意妄为的作弊者与检测机构之间的持续角力之所在。这场角力的未来前景会更加扑朔迷离。因为通过分子生物学手段，人类分分钟已经有可能做到改变基因的表现形式，甚至改变基因本身。

那么，这些年轻力壮的竞技体育运动员，与我们要讲的健康老龄化又有什么关系呢？答案就是，与体育比赛不同，通过药理学干预来增强身体功能，很多情况下在道德上是允许的，也是人类的合理需求。还有，运动员的经验值得借鉴的地方有很多，除了可以增强身体功能之外，还可以增强神经系统的功能，而这些正是我和我逐渐老化的大脑所感兴趣的地方。

我先从安非他明（苯丙胺）讲起，该药于1920年首次人工合成。这是人类值得自豪的一项成就，但我们与“大自然母亲”相比，可是要逊色多了。大自然为我们提供增强体能的物质，从人类出现就已经开始了。当我们的一个祖先，面对着一头狮子、或一只老虎、或手里拿着大棒的坏人，他的神经系统中的交感神经就被激活了。在神经系统中，负责传递信息的就是肾上腺素和去甲肾上腺素。这两种激素，在人体多个地方发挥作用。它们能提高心率，增加血液泵出量，让肺部呼吸更多空气，输送更多血液到肌肉。跟我们今天一样，交感神经系统，能让我们的祖先做好准备，要么赶紧逃命，要么严阵以待。类似安非他明（大家可能熟悉“阿得拉”这个名字，它是多种苯丙胺盐的混合物）的这些药物，其效果就是在模拟上述两种激素的作用，这类药物被称为拟交感神经药。其家族的另外几个主要成员有甲基苯丙胺、哌醋甲酯和可卡因。

拟交感神经药物也直接作用于大脑。当困倦时，吃上就精神；疲劳时，吃上就有劲。这种作用的最主要媒介就是多巴胺水平的升高。

多巴胺是大脑中与肾上腺素直接相关的一种化学物质。多巴胺在大脑回路中作为一种神经递质，与美食、毒品、性爱、摇滚乐等带来的所有快感都密不可分。所有这些快感都会触发多巴胺的分泌。通过在化学上模拟自然发生的愉悦活动，拟交感神经药物比如可卡因就可以使人产生快感，这也是此类药物容易成瘾的主要原因。

拟交感神经药物能够抵抗疲劳和增加耐力，这一点显然不会逃过军方的眼睛。1939 年到 1940 年，在征服波兰、荷兰、比利时和法国的“闪电战”中，德国向其地面部队和空军发放了大约 3500 万片脱氧麻黄碱（德国人把这药叫作 Pervitin）。

英国空军向美国制药厂史克公司购买了安非他明并进行一系列实验室和实地测试之后，于 1942 年开始向轰炸机部队发放这个药物。在电影《沙漠兄弟连》中，伯纳德·蒙哥马利将军击败了德军名将埃尔文·隆美尔，名扬世界。蒙哥马利将军，就特别提倡使用安非他明，并向他的中东军团所有人员发放该药。

挪威大学的安德鲁·艾维，在医学生中间也进行了有关实验。后来，美国军队在 1943 年开始也向所有战区指挥官提供安非他明。北非战区最高指挥官德怀特·艾森豪威尔将军一下子就要了 300 万片。美国军队使用兴奋剂的做法一直持续到今天，无论是战时还是和平时期。（威尔康奈尔医学院的精神病学教授理查德·弗里德曼认为，最近在伊拉克和阿富汗的美军士兵中使用兴奋剂导致了创伤后心理压力综合征的可能性增加。）

虽然军方接受了兴奋剂，但对这些药是如何发挥作用的还有很多不清楚的地方。多数人都是拿它来提升士兵情绪和激励士气。20 世纪 50 年代后期，哈佛医学院的麻醉学教授亨利·比彻做了一系列实验。其结果明确显示，只需服用很少量的安非他明，大学游泳运动员的成绩就提高了 1%~2%。你可能会说，这差别也不大呀。但你别忘了，高水平比赛的输赢往往就在丝毫之间。例如2012年伦敦奥运会上，美国游泳运动员内森·阿里德安在男子100米自由泳比赛中获得冠军，仅仅比澳大利亚运动员詹姆斯·马格努森快了1%秒。这两者的差距仅为0.02%。第四名选手与冠军的差距只有0.7%。哪怕兴奋剂仅仅能让成绩比别人略微有一点点优势，加上巨额奖金的诱惑，你就不难理解，为什么就连职业自行车比赛这种体育运动，兴奋剂也都泛滥成灾了。

那么安非他明在改善大脑老化方面又会有什么作用呢？由于大脑老化而造成的记忆减退会不会得到改善？我会不会更好地记住今天早晨刚认识的一个人或者是昨天晚上我刚看过的一个电影明星呢？与体力增强的效果相比，该药对智力改善的效果并不是那么明朗。亨利·比彻教授发现，安非他明在提高微积分计算能力方面并没有什么改善。

哦对了，我前面忘记说了，比彻教授的研究对象是一群麻省理工学院的大学生。在麻省理工学院，微积分就是大家的第二通用语言。

但故事并未到此结束。尽管兴奋剂对于思维活动的影响，还有很多地方不明朗，但我们今天，有成百上千万的儿童，都在使用拟交感神经药物来提高学业成绩。还有无数成年人，也都在用它来提高职业表现。

我们今天称作注意力缺陷多动障碍或简称为多动症的这种疾病，源于1937年的一所不良少年管教学校，学生大部分为男孩。这所学校观察到，安非他明的作用看上去有些矛盾，它既能让学生镇定，也能增加学生的注意力。2013年，美国有350万年龄在17岁以下的儿童被诊断患有多动症，都在使用兴奋剂类药物做治疗。有个别父母还在想方设法把自己的孩子贴上多动症的标签，盼望着孩子们的考试成绩（包括高中毕业考试）能够有所提高。另外，还有150万老年美国人，也都在接受这类药物的治疗，称之为成年多动症。至于职业运动员，如果也可以被诊断患有多动症，那就更容易拿到安非他明和脱氧麻黄碱。

我们在第三章了解到，情绪抑郁是老年的常见现象，也常常是药物介入治疗的目标。那么拟交感神经药物，这种公认能改善情绪的药物，是否也会对老年抑郁有所帮助呢？一个多世纪以前，西格蒙德弗洛伊德说，古柯叶就有这种作用。古柯叶是一种自然可卡因。他说："上一次，我得了严重抑郁，我就吃了古柯叶。我只吃了一点点，就感到飘飘欲仙，舒服极了。我期待着能有那么一天，古柯叶能够在药理治疗上赢得一席之地，与吗啡平起平坐，甚至超过它"。实际上，在发现今天的各种药物之前，安非他明被广泛用于治疗抑郁。20世纪40年代后期，一种叫"迪西卷"（右旋安非他明）的药物广告是这样做的：一个满面带笑的家庭主妇拖着真空吸尘器，嘴里念念有词"这样就有抗抑郁效果，快速而又持久"。今天有关老年医学的教材也经常建议使用脱氧麻黄碱来治疗轻微的老年抑郁。2013年，《联合国麻醉品公约》将玻利维亚地区嚼食古柯叶合法化。这个地区嚼吃古柯叶的传统已经有1000多年了。美国，则是少数几个对此表示反对的国家之一。

讲到现在，兴奋剂这东西听上去很不错嘛：它可以增强体能，提高注意力，改善我们的情绪。那是不是说，70岁或以上的老年人，都可以服用兴奋剂来作为治疗呢？是不是每个老年人都应该试一下安非他明呢？为了回答这个问题，我们先要讨论一下"效益－风险比"。前面我说过了兴奋剂的潜在效益，下面我们来讨论一下它的潜在风险。

我们都听说过这样的故事，如果家里突然闯入了一个陌生人、或在大街上突然遇见了一个失散多年的亲戚，有的老年人会因此而突然死于心脏病或脑卒中。真有这种被吓死的或高兴死的事儿吗？你一定还记得，交感神经系统的兴奋效果就是提高心率、强化心脏的收缩，这些都是我们想要的效果；但与此同时，血压也会升高，这是我们不希望的。对老年人来说，这等于增加了脑卒中的风险。另外，心率增加也有可能造成心律不齐，而心律不齐有可能造成心脏骤停和死亡。

拟交感神经药物就可以产生类似作用，因此对老年人的心脏尤其危险；对青年人也有这样的作用；对于儿童，更应该严格限定于疾病的临床治疗中，不可滥用。

我前面讲过，弗洛伊德夸赞可卡因可以用来改善情绪。可卡因和安非他明能给人们带来快感，但这也是它们容易成瘾的主要因素。药物成瘾是一种强迫的、不受控的、渴望和寻求药物的行为状态。我们在第一章里，已经详细讨论过了。我们有一万个理由去避免这种状态，也正由于这个原因，在纽约及其他地方，禁止安非他明的处方用于抑制食欲上，因为它被滥用的风险远远大过可能的减肥好处。

下面，我们再来看看其他种类的药物。

发作性嗜睡病是一种病症，就是说，一个人会突然地睡着。有时还会伴有幻觉。安非他明一直在广泛地用于治疗嗜睡病，跟其他药物一样，人们也担心它的副作用以及上瘾性。法国里昂第一大学实验医学荣誉退休教授米歇尔·茹弗，将其毕生精力都用于研究睡眠以及睡眠障碍，还出版了好几本有关这方面的普及著作。因此，另一种叫莫达非尼的兴奋剂顺理成章地引起了他的注意。这是法国人发明的一种药。20 世纪 80 年代中期，茹弗教授发表报告说：莫达非尼对治疗发作性嗜睡病很有效。1998 年，美国 FDA 批准了该药用于治疗这种病症，并由美国瑟法隆制药厂以“不夜神”为商标进行销售。后来 FDA 又批准它用于倒班工人以及阻塞性睡眠呼吸暂停所造成的嗜睡症。2009 年，随着“不夜神”的专利保护即将过期，瑟法隆药厂又推出了一个很相近的药，叫阿莫达非尼，商标为 Nuvigil。网上还有第三种类似的药卖，叫阿屈非尼，商标为 Olmifon。

莫达非尼的作用机制，还有一小点谜团有待解开。一开始人们以为，它的作用形式与可卡因和安非他明完全不同。然而，最近的多个研究表明，它跟安非他明和可卡因一样，都是增加了多巴胺和去肾上腺素的分泌，而这两者都是与快感、上瘾和清醒程度密切相关的神经递质。2009 年，美国国家药物滥用研究所所长诺拉·沃尔克科夫和她在布鲁克海文国家实验室的同事们一起，在人类研究对象身上找到证据，表明莫达非尼的作用机理与可卡因和安非他明相比，非常相似，而且要比以前人们所猜测的更加相似。因而她进一步呼吁人们“应该提高对莫达非尼在易感人群中容易出现滥用和成瘾的认识。”

虽然莫达非尼在美国现在已经广泛使用，但对它的副作用却很少见到报告，对它也可能像可卡因一样容易上瘾这个不良反应也少见提及。美国毒品管制局将它放入了第四类，这就意味着它可以用于医疗用途，并且被滥用的可能性不高。很多军方人士认为，莫达非尼可以很好地代替安非他明，使人保持清醒。人们建议扩大莫达非尼的使用范围。现已经扩大到从注意力低下综合征到精神分裂症，再到兴奋剂滥用，但对这些症状的治疗功效至今未见证据。不过，我还是期待着有人能够研究一下，在老年人群中，尤其是在与年龄相关的记忆力减退方面使用该药的情况。

理查德·本·克莱默先生，曾因其出色的国际报道，获得 1979 年的“普利策新闻奖”。2013 年理查德去世，《纽约时代周刊》为他发布了一篇死亡讣告，作者为玛格里特·福克斯。讣告中说“理查德每天例行用五杯咖啡开始一天工作。他每天从办公室楼下的‘巴尔的摩太阳报’咖啡馆买五杯咖啡，然后把咖啡在办公桌上摆成一排，再一杯接一杯痛饮咖啡因”。咖啡因是全世界消费最广泛的兴奋剂类药物。而且我敢肯定地说，看到这儿的本书读者，今天差不多都会吃过各种形式的咖啡因了，要么是茶，要么是咖啡，要么是巧克力或者其他软饮料。更容易让人们喝到咖啡因的，是“运动饮料”、“功能饮料”、“能量饮料”等的流行饮料。这些饮料，大多数都是由糖、B 族维生素以及其他各种五花八门的成分混合而来的。

一个多世纪以前，准确一点说是 1912 年 3 月 16 日，《美国医学会杂志》发表了第一篇短文，总结了咖啡因“对脑力和体力功效”的研究结果。研究中的一项测试内容是打字。结果发现，打字速度和准确率都得到了提高。其他方面的脑力和体力测试结果也表现出了类似好处。除了伸臂抓握的稳定性稍有降低之外，没有发现其他副作用。

在过去 100 年里，对于咖啡因，我们都了解到了哪些东西呢？现在可以很有信心的说，我们对它的作用机制已经十分了解。在本书第一章，我介绍过了药物受体的概念。咖啡因，主要作用于大脑中的腺苷受体。腺苷的通常作用是抑制大脑的神经活动，对于睡眠起着关键作用。咖啡因之所以能够抵抗疲劳和延长清醒状态，就是由于它阻止了腺苷系统的某些环节。除此之外，还有可靠的证据表明，咖啡因通过作用于腺苷，可以增加多巴胺的分泌。可卡因和安非他明类药物也是通过多巴胺这种神经递质发生作用的。

我们既然把安非他明与咖啡因放在一起来说，那么就有必要把二者做一个比较和对照。在增强人体功能和抵抗疲劳方面，我前面讲过，在“第二次世界大战”期间的一些研究结果常常表明，这两者的效果不相上下，它们都有助于提高研究对象的抗疲劳能力，使其保持注意力以完成任务。从这个意义上讲，咖啡因也是一种非常有效的药物。

在第一章，我讲过药物耐受、药物身体依赖以及药物成瘾这三者之间的关系，那么经常使用咖啡因的人，会不会也产生药物耐受？答案是会的，只是程度没有那么严重，也不会产生危害。那么药物耐受，又会不会引起身体依赖呢？答案也是会的。咖啡因的典型戒断症状，就是头疼，还常常伴有易怒。那么我们可不可以说，咖啡因也会让人成瘾呢？我对这个问题的回答是：可能会。例如我认识的一些经常喝咖啡的人，看上去都陷入强迫性的对药物的渴望和寻求，正好部分符合药物成瘾的定义。但是，可卡因和安非他明所引起的药物成瘾，要比咖啡因强烈得多。不过，现在咖啡因并没有被当作兴奋剂来看待，这主要取决于我们社会对它的态度。与可卡因和安非他明不同，我们不会把销售和使用咖啡因的人送进监狱。

从 2006 年开始，美国和加拿大开始出现了与咖啡因相关的死亡零星报道，死亡案例中使用咖啡因的形式都是含咖啡因饮料。到 2012 年年底，美国 FDA 一共接收到大约 24 例死亡报告。在 2007~2011 年间，与含咖啡因饮料相关的急诊访问量增加了一倍，其中大约一半的就诊原因都是同时使用了酒精或其他药物。

2011 年，十四岁的马里兰州女孩阿内丝·福尼尔之死，有力地说明了药物与其背后疾病之间的相互关系之复杂。她在两天之内，喝了 48 盎司（约 1400 毫升）含咖啡因饮料。验尸官将她的死因归结为咖啡因对心脏的毒害作用。她在两天之内所摄入的咖啡因大约为 500 毫克，差不多等于前面那个本·克莱默先生所喝的 5 大杯咖啡。但跟克莱默先生不同，阿内丝患有先天性的结蒂组织缺陷。科学还无法断定阿内丝之死是由于先天疾病，还是咖啡因，或是两者的联合作用。我们每个人都要由此吸取一个教训：心脏，不能随意瞎折腾，尤其是老年人的心脏。

最近，能让喝咖啡的人们更乐观一点的理由，来自一项由美国国立卫生研究院和美国退休人员协会联合赞助的大型研究。研究人员一共征集到了 402 260 名参与者，年龄从 50~71 岁，男女都有。所有参与者都没有癌症、心脏病或脑卒中（中风）病史。所有人都填写了调查问卷，之后被跟踪研究十四年。在研究期间，有 52 515 人去世（占总人数的 13%）。

先说坏消息：常喝咖啡的人，不论男性还是女性，都更加容易死亡。不过，常喝咖啡的人往往也都是吸烟者，而且不爱运动，水果和蔬菜吃得也少。再说好消息：在利用统计方法排除掉吸烟、运动和饮食因素的影响之后，常喝咖啡的人死于心脏病、肺部疾病、脑卒中（中风）、糖尿病以及感染的风险都降低了，死于癌症方面的情况则没变化。其中有三分之一的研究对象喝的是无咖啡因咖啡，而疾病防护效果也同样不错，这就意味着咖啡中起作用的关键因素也许不是咖啡因。这份研究报告发表在 2012 年的《新英格兰医学杂志》。报告作者尼尔·弗里德曼和他的同事们这样总结道："我们的研究结果给人们以信心，不用再担心喝咖啡会对健康不利。"

安非他明、派醋甲酯、可卡因、莫达非尼、咖啡因等每一种药，在合适的情况下，都可以改善身体功能和精神功能、缓解疲劳、提升情绪。上述药物，未来将在医学尤其是老年医学以及日常生活中扮演怎样的角色和地位，还有待进一步发展。那么报纸、杂志、电视及网上的各种花言巧语的广告又是怎么回事儿呢？《今日美国》的一个整版广告很有代表性："记忆力增强药物之对于大脑，就如同一副好眼镜之对于双眼。30天之内，让你的记忆力年轻15岁！……让你疲劳呆滞的脑细胞再次充满活力……让你的大脑充满能量，恢复健康！"

你可能注意到了，上面广告宣传手法上的微妙不同。这个广告里面所宣传的药水，与咖啡因、莫达非尼、安非他明不同，它没说单纯的增强正常大脑的功能。相反，它在暗示我们，我们的大脑已经老化，需要修复。因此也就不奇怪，很多这种产品都会含有维生素，而且主要是我们前面所讲过的B族维生素。另外，它们通常是以各种植物成分的面貌出现，名字通常也带有异国情调，具有古老的医疗历史。有一种产品声称含有22种不同成分。这些产品的说明，往往巧妙地躲避了各种有效监管，这也都是拜我们前面第二章所讲的那个《膳食补充剂健康与教育法》所赐。虽然广告吹嘘得神乎其神，但其声称的功效没有什么实质证据，这些大脑补充剂没有任何实际益处。我们要始终相信，大脑与心脏一样，只有营养丰富的饮食和体育锻炼才会对其有好处。

如果让我去配制一种药水作为健脑液来卖，我肯定会去效仿过去的所有骗子以及那些卖万灵蛇油的药贩子们。除了把各种植物和维生素混在一块加进去之外，我还会添加去一样东西——大量的咖啡因。实际上，如果我的胆儿足够肥，而且事先买好了机票去一个与美国没有引渡协议的国家，那么我就还敢往里面加入大量的莫达非尼、安非他明或可卡因。因为真正有效的是咖啡因和安他非明，而不是那些混合物。

我前面讲过，交感神经的过度受刺激有可能造成"被吓死"的后果。另外一种说法，“高兴得直哆嗦”的表现也是刺激交感神经的结果。这在提醒我们，如果能抑制住过度兴奋，也许我们的表现就会更加出色。实际上有成百上千万的美国人，每天都在吃一种药，作为治疗高血压的多种药物组合的一部分。这类药的名字，叫作 β- 肾上腺受体阻断剂，或简称为 β 受体阻断剂。

> 大家常见的一个类药，叫美托洛尔，商品名有“Toprol”和“Lopressor”（“美多心安”和“倍他乐克”）。

想象一下：在奥林匹克运动会的射击比赛中，你正要举枪射击，或者你正走上卡内基音乐厅的舞台，进行小提琴独奏的首次公开演出，你的心脏在剧烈跳动，你的双手激动得发抖。那么美洛托尔能够减缓你的心跳、消除你的颤抖，从而提高你的表现吗？对于这个问题，多年以前就给出了肯定的回答，这个答案是通过对射击比赛选手和职业音乐家精心设计的实验得出的。美乐托尔，可以明显提高步枪和手枪的射击准确度，以至于该药在奥林匹克运动会中被明确禁止。当然，对于音乐家们没有这个限制，对于其他想克服舞台表演紧张的人也没有限制。

在前面第四章和第五章里，我已经详细地讲了经常进行有氧和无氧体育锻炼的各种好处。那么大脑本身也能够锻炼吗？当然能。实际上，我们每时每刻都在锻炼大脑。这种大脑锻炼，叫认知活动，包括思考、计划、解决问题、保存记忆、体验周边的环境、人和事物，等等。很多研究发现，坚持终生大脑的认知活动与减少老年痴呆的概率，具有相关性。不过，毕生保持大脑活动也与教育程度、社会经济地位、肥胖、非法使用药物、吸烟、营养以及其他多种因素相关，这些方面对于大脑老化有什么影响还没有弄清楚。但为什么我不现在就开始改善大脑功能，甚至开始提高我的智商呢？

大脑的基本功能单元，称为神经元，神经元的数量有很多。根据最近估计，其数量达到860亿个。这还不算复杂，大脑还有几百亿的辅助细胞。每个神经元，都可以与上千个其他神经元发生联系。这种联系从本质上讲，既是电信号，也是化学信号。电信号沿着轴突从一个神经元到达另一个神经元，从而发生联系，你不妨把轴突比作电线。不过这种联系并不是直接的，而是轴突的末端接下来会释放一种化学物质，然后这种化学物质再传递到接收端神经元的节点，即突触。突触传递，即由此得名。如果一个广告跟你说，你的“化学物质失衡”了，它指的就是这些神经递质。今天，人们谈论最多的两种神经递质就是血清素和多巴胺。

直到相对不久以前，主流观点还在认为，我们大脑中的细胞生下来是多少将来就有多少。随着年龄增长，脑细胞也在逐渐损失。神经元之间的联系也是固定的，并不会随着时间改变而改变。然而，从二十世纪初的几十年开始，人们有了一系列新探索，其中就有一种说法是大脑的某个区域（海马）在成年后还会生成新的神经元。这些发现带来了“神经可塑性”这种概念。这种观点认为，我们的大脑不仅在不断地进行着重构，而且我们的所作所为和所吃的药物，都会影响大脑的重构活动。例如，当前一种普遍观点认为，药物成瘾就是大脑在物理上发生了变化。戴维·威尔考克斯是一位音乐家，并不是神经科学家。不过他说的一句话却很对:“多年的成瘾，改变了我的大脑回路”。尽管有这样的声音，目前主流观点仍然是成年后人类大脑不会再有新生神经元。

2008年，瑞士伯尔尼大学和美国密西根大学的马丁·布什克尔和苏珊娜·杰基带领的研究小组，发表了报告，说他们的记忆训练计划可以提高解决问题的能力，可以长久改善老年记忆减退，甚至还能提高智商。虽然别人无法重现他们的研究结果，但这还是催生出一个小众行业。在本书写作之际，美国差不多有24个记忆训练项目都提供声称可以改善大脑功能的服务。这些项目的名字，有“大脑SPA”（“锻炼大脑刺激精神健康”）、“快乐神经元”（“激发你的认知功能”）、“认知疗法”（“提高你的注意力”）、“大脑时代”（“每天几分钟，训练大脑”）等。据说，这些训练项目的收入，在2012年已经超过了10亿美元，而且还在快速增长。在布什科尔和杰基报告发表之后仅仅五年，一个叫“动动脑”（Lumosity）的类似智力训练游戏平台，打出了广告，说他们的用户已经达到了五千万人。

尽管还有很多批评，而且人们也都明白，那些训练项目的说辞大都是出于赚钱的目的，美国抗衰老协会还是赞助了一项有关的研究，并在2014年发表了结果报告，对此给予了保守的肯定。这项研究开始于1998年，称为“独立健康老年人的高级认知训练”（ACTIVE），参加总人数为2832人，平均年龄74岁。参与者都没有身体和认知缺陷，而且生活在社区。他们被分成三个训练组，分别针对记忆力、推理能力和思考速度进行训练。还有第四个组作为对照组，平时不接触。一节训练课为60~75分钟，一共10次课，为期5~6周。跟预期一样，所有训练组都立即显示出，完成认知任务的能力有所提高。更令人惊讶的是，他们还观察到，推理能力和思考速度方面的改善竟然还能保持到十年之后。不过令人失望的一点是，在记忆力训练组，并没有出现记忆力保持的明显改善，只是观察到了日常记忆方面的一点稍微改善。不过，这项研究结果首次给出了中立的证据，证明那些训练项目有可能带来长期益处。现在还剩一个问题。是否可以说，那些正式的训练课程要比简单有趣的智力游戏强呢？

> 我的保险公司已经主动为我提供了一个网上训练课程，叫“聪明驾驶”（Drivesharp），目的就是让我提高开车注意力，避免路上危险。

如今人们已经接受了这个事实，我们大脑中的神经突触一直在不断生长。目前我们还不知道，如何去影响这个过程，但我要指出的是，身体锻炼可以促进神经再生，至少对于那些做实验的豚鼠来说确实如此。我再说一次，我们应该完全有理由去相信，对你心脏有好处的事，对你大脑就也有好处。

前面说到肥胖和减轻体重的时候我曾说过，对于一个外星人来说，这两个问题是我们面临的最大健康问题。然而，在看过了大量黄金时段的电视节目之后，我们的外星人来客也许会把勃起障碍（广告中爱用阳痿这个词）排在第三号大问题了。实际上，每一个美国家庭都会听到没完没了的广告唠叨，“勃起持续超过四个小时”这样的问题。哎，这都怪药理科学普及做得不够好啊！等一下我再讲这个问题。

阳痿，也就是阴茎不能勃起并维持足够长时间来完成性交。这并不是什么新鲜病。早在4000多年前，古埃及埃伯斯纸草医籍中，就有这方面的大量记载。现代作家也经常谈到此事，有时候很含蓄，如美国作家约翰·厄普代克这样说：“设备坏了”；有的则很直白，如美国歌手菲利普·罗斯在悲叹青春不再时这样说：“龙头抽抽了”。

勃起障碍，在四十岁以下的男人中并不常见。随着年龄的增大，会慢慢出现。过了七十岁，四分之三或以上的人都会有这种状况。虽然年龄是阳痿的最常见风险因素，但是阳痿也可能是由高血压、2型糖尿病和肥胖所导致的，对于年轻男性的阳痿来说，尤其如此。现在很多人认为，年轻男性阳痿是心脏病的一种征兆。无数的研究结果已经给出了治疗这些风险因素的方法，这些方法除了能改善阳痿，还有很多其他好处。

有些人会觉得，年纪大了，阳痿对自己对伙伴都是一种解脱；而另一些人则认为，阳痿是健康的大忌。在过去的几个世纪里，很多人都在寻找，也有很多人声称已经找到了真正的春药。春药，就是能够激发性欲的东西。这其中大部分都属于幻想。今天，类似犀牛角粉这种东西的“春药”，随处都可以买到。2014 年，海伦 · 约斯特出版了一本诱人的书，书名叫《仙花益草》。该书向我们介绍了多种水果和蔬菜以及其他食物，她说这些东西都能增强性欲。她给出的“性前餐”包括香槟酒、杏仁汤、藜麦色拉以及巧克力。我无法去验证这个配方的功效，但对这个配方的材料，我倒是没什么可批评的。因为多吃水果、蔬菜，少喝点酒，少量巧克力，总不是什么坏事。

用药去增强性欲是另一码事，但如果我们心里很想要，身体却不给力，用作家厄普代克的话来说，就是“设备坏了”，那这时候该怎么办？这就把我们带到了药理学和男性生理学这个话题。把阴茎想象成一个空气床垫。当然，阴茎的勃起不是因为空气，而是因为血液使其膨胀。实际上，男性外生殖器外面包裹着两层海绵一样的组织，叫海绵体。当受到视觉、触觉或思想刺激之后，血液流进海绵体，由于静脉受到挤压血液无法回流，于是阴茎就勃起。

我们动脉血液的流动是受到布满血管外部的平滑肌控制的。在血液和平滑肌之间，还有一层细胞叫内皮细胞。在上个世纪 70 年代后期，布鲁克林区的唐斯泰特医疗中心的一位药理学教授罗伯特 · 弗奇戈特确认了一种由内皮细胞分泌的化学物质，这种化学物质能使动脉血管肌肉舒张放松，从而加速血液流动。因为当时还不清楚这种化学物质的成分，就把它简称为“EDRF”，意思即内皮细胞分泌的舒张因子。在随后的十年里，人们发现“EDRF”实际上就是一氧化氮，这种化学物质能使冠状血管松弛。硝酸甘油能治疗心绞痛，就是通过它来发挥作用的。人们还发现，一氧化氮能够使动脉血管松弛，还需经由第二种介质来起作用。而这第二种介质的活动又受到一种酶的控制，即磷酸二酯酶。这种酶负责分解第二种介质。抑制了磷酸二脂酶，第二种介质的水平就会保持稳定，动脉也就能保持持续松弛。

弗赫哥特与另外两位美国科学家弗里德·慕拉德和路易斯·伊格纳罗一起，因为这项发现，共同获得了1998年的“诺贝尔生理学或医学奖”。

这项发现很快引起了制药行业的注意。如果能够找到一种磷酸二酯酶的抑制剂，使血管放松，就可以用来治疗如高血压或心绞痛等症状。辉瑞制药厂在英国实验室的化学家们就合成了一系列这类药物，这其中有一种药叫西地那非，该药在治疗心绞痛方面，效果很令人失望，不过，研究人员却发现，他们的实验对象在吃了西地那非之后往往会出现阴茎勃起的现象。这种现象本在预料之中，不过由于效果太突出了，它还是于1996年首次引起医学界的关注。而且FDA在1998年，批准了西地那非，商品名叫“万艾可”，俗称伟哥。“万艾可”的一个明显优点就是可以口服，而之前治疗阳痿都需要阴茎注射，这是让很多男性觉得很难堪的事。“万艾可”出来后，市场上有一大堆类似的药物跟风出现，包括伐地那非（“艾力达”）、他达拉非（“希爱力”）以及最新出来的阿伐那非（Stendra）。除了交易活跃的黑市以外，2014年美国这类药物的处方销量就已达40亿美元。

迄今为止，“万艾可”及其同类药物，看起来似乎还都挺安全，尽管广告都在提醒你，“性活动时，要确保心脏足够健康”。至于如何确定心脏足够健康，这事还没人说得清楚，而且确实还出现了性爱过程中突发心脏病所导致的死亡。那些宿命论者可能会觉得，这种死法不是挺好的嘛，牡丹花下死。只不过，那些牺牲者已经无法起身答话了。阳痿的有效治疗，使得五十岁以上人群中的性传播疾病出现了增长。虽然增长幅度还不好说，但是这类药物的处方开方量，与艾滋病、梅毒和淋病的发病率之间，存在着明显的相关性。这其中一个可能原因就是，由于不用再担心怀孕了，老年人要比年轻人更少使用安全套。现在看来，我们的性教育不应该再只针对年轻人和青春期了。

第十章

类固醇

——从犬睾到睾酮网站

“赛夸灵”：未来之药！科学家们现在已经能够做到，把能量从一个动物身体转移到另一个动物身体。这一并不虚夸的事实，足以令广大医生们兴奋不已。目前，“赛夸灵”正在被用于治疗神经质（焦躁）、关节炎、坐骨神经痛、肾病、肝病、全身无力及其他各种疾病。

上面这段描述“赛夸灵”的话，我可不是从网上看来的，虽然它看起来很像今天21世纪的网络、杂志以及电视广告。实际上，它是1912年犬睾丸提取物的广告。这广告没敢直说“赛夸灵”对人的性功能有所谓的好处，因为这对当时的读者来说过于猥亵了。“赛夸灵”这个名字，来源于一位非常著名的医生和科学家查理－爱德瓦·布朗·赛夸的名字。赛夸先生在法国、英国以及美国的哈佛医学院都享有崇高的学术地位，他最后定居于法国，在法兰西学院担任实验医学教授。1889年4月，72岁的布朗赛夸先生在巴黎向法国生物学会报告，说他给自己注射了犬睾丸提取物，用他自己的话说，“这让我年轻了30岁。”（而布朗·赛夸先生在这5年后就去世了。）

认为如果你身体某个器官有问题了，去吃同样的动物器官，就会对身体有益，这种观念看上去很有道理，并且自古如此。精神有问题，就去吃兔子的脑；呼吸有问题，就去吃狐狸的肺；诸如此类的药方，在人类早期的医学文献中都有记载。然而直到19世纪中叶，对这种观念才有了一个科学的说法。德国哥廷根大学的一位生理学教授阿诺德·贝特霍尔德提出了他的观点，认为睾丸对于雄性特征的发育必不可少。这并非什么新鲜观点。在基督诞生前的300年，亚里士多德就曾说过，“所有被阉割的动物都会变得雌性化”，但贝特霍尔德教授的工作并不仅在于提出了这个假说。他研究发现，被阉割的雄性小鸡，不能长成大公鸡，而且体型偏小，不具有攻击性，没有交配欲望。更神奇的是，贝特霍尔德教授还发现，如果将睾丸重新植入被阉割的鸡腹部，上述所有症状又都会逆转。他于是得出正确结论，一定是睾丸分泌的某种物质产生了这个效果。虽然贝特霍尔德教授的研究在当时没有得到大家的重视，布朗·赛夸的睾丸提取物也为大家所普遍嘲笑，但是这两位科学家的工作却为今天的内分泌学打下了基础。内分泌学是医学科学的一个分支，它研究人体内部分泌物，即荷尔蒙。

不过，内分泌学的真正发端并不是睾丸，而是另外一个腺体——甲状腺。黏液肿瘤是甲状腺功能低下所导致的一种疾病。该病的体征和症状取决于甲状腺激素缺乏的程度，但一般来讲都会包括疲乏、抑郁、脱发、以及一种比较罕见的特异性精神失常，即甲状腺功能减退危象。甲状腺功能减退的妇女可能生育克丁病患儿，婴儿生理和精神都患有严重障碍。1891年，一位英国医生成功地用注射绵羊甲状腺提取物治疗了黏液肿瘤。24年后，美国化学家爱德华·C·肯德尔分离出了这种提取物的有效成分，即甲状腺素。提取过程用去了3吨猪的甲状腺，甲状腺素至今仍在用于治疗甲状腺功能低下症。

与天然甲状腺到提纯有效甲状腺素成分的过程一样，睾酮的分离过程也照此办理。不过这次用的原材料，是来自芝加哥牲畜饲养场的40磅（约18千克）牛睾丸，研究者是芝加哥大学的生理化学教授弗雷德·C·科赫。1927年，科赫教授向人们展示，公牛睾丸提取物可以恢复被阉割动物的雄性特征。八年后，科克教授所用提取物的有效成分被人们确定，并将其命名为睾酮，化学合成睾酮也从此成为可能。“第二次世界大战”前后的十年里，由于有了人工合成睾酮，从而引发了有关人类研究的爆发增长。

因为人类阉割男人或男孩的历史已有几千年之久，所以人们早就已经知道，睾酮不足即性腺功能减退会有多种后果。阉割有时候是作为镇压或惩罚的手段，有时候是因为不想让在君主后宫的太监们起淫念。青春期前的男孩子具有纯净的女高音声线，要想一直保留这美妙的嗓音只能通过阉割。在长达300多年的时间里，天主教会一直在残忍地做着这件事，阉割七八岁的小男孩，目的就是要留住他们动听的声线。罗马西斯廷教堂里，众所周知的阉人歌手唱诗班一直延续到20世纪初期。

在科赫医生分离出睾酮之后不久，他在芝加哥大学的同事阿兰·凯尼恩发现，用睾酮来治疗性腺功能低下的男性女性，不仅在不同程度上强化了男女的性别特征，提高了男女的各自性欲，而且还都引起了体重的增加。据推测，体重增加的部分原因是由于肌肉增多了。如果说女“太监”在性方面也能从睾酮获得好处会令你感到不可思议而目瞪口呆的话，那么我还要告诉你，最后发现，睾酮对男女性能力的影响是一样的，这种作用叫作雄性激素效应。另外直到后来人们才知道，不论男女，睾酮到最后都被转化为了雌激素。难怪呢！

睾酮是类固醇家族的一员，类固醇是一种化学物质。大家熟悉的跟心脏病有关的胆固醇也属于类固醇，胆固醇也是身体睾酮的来源。睾酮具有增肌能力，用术语来讲叫合成效应。各类运动员，对这事都门儿清。随便浏览一下报纸的体育版，无需特别留意，你都会发现各种服用合成类固醇事件的报道。20世纪晚期，很明显，无计其数的业余和专业运动员都在服用类固醇，通常都跟举重训练有关，目的就是为了增加肌肉和力量。对体育迷来说，以下这些名字一定非常熟悉：田径运动员本·约翰逊和马里恩·琼斯，纽约洋基队的安迪·佩蒂特、罗杰·克莱蒙斯艾力士·罗德里奎兹，自行车运动员弗洛伊德·兰迪斯和兰斯·阿姆斯特朗等，不胜枚举。

先不说这牵涉到的那些道德问题，我们必须去关注那些为了更多获益而去人为增加药量所产生的副作用。贝瑞·邦兹，一位著名的棒球运动员，身材完美，简直是海报帅哥。他的情妇在法庭上作证说，由于他使用了合成类固醇，长痤疮，性欲减退，性功能下降，睾丸萎缩。因为睾酮有一部分转化为了雌激素，因此，由达到一定药理剂量的合成类固醇所导致的男性乳房发育症也成了常见的现象。而对女性来说，最常见的一种后果就是男性化：肌肉增大，嗓音变粗，不该长体毛的部位体毛增多。最戏剧性的男性化典型例子，就是上个世纪 70 年代，前苏联和前东德举国体制下的田径以及游泳运动。我们必须注意到，当年的这些做法，虽然可以明显地提高体育比赛成绩，但到了今天，我们在很多年轻或不再那么年轻的运动员身上，仍能看到它所造成后果的影子。

如今世界所有的体育组织，都不再提倡使用睾酮或者其他可以增强体能的药物。同时，大部分的体育组织都在针对这些药物的使用情况进行定期检测。然而现在仍有人，在以更加巧妙、更加诱人的方式推销睾酮，追求雄性特征和合成效应。比如最近的一个广告，就是这样说的："你感到无力吗？你感到没有能量吗？你的性欲减退了吗？你身体的睾酮水平过低了吗？这个药可以帮你克服男性更年期的这些症状，让你变得强壮、性感、重新充满活力！"2012 年，针对美国男性的这种广告投入高达 1 亿美金。而广告带来的药物销售收入则超过了 20 亿美金，这广告钱可真没白花。

男性身体的睾酮水平，在胎儿时期和出生后的前三个月内波动非常明显。在这期间，睾酮水平的准确调节对于性发育非常关键。这个时期之后，睾酮就会降低到一个很低的水平，直到青春期开始，才会再次升高。在十八岁左右到达峰值，并维持到 25 岁左右。然后睾酮水平就开始进入了一个漫长而缓慢的降低过程，到八十岁体内的睾酮水平大概相当于健康年轻男性的 50% 左右。那么是不是因为随着年纪增大，睾酮水平降低，就导致了那些老龄化的常见症状呢？老龄化的常见症状有：肌肉数量减少，骨质密度降低，腰部和腹部脂肪增多，性欲和性功能减退。那么是不是可以这样认为，只要有足够的睾酮，所有男性就都能保持二十多岁的功能状态，也就是可以永葆青春呢？既然女性有了荷尔蒙替代疗法，为什么男性不可以有呢？

在最近几年，出现了一个小众化的医疗产业。他们极力宣扬这样一种理念：所有男性都需要补充睾酮。这个行业比较出名的一个人，是一位美国医生，叫杰弗里·赖夫。他是一家位于拉斯维加斯的医学研究所（"Cenegenics"）的合伙人。2011 年，《时代周刊》杂志的凯瑟琳·梅耶对他做了一个专题报道。在这篇报道中，我们了解了赖夫医生的做法——"营养、锻炼以及荷尔蒙优化"。赖夫医生随后为梅耶女士提供了睾酮和脱氢表雄酮（DHEA）疗法。脱氢表雄酮是一种男女肾上腺素都可以分泌的荷尔蒙。与睾酮一样，脱氢表雄酮也有合成效应，也会随着年龄增长而减少。在人体中，脱氢表雄酮被转化为雄烯二酮。马克·麦奎尔就是吃了这种药，在 1998 年打破了美国职业棒球大联盟的本垒打纪录。如果你觉得赖夫医生的这种做法适合你的话，那我要告诉你，梅耶女士所说的这种治疗的初始咨询费和测试费用需要 3400 美金，每个月的保持费用是 1000 美金。女性体内的睾酮水平，通常是男性的 5% 到 10% 左右，而且与男性一样，也会随着年龄的增加而减少。于是有人建议，要像梅耶女士那样，提高体内睾酮水平，这对性生活也会有帮助。我还要补充一点，像赖夫医生这样的人还有不少。在网站上，你会看到有多个药厂都在兜售各自的睾酮产品，都在忽悠你"赶快去咨询医生"，了解"如何提高性能力"。

睾酮替代疗法对于老年男女的好处多多，理由如此清晰，如此让人心动，于是有人可能会想，世界各地的医疗机构肯定会出来支持这种做法。但实际上，他们并不支持，其中最主要的一点考虑就是癌症。国际男科协会和国际男性老龄化研究协会的一份共同声明说："绝对禁止睾酮疗法用于疑似或已患前列腺癌或乳腺癌的男性。"你可能会说，这不成问题啊！那就把那些癌症患者排除掉，赶快给我用上睾酮吧，好让我重振雄风，再次品尝美好的青春味道。为了回答这个问题，我们需要先来讲讲前列腺。

大部分男性会在中年前期才开始注意到自己的前列腺。也是在这个时候，前列腺才会开始变大，这种几乎普遍的现象，称为良性前列腺增生或前列腺肥大（BPH）。前列腺肥大会压迫尿道，在大多数情况下，也只不过就是增加了一点麻烦而已，夜里会多起床几次尿尿。但如果是前列腺癌，事情就完全不同了。仅在美国一个国家，每年就会新增约 2 万个前列腺癌确诊病例。前列腺癌，是导致美国男性死亡的第二大癌症，仅次于肺癌。

现在已经不会再有人为了欣赏美妙的歌唱而去阉割小男孩儿了。但是今年一年，仅在美国和加拿大，就有 6 万男性被阉割了，要么是通过手术，要么是化学手段。原因就是癌症，包括雌激素诱发的几种乳腺癌、前列腺本身的问题以及睾酮诱发的前列腺癌。对局部晚期或称高风险非转移性前列腺癌，有一种治疗方案叫雄激素阻断疗法。具体做法就是，要么切除睾丸，要么采用化学办法抑制睾酮生产。怎么样，以上这些事实是否已经在你的脑海种下了怀疑的种子？你对想把老年时期的睾酮水平恢复到旺盛的青年时期，这种与大自然规律对着干的自作聪明，是不是已经开始质疑了呢？“慢着！”你会反驳说，“那这些警告，也只适用于我有前列腺癌的情况，否则我用睾酮就没事。”那好，我还是先带你看看下面有关前列腺癌的另一个事实。

从上个世纪 1935 年开始，无数研究已经表明，随着男性年龄的增长，前列腺中存在癌细胞的可能性也越来越大。到了六十岁，一半的男性前列腺中都会存在癌细胞；到了八十岁，三分之二及以上都存在。而其中绝大多数人，最后都往往死于其他原因，而非死于前列腺癌。事实上，除非做尸体解剖，否则到死也没人知道自己得过前列腺癌。我仅举其中一项研究为例。2010 年，底特律的韦恩州立大学医学院艾萨克·鲍威尔医生及其同事们发表报告指出，在对 1056 例 20~79 岁男性死者进行解剖后发现，45% 的死者身上有前列腺癌，而这些人的死因都不是前列腺癌。报告还指出，随着年龄越大，这个比例也稳步升高，在 70~79 岁年龄组，这一比例达到了 72%。因此，这类研究让我们得出一个结论，那就是过了某个年龄，我们最好还是不要去知道这些癌细胞的存在了。在欧洲，完全不建议采用前列腺癌筛查手段，例如采用前列腺特异抗原（PSA）做筛查。在美国，美国国家综合癌症网则建议，在 75 岁之后就不再进行筛查。因为即使筛查出来，其治疗风险也远远大于治疗收益。

那这就等于说，与大多数男性一样，在我的一生里，前列腺中有可能很早就存在癌细胞了。那这些癌细胞会扩散吗？还是会一直静悄悄地潜伏着，直到别的疾病把我带走？如果一生都维持跟年轻成人一样高水平的睾酮，又会不会刺激这些癌细胞，使其发展成为可能威胁生命的疾病呢？目前我们还无法回答这些问题。这些问题的答案，也许能由类似“女性保健计划”（WHI）这种研究项目给出，像这个项目一样，去召集 10 万名男性来参加一项实验，然后等上十年到二十年后出结果。天啊，不过要是真有了这么个实验，我也可能活不了那么久，也无法得知这个实验的结果了。但在眼前，我会说：“我不参加。谢谢。”

> 对那些依然想采用睾酮补充剂疗法的人，我的建议是：时刻与你的泌尿科医生保持联系，让他随时了解你前列腺的状况。

最近，在那些欲向我们兜售睾酮的人们的地平线上，出现了第二朵疑云，而且对他们来说，更加是不祥之兆。由波士顿大学医学院的谢赫扎德·巴萨利亚医生带领的团队开始着手研究，睾酮补充疗法是否对年老体弱的男性有益。之前的大部分研究都是针对健康男性的。巴萨利亚医生的实验对象是65岁及以上的患者，平均年龄为74岁。其中大部分人都患有高血压、2型糖尿病、高胆固醇和肥胖。研究的进展表明，接受睾酮治疗的人，力量都明显改善。这不正是睾酮早已被确认而且人们梦寐以求的效果吗？然而，2009年，这项实验被停止了，因为该项实验研究的监督委员会判定，睾酮会给心血管疾病带来不利影响。

巴萨利亚医生的研究，并没有引起太多关注，因为研究对象的样本太小，而且实验也没有完成。但在2013年11月，达拉斯西南医疗中心的丽贝卡·维根医生领导的一个小组发表了研究报告，给出了她们对美国退伍军人管理局医疗保健系统中1223名男性的睾酮治疗研究结果。结果发现，睾酮补充治疗会使死亡、心脏病和脑卒中（中风）的发病率增加6%。外界对这项研究结果的反应非常之快，《美国医学会杂志》刊登了5封来信，这五封来信全都是批评维根医生和她同事的。有趣的是，其中四封来信都是来自与睾酮厂家有商业关系的医生。实际上，其中两封信的作者，都属于前面我们提到的、那个在拉斯维加斯的“Cenegenics”医学研究所。

为了对睾酮补充疗法是否对心脏不利这个问题做个结论，香港大学公共卫生学院的徐琳博士和她同事们调查总结了已公开发表的全部研究成果。她们确定有27例实验符合她们的采纳标准。这些实验共涉及研究对象2994例，主要为男性老年患者。她们记录并统计了与心血管相关的事件，包括心脏病发作、不稳定型心绞痛、充血性心力衰竭以及其他一些心脏疾病指征。她们发现，在全部27例研究中，睾酮疗法使以上事件的风险平均增加达54%。这个发现令人瞩目，却并不令人意外。其中 13 例研究是由睾酮生产机构赞助的，统计结果为效果不显著；而另外 14 例研究是独立进行的，不良事件的风险则加大了两倍多。我还是倾向于把赌注押在第二种结论上，特别是在看到 2014 年发表的另一项大型研究报告之后。这项研究的结论是：对于年纪较轻但患有心脏病的男性、以及对年纪超过 65 岁的所有男性，睾酮疗法都会增加心脏病发作的风险。

在本书写作之际，围绕睾酮补充疗法、前列腺癌以及心脏病风险的问题，仍没有十分肯定的答案，也许永远都不会有。目前，FDA 正在评估脑卒中、心脏病以及死亡与使用睾酮之间的关系。2014 年 6 月，FDA 又发布了血栓的补充警告。2013 年 6 月那期的《美国医学会杂志》内科专刊上面的一篇评论文章，很好地表达了我对于睾酮补充剂的观点。文章的两位作者，是丽萨 · 施瓦茨和斯蒂芬 · 沃勒辛，她们来自佛蒙特州白河交汇点退伍军人管理局的医疗中心。她们文章的题目是《低睾酮：如何推销疾病的模板》。

向男性推销睾酮疗法，就好比在女性中滥用雌激素一样，罔顾过去雌激素疗法的失败经验。无论任何人，在让数以百万计的男性知晓睾酮水平偏低而用药之前，都必须进行大规模的随机实验，以证明对健康老年男性进行睾酮疗法，是收益大于风险。

第三部分

我们希望避免的事情

第十一章

疼痛

——比死神更可怕的魔鬼

我把德国哲学家阿尔伯特·史怀哲 1931 年说的话“比死神更可怕的魔鬼”拿来作本章的副标题。他还说过，“人都会死，但如果我能把一个人从痛苦的折磨中解救出来，我感觉那将是对我最大、最好的酬报。”确实，我们大多数人都害怕疼痛，都想极力避免它。那为什么保罗·班德医生，却把疼痛称为“人类的礼物”呢？我们就从这个表面上矛盾的说法入手，来开始了解疼痛的复杂性、疼痛的作用以及疼痛的缓解。

保罗·班德医生的父母都是传教士，他在英国接受的是外科医生教育，但却将毕生的职业生涯都奉献给了麻风病的治疗。他先是在印度工作，后来又去了美国。从1966年开始，在路易斯安娜州卡维尔的国家麻风病院工作。麻风病，又叫汉森病，这是为了纪念挪威医生格哈德·阿玛尔·汉森，是他在1874年发现了麻风病杆菌，即麻风分支杆菌。麻风病对人类来说，已经有几千年的历史了。《圣经》里就有多处都讲到，麻风病是一种“脏病”。脸部溃烂、手脚化脓，麻风病一直都遭到周边人群的厌恶和排斥。班德医生首先发现，麻风病是由于神经受损导致感知功能缺损引起的。正是由于缺乏了疼痛这个报警系统，才导致很小的创伤都会发展成为软组织甚至骨骼的坏死。班德医生说，“这真是太讽刺了，这种可怕疾病的最大破坏力，正是在于其没有疼痛感。”

除了由于基因缺陷导致的对疼痛不敏感、或因病理原因比如麻风病导致失去痛感之外，我们大家谁都不必担心会失去痛感。我们身体有一套功能系统，将来自皮肤或身体其他部位的疼痛感，先经由周围神经到达脊髓，再上传到意识层面。这些保护性的回路不需要意识的参与。比如：碰一下火热的炉子，我的手就会立即缩回，之后疼痛信号从脊髓传递到大脑的高级中枢，到这时我才会感觉到疼痛。疼痛的这种保护功能，确实把我伺候得挺好：在我还没有意识到危险之前，我的手就已经缩回来了，从而把组织受伤降到了最小。此外，疼痛对协助医生诊断疾病，也是个无价之宝。在没有确定病因之前不轻易止痛，这是医生看病的一个原则。

不幸的是，困扰人类的绝大多数疼痛，都不是帮助我们诊断疾病或来保护我们的，我们要想法摆脱的都是这一类疼痛。最理想的做法，就是消除引起疼痛的各种病因，例如细菌感染所引起的炎症疼痛，应采取合适的抗生素治疗。然而大多数情况下，我们无法做到一下子消除引起疼痛的根源，于是人们就非常渴望能先缓解一下疼痛症状。

我们能够干预痛感回路的层次从低到高依次为：神经末梢、脊髓以及大脑中负责接受和反应疼痛的区域。对外周神经的干预，我们称之为局部麻醉，对中枢神经的干预称之为全身麻醉。局部麻醉和全身麻醉各有优缺点。

19 世纪的英国小说家和剧作家范尼·伯尔尼被诊断患了乳腺癌，当时她与丈夫一起在法国生活。1811 年 9 月 30 日，她接受了乳房切除术。后来，在给她妹妹的信中，她描述了自己的手术过程："于是我自愿地爬上了手术床架，杜布瓦医生把我在床垫上安置好，给我脸上蒙了一幅薄薄的麻布手绢儿。手绢儿是透明的，透过手绢儿，我看到床边，一下子围拢过来七个男人以及护士。我挣扎着，不想让他们摁着我。但是，当我透过薄纱，看到锃亮的钢制手术器械的闪闪寒光，我只好闭上了双眼。我担心，这可怕的手术会把我吓得晕死过去。然后，可怕的钢刀切入我的乳房，一刀一刀地切着我的静脉、我的动脉、我的肌肉、我的神经。我听见边上有人在说，你想喊就喊吧。这还用他们说！我不顾一切地大叫起来。在整个手术过程中，我一直在尖叫着。我自己也有些惊呆，这疼痛真的是痛彻心扉，难以忍受，我自己的耳朵，都完全听不到自己的尖叫声了。伤口缝合了，手术器械拿走了，但疼痛依然。我以为手术就这样结束了。哦，天哪，还没有完！不一会儿，可怕的切割又开始了，比刚才还要糟糕。这回是做根部清除，把可怕的乳腺从根部彻底切除。接着就是再一次的痛苦难以言表，再一次地没完没了！这时，我能感觉到手术刀在我的胸骨上咔嚓作响，在喀呲喀呲地刮着我的骨头。”

假如范尼·伯尔尼在36年之后再做同样手术，她就无需如此遭罪了。1846年10月16日，当时还是个默默无闻的牙医威廉·莫顿，只用一种简单的化学物质，就让爱德华·阿博特失去了意识，在病人没有疼痛的状态下，牙医为他切除了颈部肿瘤。莫顿医生对这一麻醉方法进行了公开演示，由他亲自操刀手术，哈佛医学院的著名外科医生约翰·克林斯·华伦医生赞助了这次公演。同年11月3日，哈佛医学院的年轻外科医生亨利·J·毕格罗，在美国艺术与科学研究院宣读了论文，首次公开发表这个麻醉方法，他用的麻醉化学物质叫二乙基乙醚，这是一种挥发性液体，沸点95华氏度。这个伟大的发现一公布，消息迅速传遍了整个世界。同年12月份，伦敦大学学院医院的一位著名外科医生罗伯特·里斯顿，完成了欧洲首例采用二乙基乙醚的手术，全身麻醉时代由此开始。当年莫顿医生做公开演示的地点，现在称为“乙醚穹顶”，作为麻省综合医院的一部分，至今仍在使用。

当年医学界对乙醚以及其他几种化学物质的认识已经有十多年之久，其中就包括一氧化二氮和氯仿。但不知何故，这些东西一直都被当成了时髦玩物。实际上早在1800年，汉弗莱·戴维爵士就已经明确提出建议，把一氧化二氮用于外科手术。然而正如今天的致幻剂一样，在当时这些化学物质主要是被那些学生们拿来当做娱乐消遣之用了。当时在欧洲和美国，人们已经认识到，少量服用这些物质，可以让人产生晕乎乎的非常美妙的快感。克劳福德·郎是一位乔治亚州杰克逊的乡村医生，他当年就是一名“乙醚狂欢派对”的参加者。他注意到，他和他的朋友们在吸入乙醚之后，“一个个东倒西歪，跌跌撞撞，但谁也没有感到一丝一毫的疼痛”。不过过了几年之后，在得知了莫顿医生的公开演示之后，他才发表了他自己的发现。于是，正如一位当代作家所说，发现麻醉药的“主要荣耀归功于莫顿医生了”。

虽然全身麻醉在美国以及全世界得到了迅速的普及，但并不是所有人，都对医学上最新发现的可以消除疼痛的药物感到高兴。反对声音通常基于宗教理由，尤其是关于婴儿分娩方面。1847 年，苏格兰爱丁堡大学产科教授詹姆斯·扬·辛普森写下了下面一段话：

> “很多医学人士拒绝给患者在分娩时止痛，声称他们认为采用麻醉手段是有违《圣经》和宗教的。我还得知，有一所医学院把我引荐和提倡麻醉分娩的做法斥责为公然蔑视宗教权威，违反了上帝的安排和旨意，应当受到谴责，其性质属于异端邪说。有正常操守的医学生和从业医生，对此都应感到不安并要避而远之。”

没错，那些批评辛普森医生的人们所指的，就是亚当和夏娃在“伊甸园”时所受的诅咒。辛普森医生质疑了“遭难就是生理和身体的痛苦”这种观念，以此回应他的批评者。他用下面这段话更全面地回答了上面的问题：

> “那些基于宗教理由强烈要求我们不应该仅仅为了拯救脆弱的人性就采取人工方法或者麻醉方法使人失去意识的那些人，他们忘记了在我们面前，早就有‘人’给我们树立了最伟大的榜样，这个‘人’的行医原则正是我们后人应

> 该大力效法的。我所指的就是在《圣经·创世纪》第二节里给人类进行的有史以来的第一台外科手术，关于它的前期准备工作和具体细节都有特别重要的描述：'上帝让亚当陷入了深度昏迷，他取下亚当的一条肋骨，然后又合上了伤口。' 约翰·凯尔文对《圣经》的这段话做了如下的评论：'亚当陷入深度睡眠，这样他就不会感到痛苦了。'"

我曾去过俄亥俄东北部的一所医学院很多次，去给他们做关于疼痛治疗的系列讲座。在我讲完鸦片后，一个学生走过来，向我表达了他的观点。他认为疼痛是一种高贵的体验，不应该人为去减轻，他还引用了《圣经》里的几段话来支持自己的观点。交谈之后，我不禁暗想，这个年轻人最好以后不要再继续从事医生这个职业，而且我肯定也不想在将来某个时候由他来给我看病。我们还是暂时回到分娩疼痛这个话题：维多利亚女王对于推广麻醉药的使用贡献很大，利奥波德王子和比阿特丽斯公主分别于1853年和1857年出生，维多利亚女王在分娩的时候，都用上了氯仿作为麻醉剂。我认为，当疼痛作为保护措施和诊疗手段，完成其使命之后，人们再去想办法去缓解疼痛，这在任何地方、任何时候，都是人类的基本良心所在。

全身麻醉让人彻底失去意识，这对人类来说价值巨大，但毫无疑问，全麻也是一件十分危险的差事。一位麻醉科医生，这样表达了他对全麻的看法："患者的生死，就在一线之间。"相反，局部麻醉，只是阻断了身体某个隔离区域的疼痛信号，患者还能保持完全清醒。

南美洲安第斯山脉附近的土著人在多个世纪以前就发现，嚼食古柯叶可以让人劳动的时间更长、更有劲，即使海拔很高也没问题。然而直到十九世纪，有机化学在德国兴起，古柯叶的有效成分才被分离出来。阿尔伯特·尼曼分离出古柯叶的有效成分，并给它取了一个今天大家都十分熟悉的名字“可卡因”。尼曼医生描述说，它的味道很苦，并且用舌头舔一下就会有麻木的感觉。哎，这又是一个错失大好机会的经典案例。直到20年后，可卡因的宝贵价值才在医学上得以应用！1884年，从维也纳学医仅两年后，卡尔·科勒向德国病理学会发表报告说，把可卡因滴到眼睛就会引起全麻。他首先在动物身上观察到这种现象，随后在他自己身上，再然后在他自己做手术的患者身上，都复现了这种现象。到上个世纪末期，可卡因已经在牙科中使用，而且人们也观察到，把可卡因直接作用于脊髓也能引起局部麻醉。但是由于可卡因有产生幻觉和成瘾性，到了今天，可卡因几乎已经完全被那些更新的药物所取代了，其中常见的一种叫“普鲁卡因”，是一种人工合成的局部麻醉剂。该药于1904年推出，至今仍在使用，它现在的名字叫“奴弗卡因”，去看过牙医的人，差不多都知道这种药的好处。

身体脊髓里一片相对较小的区域麻木，叫作局部麻醉；身体完全失去意识，叫作全身麻醉。缓解疼痛的药物，就是通过局部麻醉和全身麻醉起作用，从而消除或者减轻病人疼痛的感觉。在有记载的人类全部历史中，记录了人们多次尝试去寻找那些能够缓解疼痛的植物的经历。荷马史诗《奥德赛》里面就有一个关于这种药物的神话传说：

> “其时，海伦，宙斯的孩子，心中盘想着另一番主意，她的思谋。她倒入一种药剂，在他们饮喝的酒中，可起舒心作用，驱除烦恼，使人忘却所有的悲痛。谁要是喝下碗里拌有此物的醇酒，一天之内就不会和泪水沾缘，湿染他的

面孔，即便死了母亲和父亲……就是这种奇妙的药物，掌握在宙斯之女的手中，功效显著的好东西，埃及人波鲁丹娜的馈赠，瑟昂的妻子——在埃及，丰肥的土地催长出大量的药草，比哪里都多……”

一个多世纪以前，德国科学家众人公认的现代药理学之父斯瓦尔德·斯密德伯格猜测，“荷马”所说的那个药物就是鸦片。他说：“在整个地球上，再也没有其他的自然植物，能够像荷马史诗中所描写的那样引起人们身体的麻木。”佛吉尼亚·贝里奇在她的记录英国鸦片历史的书中说，鸦片对于人的精神作用，已经有多达六千年的历史。今天，在阿富汗、土耳其或印度的田野里，你拿起一颗罂粟花（罂粟的拉丁学名，叫 Papaver somniferum）的种子，如果你把它的囊状果壳刺破，里面就会冒出一种奶白色汁液，凉干之后就是鸦片。19世纪，德国化学家弗雷德里希·塞尔吐纳，就从这种原料中提炼出了一种化学物质。在观察到该药能让狗睡眠之后，他给该药起名为吗啡。这个名字来自睡眠之神“墨菲斯”。随后，塞尔吐纳做了该药对人类作用的实验。这要是放在21世纪的今天，这事儿肯定会惊动监管当局，毫无疑问，他将被投入监狱，坐上很长时间的牢。他这样记录了自己的实验：“为了获得对吗啡作用的可靠评估，我把自己作为了实验对象，也邀请了其他一些人来做同样实验。我说服了三个人，跟我一起来试验吗啡的作用，这三人都不到17岁。”在美国医药中，鸦片只允许以樟脑酊剂的形式，作为止痛剂存在。

海洛因，作为与吗啡很类似的化学近亲，在英国可用于治疗疼痛，在美国以及世界其他地区，却是非法药物市场的主要商品。还有其他的类似药物，例如氧可酮、氢可酮、美沙酮，都是仿效吗啡的作用。这几种药都在广泛使用，并大量地被转为非法用途，以及被过量服用作为自杀手段。仅在2010年，就在美国造成了1.7万例死亡。但是，不能因为非理性地担心药物成瘾或者过量使用，而剥夺任何人的缓解剧痛的权力，下面我会详细说明。

长期以来，人们知道，鸦片以及类鸦片药物可以减缓疼痛，减少折磨而不影响意识清醒。类鸦片药物，是跟吗啡类似的一类药物的统称。基于这个观察，人们长期以来认为，鸦片只作用于大脑中的高级中心。然而随着鸦片受体的发现，人们很快认识到，鸦片受体广泛分布于人体各处。例如，人们据此发明了一种巧妙的装置，它能把少量的吗啡直接输送到脊髓中的鸦片受体，来控制癌症疼痛，从而避免了引起更多其他副作用的风险。

除了鸦片和吗啡所固有的缓解疼痛能力之外，还有两点其他因素，导致这两种药在美国和英国的广泛使用。第一个原因就是，直到19世纪末和20世纪初，在英国和美国都没有任何法律上的限制，任何一家药店都可以销售，无需处方。第二个原因就是，当时没有其他可替代的药物来治疗疼痛。直到1899年，乙酰水杨酸（阿司匹林）的出现，这种状况才得以改变。

如今我们经常听到人们说，类固醇被用来提高体育运动成绩，前面第九章我们也讲过。这些指的是，与肾上腺素和睾酮相关的合成类固醇，它们能增加肌肉量，就像睾酮能增加肌肉量一样。但是我们的肾上腺，除了分泌睾酮之外，还能分泌其他类固醇，其中一个就是皮质醇。皮质醇的价值，在于它能够消炎。然而，类固醇抗炎药物有其固有的多种副作用，其中一个最不好的副作用，就是它抑制免疫系统，增加各种感染的风险。因此，使用类固醇来抗炎的话，治疗时间通常都很短，并要在严格的医疗监视之下进行。因此，我们还有另外一种选择，就是非类固醇抗炎药物（缩写为NSAID，也叫非甾体抗炎药）。

在前面我给大家简要介绍过阿司匹林，而且也讲解了阿司匹林通过抑制某几种前列腺素的合成，具有退烧、止痛和抗血栓的作用。从上个世纪60年代开始，市场上推出了一系列与阿司匹林类似的药物。与阿司匹林一样，除了能抗炎，他们也都能有效地止痛和退烧，但其中有一个例外，就是对乙酰氨基酚。对乙酰氨基酚的抗炎作用不大，常用于退烧药。其他非甾体抗炎药有塞来昔布、布洛芬、吲哚美辛以及奈普生。与类鸦片药物的致命成瘾性不同，对对乙酰氨基酚和非甾体抗炎药的成瘾性没有那么强烈。对非甾体抗炎药来说，其主要祸根就是能导致胃出血；而对乙酰氨基酚的主要祸根是它的肝毒性，而且最近FDA又增加了一项警告，该药可能引起一种罕见但严重的皮肤反应。

今天，非甾体抗炎药和类鸦片药物仍然是我们对付疼痛的主要武器。不过，我们还有很多其他药物和治疗手段，因为在很多情况下，这两种药的止痛效果都不令人满意。疼痛治疗专家、牛津大学教授安德鲁·摩尔及其同事，在《英国医学杂志》上发表文章，题为《预计止痛失败，追求止痛成功》。他们阐明的原则是：不同患者对止痛治疗的反应差别很大，因此有必要及时更换药物；不能因为一开始治疗失败而气馁，要不懈寻找更有效的治疗手段。

很显然，疼痛的表现形式多种多样，很难做到精确分类。我们来讨论这三种类型：急性疼痛、癌症疼痛和慢性非癌性疼痛。手术后疼痛，就是急性疼痛的例子。这种疼痛，有明确的造成疼痛的因素，而且预计不会持续过长时间。尽管急性疼痛相对简单，但对术后疼痛的治疗不到位也十分常见。在21世纪初，美国医疗保健机构联合委员会，打算调查一下当时有关疼痛管理的各种标准做法情况。据他们估计，在美国只有四分之一的手术患者，得到了足够的急性疼痛治疗。

而且到目前为止，仍没有数据表明这种情况得到了改善。实际上刚好相反，在美国毒品管制局的领导下，对于在医疗上使用类鸦片药物的限制越来越多了。因而可以预计，疼痛治疗不到位的情况只会越来越糟糕。

除了急性术后疼痛演变成慢性疼痛等特殊情况，一般来讲，随着时间一长，不管止痛治疗是否足够，急性疼痛慢慢都会得到缓解。但癌症疼痛就不同了，如果不进行治疗，随着疾病的发展，疼痛就会变得越来越厉害。

在过去 30 年里，为了帮助医生们更好地治疗癌症疼痛，人们编写了很多的各种治疗指南。如果严格按照这些指南去操作，大部分患者都会获得满意的疼痛缓解。遗憾的是，据估计，在美国有超过十分之四的癌症患者都没有得到最佳的疼痛治疗。

一份最持久、最有影响力的癌症疼痛治疗指南，在 1986 年由世界卫生组织首次发布，1997 年又作了修订。该指南中推荐了“三步阶梯法”止痛原则。这个原则的做法是，先从非类鸦片药，如对乙酰氨基酚（“泰诺”）和非甾体抗炎药开始，然后再用可待因，到最后再用吗啡。在第三步，联合使用非甾体抗炎药和类鸦片药物，以期达到“多模式镇痛”效果。

止痛的“三步阶梯法”，体现了以下 5 项基本原则：①由患者本人对自己的疼痛做出评估，医护人员对患者疼痛的理解不作为评估因素；②只要有可能，尽量通过口服用药；③按固定时间间隔用药，不鼓励疼了才吃药、不疼不吃药；④不存在标准的药物剂量，要根据患者的具体情况，决定能缓解疼痛的正确用药剂量；⑤要有书面的、针对患者本人的用药计划，并送达患者、患者家人以及医护人员。

在过去的多年里，世界卫生组织的“阶梯止痛法”，一直受到批评，也多次做了修改，但它的原则仍然有效。其中最主要的一点就是，类鸦片药物一直成为治疗癌症疼痛的主流药物。由于可待因在人体中转换为吗啡而且受人体代谢率的影响很大。认识到这一点之后，人们越来越不再喜欢使用可待因，而代之以小剂量的吗啡或氧可酮。“爆发痛”，即突然而短暂疼痛加剧，可以采用快速起效的类鸦片药物来缓解，如“芬太尼”。“芬太尼”可以由口腔迅速吸收，有时还做成了棒棒糖的形状。在世界卫生组织推出上述指南的时期，对于抗抑郁药和抗痉挛药等辅助类药物的限制非常严格，今天已经变得相对宽松了。我们会在讨论非癌症慢性疼痛的时候再考虑这些药物，但它们也同样适用于治疗癌症疼痛。有些人还建议，把上面的“三步阶梯法”再增加一步，即第四步，采用各种神经外科手术和神经传导阻滞等手段来止痛。

有些经常上网的患者，真可谓是今天医生们的“冤家”。这类患者，把医疗服务的方方面面，都会对照他们自己的认知和基本常识去解读，而在太多时候，那些基本常识又都是从乱七八糟的网站上搜罗来的，都是各种误导信息。我们在第一章中，讲过了费韦德特·林布女士的故事。其中，她儿媳对医生的质疑是有益的，但有些质疑常常会演变成对医生水准的指责，从而导致医患关系的恶化，我无意对此火上浇油。相反，我是想让这些关于止痛治疗的“三步阶梯法”原则，能给你一个基本常识，以确保你自己或你所爱的人，在因癌症而疼痛的时候，能得到足够的缓解治疗。

在第一章，我定义了药物引起的身体依赖，并把它与成瘾做了对比。所有接受慢性癌症疼痛治疗的患者，都会出现身体依赖。成瘾是指除了身体依赖，还有被迫的、不受控的、对药物的渴望和渴求。成瘾跟治疗癌症疼痛无关。

对于患者本身和医护人员来说，对鸦片挥之不去的一个担心，也许是仅次于鸦片成瘾的担心，就是鸦片在阻止癌症疼痛的同时，将不可避免地令患者的意识模糊。小说《热铁皮屋顶的猫》里面，田纳西州威廉一家的故事，就是这方面的一个生动描写。根据小说改编的电影里，密西西比河畔一个大户人家的一家之主老爹伯利特到了癌症晚期，疼痛无比。医生给他留下了很多吗啡，由他儿子给他打针。他儿子对老爹说，“打了针，就不疼了，你别怕。”老爹回答说，“嗯，打完针我就没知觉了。疼归疼，起码我知道自己还活着。我才不想打那玩意，把自己整迷糊了。”

已故的西塞莉·桑德斯，与老爹伯利特的看法不同，她肯定想给他打上吗啡。茜塞莉在“第二次世界大战”期间护士毕业，后又学医，成为医生。她一生都关注疼痛治疗，尤其是人们的临终痛苦。1967 年，她创立了圣·克里斯多夫临终关怀医院（安宁院）。不久，这家医院成为了全世界类似机构的样板。对于这家安宁院的药物使用，她是这样说的：

> “我们发现，对于重度疼痛来说，什么药物都不能代替类鸦片药物。我们不知道还有什么别的药，能够缓解患者身体和精神上的折磨，能够帮助患者脱离极度疼痛所造成的孤独无助的境地。”
>
> （西塞莉·桑德斯 87 岁死于肺癌，在她自己创立的医院中去世。）

与慢性非癌性疼痛相比，术后疼痛和癌症疼痛的治疗，相对要简单一些。慢性非癌性疼痛的复杂性，在于它的病因多种多样。这类疼痛主要分两大类，一类是伤害性疼痛，一类是神经性疼痛。伤害性疼痛，源自受伤组织部位的疼痛感知器，比如关节部位。神经性疼痛，源自中枢神经或周围神经系统受损，比如糖尿病导致的神经受损疼痛和脑卒中后的疼痛，尤其常见的神经性疼痛——慢性腰痛，还有来源不明的神经性疼痛，如纤维肌痛。似乎还嫌各种各样的疼痛不够复杂似的，我还要告诉大家，长期慢性疼痛从来不独来独往，慢性疼痛往往与情绪因素、认知因素以及个人因素交织在一起，互相影响。因此，要我说，慢性疼痛，最好不要再叫它疼痛了，干脆叫它“遭罪”更贴切点。

既然慢性非癌性疼痛如此复杂，我们首先就应该想方设法去避免它。其中最重要的一项预防措施，就是一生都要保持一个健康体重。肥胖与2型糖尿病所导致的神经性头痛有明显关系。肥胖能引起关节的磨损和破裂，导致伤害性关节炎疼痛。另外一种形式的神经性疼痛是由水痘－带状疱疹病毒引起的，这个病毒在儿童期引起水痘，水痘痊愈后病毒潜伏在脊髓神经根里，有可能在50岁之后引发带状疱疹。水痘疫苗可以预防这种病毒的侵袭。

如果预防失败，带状疱疹转成慢性疼痛，或者其他原因造成了慢性非癌性疼痛，那么我们必须面对这个严峻的事实，目前还没有一个普遍有效的药物或者治疗方法。华盛顿大学麻醉学与疼痛医学系的丹尼斯特克及其同事们，在2011年发表报告，得出如下结论：“对大多数慢性疼痛患者而言，接受治疗的一半患者，疼痛缓解程度只有大概30%左右。所有的常见治疗方案中，没有一种能够完全消除疼痛而又不对身体和精神造成严重影响。”但是，套用一句澳大利亚学者及历史学家安德鲁·摩尔的话，“虽然我们应该预见麻醉学的失败，但我们还应继续追求麻醉学的成功。”

当目前还没有完全有效的慢性疼痛治疗手段，各种令人恶心的事情就会发生。络绎不绝的庸医、药贩子、江湖骗子就会蜂拥而至，钻这个医疗空白的空子。用毫无根据的、没有益处、也许有害的各种方法，来蒙蔽我们去寻找真正有效的治疗手段。五花八门的秘方、偏方，在网上都有兜售。我们的医疗体系，也并非十全十美。

最近十年，很大程度上是在西塞莉桑德斯的影响下，人们在抵制鸦片恐惧症及允许有效使用这类药物方面取得了很大进展。不过，事情总有不好的一面。前面曾经指出，2010 年，美国疾控中心的数据表明，从 1999 年以来，由于类鸦片药物过量导致的死亡，出现了急剧增加。女性死亡人数上升得更加明显，增加达四倍之多。2010 年，死于类鸦片药物的女性，要比死于车祸、可卡因及海洛因的总和还多。其中一个主要原因就是，过度使用类鸦片药物来治疗慢性非癌性疼痛。

我无意贬低类鸦片药物在治疗各种重度疼痛方面所起的作用，然而，一个简单的事实就是，类鸦片药物并不能对大多数的慢性非癌性疼痛有效，而且如果使用不当，很有可能造成过量带来致命风险。实际上，国家和国际方面的相关指南，都很少建议把类鸦片药物作为治疗慢性非癌性疼痛的首选。

如果非甾体抗炎药物和类鸦片药物，在治疗神经性疼痛或一般性肌纤维痛等症状方面，相对来说不那么有效的话，那么我们还有什么其他办法吗？我前面曾经说过，在药理学上还有其他一类常用药物可用。其中最主要的有抗抑郁症药物，如阿米替林、度洛西丁、以及抗痉挛药物如加巴喷丁和普瑞巴林。这些药物的止痛机制，还有待明确，但有相当证据支持这些药物可以止痛。因此，度洛西丁被很多人作为治疗纤维肌痛和神经痛的首选药物。关于这个药可以止痛的广告也很多。

既然在目前，药物手段或介入治疗手段都不能完全令人满意地缓解各种形式的慢性非癌性疼痛，那么也就不难理解，有些人转向求助于“另类医疗”或“补充医疗”。这类“补充医疗”可以有很多形式，如冥想或类似的放松疗法、针灸、物理治疗、脊椎推拿、瑜伽、按摩、各种心理咨询，等等。上述任何一种方法的疗效都不能说确切，但每一种疗法，都有各自的“粉丝”和追随者。作为治疗慢性疼痛的一种方法，也许他们都有各自的价值。不过在采用其中任何一种方法之前，最好先去那些大医院看一看，让那些慢性非癌性疼痛诊断及治疗的专业人士给我们做一个全面的评估。

英国维多利亚时代，有一个苏格兰人叫戴维·利文斯顿，出身草根，后作为医学传教士去非洲探险并一举成名。利文斯顿医生讲述了他的一个经历。他曾经被一只狮子抓住，多亏他的同伴及时开枪，才得以逃命。尽管命是保住了，但他的胳膊断了。后来在思考这段经历的时候，他回忆说，当时他非常镇定，他想象着，“我的生理内分泌系统，在生死攸关之际，一下子启动运转起来，让我在朦朦胧胧的平静中，挨过痛苦。”

利文斯顿医生所讲的生理基础，就是1971年所发现的我们大脑里自然产生的一系列化学物质，这些物质具有类鸦片药物的多种特性。这些物质，现在统称为内啡肽（脑内啡），它们是我们身体自有的止痛系统的神经递质。吗啡和类鸦片药物，都只不过是在模仿内啡肽的作用，只是效力更加强大。

在大众心理学里，内啡肽的分泌，常常在解释性快感、锻炼快感、食物快感等人类活动快感时会用到。很多人都在追求“跑步者的快感”，但很少有人能经历到。但借用利文斯顿医生的话来说，“跑步者的平静”，还是很多人能够获得的。在慢性非癌性疼痛的情形下，那些迥然不同的各式各样治疗手段，也许都是在通过激活我们身体的内啡肽来起到止痛效果的，如冥想、行为治疗、物理治疗、针灸等。既然我们自身生理上的止痛系统还不足以抑制所有疼痛，那么借助于一些非药物手段来增强药物的止痛效果，这一点听上去似乎也很有道理。但有一点必须明确，只有通过系统的、个性化的解决方案，才能找到针对慢性疼痛的最佳组合治疗手段。

第十二章

痴呆症

——奥古斯特·迪特尔与阿尔茨海默医生

1901 年 11 月 25 日，法兰克福精神病医院接收了一位 51 岁的老年妇女，名叫奥古斯特·迪特尔。第二天，37 岁的住院医生阿洛伊斯·阿尔茨海默给她做了检查，并做了记录。此次接诊记录的那些内容，正是今天我们熟知的老年痴呆病的症状。这种病，后来就以阿尔茨海默医生的名字来命名了，称为阿尔茨海默病。

她神情呆滞地坐在病床上。

“你叫什么名字？”

“奥古斯特。”

“你姓什么？”

“奥古斯特。”

“你丈夫叫什么名字？”

“奥古斯特，好像是叫奥古斯特吧。”

“你的丈夫名字？”

“哦，你问我的丈夫啊？”

她看上去并不理解所听到的问题。

“你结婚了吗？”

“我结婚了，跟奥古斯特。”

“那你叫迪特尔太太？”

“啊，啊，叫奥古斯特。”

“你来医院几天了？”

她看上去在努力地回忆着。”

“我来了三个星期了！”（实际上她是昨天才来的）

“这是什么？”我给她看的是一支铅笔。

“是钢笔。”她回答说。

午餐她吃的是西蓝花和猪肉。问她正在吃什

> 么，她回答说吃的是菠菜。让她写出“奥古斯特”，她很费劲，只写出了“太太”两个字，而名字和姓都忘记写了……

后来，阿尔茨海默医生了解到，奥古斯特的症状开始于她行为的改变。她对丈夫变得猜疑，对别人爱管闲事，有时生气，有时害怕，有时幻听。随之而来的，是记忆不断衰退，言语越来越含糊。

虽然后来阿尔茨海默医生从法兰克福去了海德堡工作，再后来又去了慕尼黑的皇家精神病医院工作，但他一直都跟踪着奥古斯特的病情，直到她 1906 年 4 月 8 日去世。当时，阿尔茨海默医生叫人把奥古斯特的大脑给他送过去，以便他从神经病理学角度研究该病的特征。阿尔茨海默医生可以说是这项研究的最佳人选，因为他不但具有丰富的尸体解剖临床技巧，而且长时间以来一直在琢磨，试图建立精神失常与生理基础之间的联系。他曾经说过，“他想为精神病学研究出点力，为它提供一架显微镜。”另外他也非常幸运，能有一个好帮手，弗朗茨·尼氏，这是他在法兰克福的同事。尼氏这个名字，对所有学医的人来说都非常熟悉。还在学生期间，他就研发了多种创新手段，来给大脑的显微切片染色。

借助于显微镜和尼氏的技法，阿尔茨海默开始着手研究奥古斯特·迪特尔的大脑。在她过世 9 个月之后，阿尔茨海默在图宾根的一次精神病学家会议上，向大家报告了他的研究结果。

> “在几乎正常的细胞中间长出了一个或多个小纤维……在大脑最外皮层上发现了无数个小粟粒状斑点。这是由大脑皮层里所堆积的一种怪异物质判断得来……总而言之，我们面对的是

一种怪异的疾病……”

阿尔茨海默医生所说的奥古斯特·迪特尔大脑中的这些怪异物质，就是今天大家所讲的神经元纤维的缠结和斑块。直到今天，这些缠节和斑块，也是确诊阿尔茨海默病的依据。直到目前，这些缠结和斑块只能在人死后才能发现和确定。但是随着医学影像技术的进步，我们将有希望在活体大脑中判断是否存在这些异常结构，从而做到早期诊断。人们认为，这些缠结和斑块的存在，就是该病对大脑神经造成损害的证据，它们来源于某些特定细胞蛋白的异常聚合和堆积，这些特定的细胞蛋白，就是 β- 淀粉样蛋白和 τ- 淀粉样蛋白。这种症状，是由于基因变异的结果，这种变异基因被称为载脂蛋白 -ε4。对这些个体患者来说，记忆退化很可能早在三十几岁就已经开始显现了。而对其他人来说，年龄才是主要的风险因素，超过 95% 的阿尔茨海默病患者年龄都超过了 65 岁或者更老。2014 年 3 月，美国阿尔茨海默病协会估计，有 520 万名美国人都受到了该病的侵害。除非找到预防或者逆转该病的手段，否则到 2050 年，该病的患者人数将达到 1600 万。

阿尔茨海默病占到了全部老年痴呆症的整整 80%。鉴于老年痴呆症的顽固棘手，我们还有必要考虑到其他表现形式的症状，以便预防或者治疗，这其中我们首要考虑的就是多发性梗死痴呆症。虽然这种病的体征和症状跟阿尔茨海默病非常类似，但是两者的病因不同。最重要的是，这种病在很大程度上可以预防。所谓梗死，就是由于某处组织供血受阻，导致组织死亡。如果供血受阻区域发生在心脏，那么就叫心肌梗死或者心脏病发作，如果发生区域在大脑，结果就称为脑卒中（stroke），也叫中风。我们大部分人，至少都对严重卒中的后果有些模糊的认识，它可以导致失语、偏瘫或者死亡。

相反，多发性梗死痴呆症，是由于一系列的轻微卒中所引起的，每一次轻微卒中，患者或者医生都基本很难觉察，但是这些轻微卒中的累积效果就是痴呆症。

心脏病发作和心血管疾病的风险因素，与脑血管和脑卒中的完全一样。如果你有高血压、吸烟、肥胖或者糖尿病，那么你患上多发性梗死痴呆症或心脏病发作的机会都会显著增加。如果你的风险因素还不止一项，那么你的未来就非常危险了。正如我们在前面第七章所看到的，2 型糖尿病与肥胖密切相关，而肥胖又是可以通过锻炼和健康饮食来克服的。如果你想降低血压，而锻炼和饮食的效果还不够理想的话，那么还可以再吃点便宜药物，这样做的结果将会非常见效。但如果你还是个烟民的话，那我无话可说。

那些经常看电视的人，可能对我之前所说的“目前我们还无法改变阿尔茨海默病的病程”感到惊讶。电视上一个接一个的言辞漂亮的处方药广告，我看得多了去了！那些广告都会说，吃了我的药，保证“让你老爸神智恢复正常。”涉及的药主要有四种，都会影响神经递质，神经递质是我们大脑中负责传递信息的化学物质。其中有三种药，都会增加乙酰胆碱的水平。长久以来，人们认为乙酰胆碱与记忆有关。乙酰胆碱的作用区域受阻，就导致药物引发的痴呆症。那么，是否阿尔茨海默病患者的胆碱活动减弱了呢？是否可以通过增加乙酰胆碱水平来改善呢？第四种药抑制谷氨酸的作用。谷氨酸是一种兴奋性神经递质。有人认为，在脑卒中或轻微脑卒中时，谷氨酸的过多分泌可能会进一步加重大脑的损害。以上这两种假设，听起来都很有道理，于是以上四种药都得到了 FDA 的批准，用于治疗轻度或重度阿尔茨海默病。批准这些药物的根据，大部分都是基于有关药厂赞助的相关研究。不幸的是，随后的调查结果表明，这些药物对改善阿尔茨海默病都没有什么明显效果。2009 年，最具权威的美国抗衰老协会会长理查德·J·霍兹先生指出:“阿尔茨海默病的病程一旦开始，就没有药物能够阻止它或延缓它。”(这里我要感谢苏珊·雅各比，在她的《永不言死》书里，我看到了霍兹先生的以上观点。)

那么我是在剥夺患者对现有药物所抱有的一切希望吗?当然不是。我只是在提醒医护人员和患者不要期望过高。非常肯定的是，以上这些药物，都不能治愈阿尔茨海默病，而且跟大部分药一样，都有各种各样的副作用。正如为了控制痴呆症晚期患者的行为变化而采用抗精神药物一样，对于采用药物来缓解阿尔茨海默病，也要时刻保持警惕，以免适得其反，加重病情。

与其治疗阿尔茨海默病的各种症状，为什么不去寻找到它的病因呢?不幸的是，虽然阿尔茨海默医生当年所指出的神经元上的斑块和缠结，分别由 β-淀粉样蛋白和 τ-淀粉样蛋白所形成，但对这两者谁才是真正的病因，目前大家看法还不一致。有人甚至认为，β-淀粉样蛋白的形成正是身体对疾病的一种保护性反应。就像有了炎症，人会发烧一样。目前，针对形成神经纤维缠结的 τ-淀粉样蛋白的疫苗还在研究之中。不过要等到它安全和疗效方面的证据，还需很多年。

迄今开展得比较充分的研究尝试有两个方向，一是去减少 β-淀粉样蛋白的生成，二是去清除已经形成的斑块。关于生成方面，现在已知一种酶叫做 β-分泌酶。通过抑制它，可以减少淀粉样蛋白前体的分裂，从而减少 β-淀粉样蛋白的生成。2012 年发表的一项研究报告，对这种方法能够成功的希望，曾是一个巨大的鼓舞。在冰岛雷克雅未克的研究人员索拉库尔·荣松和他的同事们发现，携带有一种罕见基因突变、从而抑制了 β-分泌酶的一类人，他们的 β-淀粉样蛋白的水平非常低。更加值得关注的是，携带有分泌酶变异的人群，也都携带有载脂蛋白-ε4 基因的两个副本。按理说，他们患阿尔茨海默病的风险应该很高才是，但他们却都没有患上阿尔茨海默病。遗憾的是，这个方法的首例实用尝试，就不成功。在给1537名阿尔茨海默病患者使用了一种叫作“semagacestat”的分泌酶抑制剂之后，患者的认知功能并没有得到改善，反而身体机能变差了，皮肤癌和皮肤感染也增多了，因此，这项实验就不得不提前中止了。

作为阻止β-淀粉样蛋白生成的另一种方案，有人采用了一种免疫疗法。就像我们身体的免疫系统会对外来入侵物产生抗体一样，人们设计了几种药物来攻击和清除β-淀粉样蛋白。但是，2014年发表的几项实验结果都令人失望，不管是疾病的进程方面还是日常生活的功能方面，都没有观察到有价值的情况改善。有些人认为，关于阿尔茨海默病的β-淀粉样蛋白的假说到此就算没用了。还有一些人认为，那些淀粉样蛋白斑块很有可能早在症状显露之前的20年到25年就已经形成了。那么，是否有可能采取早期干预，即在疾病的症状出现之前就采取药物手段？这样做是否能够行得通呢？2013年，有几个基金资助的研究验证了这个假说。研究对象是那些阿尔茨海默病的高危人群，采用的还是之前那些没有治愈症状的药物。不幸的是，这些实验的结果，还需要等待相当长的时间。

由于在药物治疗方面目前还没有真正有效的手段，再加上预防或治疗阿尔茨海默病的前景似乎仍然遥遥无期，于是很多人就转向求助于其他办法了，对此我们一点也不感到惊讶。帕特里克·霍尔福德是伦敦最佳营养学会的创始人，出版了34本著作，说过这样的话：“100年来医学的最大突破是可以治愈阿尔茨海默病的药物出现啦！”这句话不管是对处于悲观绝望之中的医护人员还是患者来说，都很令人心动。霍尔福德也是采用营养方法治疗艾滋病、自闭症以及阿尔茨海默病的鼓吹者。他们所谓的“医学大突破”就是维生素，尤其是B族维生素B_6和B_{12}，还有叶酸。这些维生素以及其他的一些膳食营养成分，通常被认为是抗氧化剂。铁氧化会生锈，黄油氧化会变坏。因此，用霍尔福德先生的观点来说，人氧化了，就会精神失常。

那么，霍尔福德先生所说的可以治愈阿尔茨海默病的药物又指的是什么呢？是B族维生素吗？果真如此的话，那我们就没有必要花成千上百万的金钱去研发那些五花八门的药物了。由于阿尔茨海默病确实令人束手无策，没有有效的治疗手段，那么关于B族维生素的这一假说就应该去验证。确实，也有很多人去做了验证。2008年，加州大学圣地亚哥分校的保罗·爱森和他的同事们对此给出了他们的研究结果。他们的研究对象包括409位患有轻度或中度阿尔茨海默病的患者，研究持续18个月。其中，245人每天服用5毫克叶酸、25毫克维生素B_6、1毫克维生素B_{12}；其余患者服用不含维生素的安慰剂。安慰剂组和维生素组的分组情况对患者、护理人员以及医生都严格保密。采用阿尔茨海默病的标准测试方法，每三个月测试一次研究对象的记忆力。实验结束，谜底揭开。结果发现，接受维生素治疗的患者，并没有任何有益的效果。爱森医生的研究结论，后来也被纳入了全面的大规模验证研究之中。这些实验验证一共进行了11次，参与实验的患者人数超过2.2万人。最后总的研究结论于2014年发表。报告由牛津大学三一学院纳菲尔德临床医学系的罗伯特·克拉克医生主持。结论很明确：虽然降低了同型半胱氨酸水平，但维生素对精神状态或阿尔茨海默病的病程都没有效果。

遗憾的是，正如今天的互联网所见证的那样，以上这些结论并不能阻止那些想靠兜售维生素来治疗痴呆症的人们。这些维生素产品往往都价格虚高。路易斯·托马斯曾说，维生素已经取代了求神拜佛。其实对痴呆症来说，维生素还不如求神拜佛管用呢。

目前为止，对那些注定会患上阿尔茨海默病的人来说，我几乎没有给出一点希望。难道对于减少该病风险，我们就完全无能为力了吗？对于如何预防这种疾病也完全一无所知吗？是的，目前我们所能给出的建议都基于一些相关性的研究结果。比如，阿尔茨海默病的患病风险与受教育程度相关。受教育程度越高，患病风险越低。但是，正如我们之前所看到的，相关性并不等于因果性。教育程度与阿尔茨海默病的关系，很有可能是因为较高的教育程度只不过是其他多种根本性因素的一个表象而已。比如，肥胖、糖尿病、高胆固醇和吸烟，这些都是痴呆症的风险因素，而这些因素，往往在受教育程度较低的人群中更为多见。也有很多建议，说多从事社交活动和脑力活动等大脑体操也会对预防痴呆症有所帮助。所有对我们身体有益的事情，尤其是锻炼，似乎也都对我们的大脑有益。所以，我们该做的至少应该明智行事。如果不幸你属于易患人群，那就只能祈祷在不远的将来，能有个科学家，为我们解开阿尔茨海默医生这个病的谜团了。

第十三章

癌症

——什么是预防癌症的最佳生活方式

在谈到癌症的时候，我们常常使用的是这个词的单数形式。其实这不对，因为癌症指的不是某一种病，它指的是一系列疾病。癌症的种类可能多达 100 种以上，每种癌症都有各自的特点、病因和病程。因此，用来避免癌症的潜在方法也是多种多样，而且看起来互不相干。必须时刻牢记，目前我们对于叫作癌症的这种病的认知，还远远地不够、令人痛心地不够。很多今时今日社会上流传的关于癌症的各种旁门左道的保健治疗，到最后都将无可避免地变成不好的建议、糟糕的治疗。虽然这听起来很悲观，但还有大量证据表明，某些类型的癌症风险还是可以大大降低的。

癌症作为疾病折磨人类的历史，远至文明起始。五千年前，埃及纸莎草文献就有记载说“这种病无法治疗”。古希腊人称之为 karkinoma，后来又变成拉丁文的 CANCER。CANCER 这个词有两个意思，一个是螃蟹，一个是溃疡，形容癌症是像螃蟹一样在身体里到处乱爬的溃疡。癌症的特征是癌细胞不受控制地生长，并且容易从原发部位向身体其他部位扩散，我们称这种现象为“转移”。2010 年，美国新发癌症案例超过 150 万个。随着人口老龄化，这个数字还将持续增长。每年的治疗费用，将高达 1250 亿美元，无力享受现有治疗条件的癌症患者将会越来越多。如果没有医疗保险，癌症会令大多数人破产。例如，2011 年 3 月，美国 FDA 批准了一种叫“易普利姆玛”的药，可以用来治疗黑色素瘤，黑色素瘤是一种极其凶险的皮肤癌。四个疗程就要花掉 12 万美元！但救命方案岂能用金钱来衡量？不幸的是，“易普利姆玛”这个药，并不是我们期待的救命方案。后来对该药的研究结果表明，其治疗存活率的中位数才只有 6 个月。

人们一直都在寄希望于现代医学科学，以为只要给它足够的时间和金钱，它就总能找到每一种疾病的治疗方法。这种期望给了我们充足的理由，开始了“对癌之战”，拿出几十亿上百亿美元，给研究人员，让他们去研究癌症。而很多人认为，对“癌症之战”就是要找到普遍可靠的癌症治疗方法。从这个角度来说，我们并没有赢得这场战争。1971 年，理查德 · 尼克松总统签署了“国家癌症防治法”，这是人类对癌症宣战的标志事件。从那时起到现在，除了某些领域有稍许进展之外，癌症死亡率并没有什么太大变化。实际上，从1970年至今，美国癌症死亡的绝对人数还上升了74%，这主要是因为人口增加和人口老龄化。分子生物学的发展前景和个性化的医疗措施，将使得基因组测序成为可能。这件事很了不起，但目前还未能成为现实。很多人都建议，应把重点放在癌症预防措施的研究上。

毫无疑问，预防要远远好过治疗。但是，考虑到癌症的历史如此悠久，我们凭什么有理由说，就可以预防它呢？答案就藏在一个简单的观察当中：某些类型的癌症在不同人群和不同地区发病率明显不同。例如，2003年的数字表明美国女性死于乳腺癌的可能性是日本女性的两倍，而日本男性胃癌的可能性又是美国男性的八倍。那这是否意味着，日本女性具有抗乳腺癌的基因，而日本男性，天生就容易患胃癌呢？这样说当然不对。因为如果你把日本人移民到美国，两代之后，他们得癌症的可能性就变得和美国人一样了。

比较了不同国家之间癌症的发病率之后，人们得出结论认为，是外部因素显著地改变了多种疾病发生的可能性。但是人们对这些所谓外部因素的性质，意见还很不统一。这方面的各种信息和各种误导，如洪水般泛滥，在很大程度上让人们无所适从。于是，有很多人干脆最后决定，既然“啥都能致癌”，那担心啥都没有意义了。换句话说，索性就啥也不用担心了。而另外有些人则相信，或者说是一厢情愿，希望多吃点纤维素、多吃点维生素补充剂、少吃点食品添加剂就可以降低患癌风险，直到完全消失。根据我们目前最大可能所知，事实的真相，也许就介乎以上两种极端看法之间。

1952年，爱尔兰医生和科学家约翰·希金斯认为，三分之二的癌症都是由环境因素决定的，因此也是可以预防的。他后来成为“世界卫生组织”下属的国际癌症研究机构（IARC）的创始主任。希金斯博士在全世界预防癌症方面做了大量工作。遗憾的是，他的观点常常被误解，有时候还会被故意曲解。问题的焦点就在于大家对这些词汇的多种含义的不同理解上，诸如“环境”、“行为”以及“生活方式”等这些个时髦词汇。

希金斯博士把“环境”定义为“能对人体造成侵害的周边事物”，这跟我的词典定义差不多，“我们周围的所有事物”。正如希金斯博士的看法，环境实际上包括了除我们先天基因之外的、人类一生的全部因素。现在我们还知道了，甚至人的基因，也可能由环境因素而改变。表观遗传学（也叫实验胚胎学）就是研究这事的。很多环境学家，专业的也好，业余的也好，都把注意力放到了清洁的空气和纯净的水上面了。清洁的空气和水是很重要，但并不是故事的全部。在希金斯博士所说的环境之上，我们还要加上太阳光线、宇宙射线、地球上的放射性元素氡、性行为、更年期的年龄、生育子女的数量、一生的锻炼习惯、病毒感染和细菌感染史、饮食的各项因素、治疗史、烟草、酒精以及尚未被发现的其他很多东西。

但只是把与癌症相关的每一种因素罗列出来还远远不够，为了把这一大堆因素系统地理出个眉目，我们还需要一个参考点：即拿已知的能引起癌症的原因作为参照物，来衡量上述的其他每一项因素。烟草，就可以作为这样的参考点。1912 年，欧文·阿德勒向他的读者们致歉，因为他在书中详细的描写了在当时还是一种非常少见的疾病——肺癌。100 年之后，肺癌已经成为美国人癌症死亡的首要原因，无论男女。肺癌确诊之后 5 年，85% 的患者都会死亡。美国每年死于肺癌的总人数是 16 万，这个数字比死于乳腺癌、结肠癌和前列腺癌人数的总和还多。

1952 年 12 月 13 日出版的《英国医学杂志》发表了一篇文章，作者是理查德·多尔和 A·布拉德福特·希尔，文章的题目是《肺癌的病因学研究》。基于对 1488 名肺癌患者和同样数量正常人的访谈，他们得出结论说，“吸烟与肺癌之间的关系是确实存在的”。1957年，英国医学研究委员会进一步指出“吸烟是肺癌的直接原因”。7年后，美国卫生总监也做出回应，指出“吸烟对于肺癌的影响远远超过其他因素”。1979年，他进一步指出，“在美国，吸烟是唯一最主要的、可以预防的、导致生病、失能和死亡的环境因素”。

据估计，今天90%以上的肺癌都是由吸烟直接导致的。吸烟可以导致口腔癌、舌癌、喉癌、食管癌、膀胱癌、心脏病、各种慢性阻碍性肺病。因此，吸烟是一个再好不过的参考点，其他任何一项环境因素都无法与吸烟匹敌。当前一个最新估计，20%的新增癌症都是由吸烟引起的。

自从多尔和希尔两位医生首次确立吸烟与肺癌的关系，在过去几十年里，我们在这方面取得了长足的进展。与我年龄相仿的人可能还能记得，上个世纪50年代那个广告人物形象——一位穿着白色衣服慈祥可亲的医生大叔，广告词是“一生最爱抽的就是‘骆驼牌’香烟”。到了1971年，也就是在多尔和希尔给出吸烟与肺癌的结论之后不到20年里，所有的香烟广告在美国的电视和广播里全部被禁止。那些给香烟做广告的，快乐、健康、漂亮的头像不见了。不过，由于成瘾性很强，吸烟的诱惑依然强大，尤其是在年轻人当中。年轻叛逆是一方面原因，但好莱坞电影的影响力，不管是过去还是现在，都魅力不减。喜爱看经典电影的人一定不会忘记，保罗·亨瑞德在电影《扬帆》里面的形象。他嘴里叼着两根香烟，同时点着，然后把其中一根送给贝蒂·戴维斯。也许我要提醒大家的是，与吸烟有关的肺癌夺走了很多电影明星的生命，如加里·库柏、尤·伯连纳和约翰·韦恩，他们的平均年龄只有65岁。亨弗莱·鲍嘉58岁死于食管癌。据估计，吸烟可以平均缩短寿命10年。不过一个好消息是，如果在40岁之前能够戒烟，就可以把风险降低90%。理查德·多尔从1949年开始，就研究吸烟与肺癌的关系。也就在那一年，他 37 岁，他戒了烟。理查德爵士后来活到了 92 岁。

下面我再给大家看看近期的例子。烟草无疑是肺癌的最大单一风险，这已众所周知，但是吸烟也是其他很多癌症的原因，包括口腔癌、胰腺癌、膀胱癌和肾癌。托尼·关恩是史上最佳棒球击球员之一，入选美国棒球名人堂。他 58 岁死于口腔癌和唾液腺癌。他把自己的死因，归结为长期咀嚼雪茄。美国所有基层球队，都已经禁止了咀嚼雪茄。但美国职业棒球大联盟，还没有拿出勇气也这样做，目前大约有 20% 的美国人还在继续吸烟。不可否认，20% 这个比例，已经是个很大的进步。在这之前吸烟的美国人超过 40%。不过这却掩盖了这样一个事实，即吸烟已经充斥于很多岌岌可危的人群，而这些人压根一开始就不应该吸烟。55% 的美国吸烟者所受的教育程度都不高，都在高中以下。据估计，有四分之三无家可归的成年人都是吸烟者。《柳叶刀》杂志上一位匿名作者的话很好地表达了我对吸烟的看法：

> “我们需要不断地努力，把吸烟这个坏毛病，打回它本来的归宿，也就是要让吸烟成为人类的过去，让它作为人类健康史上奇怪而悲伤的一页。”

现在该来看看我们环境当中所有其他种类的致癌物了，这样我们才能够回答，“什么是预防癌症的最佳生活方式”这个问题。请做好心理准备，各种不同的建议和说法都有，而且随着更多证据的不断出现，这些说法也在不断地变化之中。

《国际肿瘤杂志》1975 年 4 月的那一期，刊登了一篇文章，题为《从膳食角度研究不同国家的环境因素与癌症发病率及死亡率的关系》。文章的作者是布鲁斯·阿姆斯特朗和理查德·多尔。多尔就是之前警告吸烟与肺癌有关的那个医生。如今，多尔医生已经受封为理查德爵士了，同时他还是牛津大学雷德克里夫校医院的皇家医学教授。这篇文章的内容很多也很复杂，里面充满了统计学上的术语。但结论还是非常明确的，措词谨慎但具有启发性。阿姆斯特朗和多尔两位医生将32个国家中的27种癌症发病率与一系列多种膳食因素关联起来。用他们的话来说，“这些分析中最突出的一点意味着，结肠癌、直肠癌和乳腺癌与饮食因素之间存在相关性，尤其是肉类（动物蛋白）以及总脂肪摄入量……很显然，这些关系以及其他相关性只能作为进一步研究的建议，而不能当做因果性的证据，也不能作为预防的根据……不过膳食很有可能会影响到多种癌症……这一点，值得引起更多关注。”

美国国立癌症研究所的癌症预防与病因研究室据此做了一项类似的研究。1982年6月12日，美国科学院发布了一份长达550页的报告，报告的标题简洁明了:《膳食、营养与癌症》。报告中关于调整膳食的结论和建议有以下几点：

（1）减少脂肪摄入量（但并未指明不同类型脂肪的影响）；

（2）多吃水果蔬菜和全麸谷物；

（3）酒精饮料要适度；

（4）尽量少吃腌制或熏制食物。

报告还认为，推荐补充下列有关营养的建议证据并不充分，包括：蛋白质、纤维素、碳水化合物、胆固醇、大多数矿物质、维生素E、维生素B族。尤其是，该报告对热量总摄入量也未做任何推荐。

（该报告对膳食之外额外补充 β-胡萝卜素或维生素 D 或维生素 E 保健品制剂可能带来的风险做了说明，分别见报告的 6.5、6.15 和 6.16 部分。上述警示不适用来源于膳食的营养成分。）

在《膳食、营养与癌症》报告的最后，该委员会主席克利福德·格博斯坦总结说:“确切地说，我们并没有什么理想的能预防癌症的膳食可以宣布。”事实上，就连最最保守的一些建议，也会有人出来反对的。果不其然，美国肉类学会和美国肉业协会，这两个机构一起跳了出来，说上述报告“把复杂问题简单化了。那些建议都是误导性的，无益于平民大众。”这两个机构把一切关于减少脂肪的建议，都看成是减少肉类。还有人说，就在两年前，美国科学院食品与营养委员会还在一份名为《追求更健康的食物》的出版物里说过，要修改美国人应摄入脂肪量的建议没有根据。

美国农业部长约翰·R·布洛克说，“我不知道是否该由政府来告诉人们，应该吃什么或者不应该吃什么。”（他的这种话，今天听起来还真稀奇！我记得在 100 年前，人们还说政府禁止企业雇佣童工是非法干预呢。）不过说归说，还是没有多少人强烈反对这份报告。因为少吃脂肪、少喝酒、多吃水果谷类和蔬菜，即使不为癌症考虑，这样做也是非常合乎情理的。事实上，这份报告中的建议内容，跟我们在第八章中介绍的抗高血压饮食和地中海饮食方式，在控制体重方面的内容是相符的。

当然并不是所有人都把这份报告看成“你说你的”。意料之中，这个国家中的所有骗子、所有那些曾经鼓吹改变膳食作为预防疾病手段的骗子们，都把《膳食、营养与癌症》这份报告当成了他们所谓“自然疗法”的无罪证据。其中“最胆大妄为奖”也许应该颁给久司道夫（Michio Kushi）先生。就在上述报告出台后的一年（1983 年），律师出身的久司道夫先生出版了一本书，名叫《预防癌症的膳食》。

我们来看看，他是如何说肺癌的:“为了预防和治愈（我的重点是治愈）肺癌，应该不吃或少吃所有‘阳性’食物，包括肉、禽、蛋、奶、海鲜以及烘焙面食。同时也要避免一些‘阴性’食物和饮料，包括糖及其他甜味品、水果和果汁、调味品及其他香辛料、酒精和药物，以及其他所有人工食物、化学食物（原话如此）和精加工食物。”久司道夫的论点完全没有任何论据支撑。

我们每个人都希望有一种简单便宜、确实有效的办法来避免癌症，从而避免癌症的手术治疗、放射治疗和化学治疗。虽然愿望并不能成为现实，但我们还是可以做一些事情来降低患癌风险的。

《膳食、营养与癌症》这份报告发表已经过去30多年了。你可能会想，这么长的时间都过去了，事情我们总该理出个头绪来了吧? 遗憾的是，还没有。虽然流行病学方面的研究已有成千上万个，研究的人群对象也达到成百上千万人，但至今仍没有确切结论。敢信誓旦旦地向公众给出建议的人都闭嘴了。“令人信服”这种字眼儿变成了“很有可能”，然后又变成了“大概可能”。1984年出版了一本书，叫《医生的抗乳腺癌膳食》。书中说，可以保证减少乳腺癌风险达50%。大约在同样时间，哈佛医学院的“医疗通讯”指出，“乳腺癌与高动物脂肪膳食确实有关。”今天，膳食脂肪对乳腺癌的独特影响仍没有被证实。现在人们认为，是肥胖本身，而不是任何某一种具体的膳食因素，才是乳腺癌的真正元凶。据最佳估计，与生活方式相关的全部因素所带来的风险，只占乳腺癌全部风险的27%。不幸的是，科学上的这种摇摆不定，让有些人觉得，对于减少癌症风险，我们是完全无能为力的。

据我所知，目前最新、也是最成功的，把我们在预防癌症方面的所有已知总结起来的一个尝试，就是2011年《英国癌症杂志》的一个增刊。该增刊把一系列研究报告都集中在了《癌症根源的分布：生活方式与环境因素》这篇报告中。报告的主要作者，是伦敦皇后玛丽大学沃夫森预防医学研究所癌症预防中心的D·M·帕金教授。虽然他们的研究明确说该报告只适用于英国，但无疑在广泛意义上，它也适用于美国和其他发达国家人群。这篇报告并没有提供新的数据，而是把“几百项高水平流行病的研究结果”综合到了一起。换句话说，这是迄今为止我们所能拿到的最好证据。

下面，我对帕金教授有关减少癌症风险的建议做一个快速总结。然后我们再针对个别项目，进行相对详细讨论。针对18种癌症，帕金教授他们考虑了14种生活方式和环境因素。不出所料，在这14种因素中，烟草占据了第一位，占所有癌症风险的19.4%。接下来，按照风险重要程度的高低排序，分别是：膳食、超重与肥胖、职业、阳光照晒、感染、电离辐射、锻炼、生育因素以及绝经后的激素水平。他们给出了所有每一项因素对于癌症发病率的影响估计。他们总的结论是：有三分之一的新增癌症病例是可以通过改变生活方式来做到预防的。这个比例远远低于半个世纪前希金森医生给出的比例，不过，也相当可观了。更重要的是，生活方式的很多改变，除了可以减少癌症风险，也有效减少了心脏病、脑卒中以及其他各种疾病。而且很有可能也减少了痴呆症的风险。

基于这次大规模的文献综述，帕金医生和同事们得出了以下理论上的风险最适接触量：

（1）吸烟，零接触。

（2）酒精，零接触。

（3）饮食

（a）水果和蔬菜，每天5次或更多。

（b）红肉或腌制肉，零接触。

(c) 纤维，每天 23 克或以上。

(d) 食盐（氯化钠），每天 6 克或更少。

(4) 超重和肥胖，身高体重比（BMI）25 或以下。

(5) 锻炼，每周 5 次，每次 30 分钟或以上。

(6) 外源性激素，零接触。

(7) 感染，零接触。

(8) 电离辐射，零接触。

(9) 紫外线（太阳），越少越好。

(10) 职业风险，零接触。

(11) 生殖因素，母乳哺乳至少 6 个月。

在一个理想世界里，我们也许能够做到，对每一种已经确认的风险因素的暴露量（接触量）都做到理想化管理。天哪，可哪有理想化呀！做不到理想化的原因有好几个。没错，有些目标是很容易做到，只是需要一点自律。比如我们可以戒烟、遵从抗高血压饮食或地中海饮食、维持理想体重，坚持锻炼。但是另外一些目标就不是那么简单了。比如经常喝酒的人，可能不情愿完全戒酒。（过一会，我再讲酒精与乳腺癌的关系）。

其中第 6~10 项的固有风险，最好能全部减到最低。女性的外源性激素，主要来自两种形式：口服避孕药和绝经后激素替代疗法（HRT）。10 年前已经得出结论，口服雌激素加上孕酮一体化避孕药，能增加乳腺癌、子宫颈癌和肝癌的风险。然而，还有同样令人信服的证据也表明，避孕药可以减少子宫内膜癌和卵巢癌的风险。要想在这些风险因素中取得平衡是不容易，但帕金医生们的结论是，避孕药的总体效果是正面的，即它减少了癌症的发病总数。另一方面，正如我在本书前言中所指出的那样，雌激素替代疗法（HRT）会增加乳腺癌、子宫内膜癌和卵巢癌的风险，而且对身体其他部位没有好处。但这个风险相对较低，最大会使乳腺癌风险增加 3.2%。很显然，绝经后女性要想采用雌激素替代疗法，应该根据自身情况并考虑多种因素后再做决定。

据估计，感染对癌症在总体上所造成的影响大约在 8%。这些感染因素包括乙型肝炎和丙型肝炎、人体免疫缺陷病毒（HIV）、人体乳头状瘤病毒（HPV）、1 型 T- 嗜淋巴细胞病毒、艾巴氏病毒、人体疱疹病毒和幽门螺杆菌。其中幽门螺杆菌，占到胃癌原因的三分之一。病毒性感染，可以导致口腔癌、肝癌和结肠癌。当前人们最大的关注点就是 HPV 病毒。这是因为，第一，所有的宫颈癌，都是因为 HPV 病毒；第二，已经找到了这种病毒的有效疫苗。这个问题引起公众的广泛注意是在 2012 年共和党总统竞选辩论期间，当时的德克萨斯州州长里克·佩里赞成给德州女孩接种 HPV 疫苗。在我看来，佩里州长的这个建议完全有道理，因为在当时，美国国立癌症研究所、FDA、美国疾控中心等多家机构，正在推广美国男孩和女孩的各种疫苗计划。另外有些人，把接种 HPV 疫苗又看作是政府的无理干预，并且由于 HPV 是由性接触传播的疾病，接种疫苗貌似在鼓励滥交。

19 世纪末，X 射线首次被发现，很快它就被用于医疗成像。不久人们也意识到，X 射线可能引起皮肤癌和白血病。正是由于这个原因，在牙科和医疗当中使用 X 射线，尤其是 CT 扫描，都应该做到次数和数量最少为好。另一种电离辐射的来源，就是氡元素，这是一种自然存在的放射性气体。氡很有可能是那些不抽烟的人也得肺癌的原因。也是因为这个原因，在很多地方都要求房屋在出售之前，先要做氡检测。跟 X 射线一样，要想做到与氡的零接触（零暴露）也是不现实的。同样道理，也适用于太阳辐射。太阳辐射是造成恶性黑素瘤的主要原因，四分之三的皮肤癌死亡原因都是黑素瘤。皮肤科医生说的很对：不管是用所谓的太阳灯日光浴床，还是天然的日光照晒，既想把皮肤晒成好看的古铜色，又想健康卫生，世上没有这种两全其美的好事。

美国职业安全和健康管理局（OSHA）于1971年成立，其职责是“保障男女劳动者的工作环境安全、健康”。这个机构自打成立之始就麻烦不断。激进人士，批评它干事太少；保守人士，批评它监管太多，指手划脚。尽管在职业中无法完全避免致癌物，但理查德·多尔医生还是给了我们一个例子，说明为什么保持经常性的警惕还是必要的。他讲有19名男性接触了2-甲萘胺，2-甲萘胺是印染行业使用的一种溶剂，结果，其中18人死于膀胱癌，只有一人躲过了癌症，但最终死于一次事故。

在理论最佳风险接触量（暴露量）表里，生殖因素项下只提到了母乳喂养这一个因素。这点我需要解释一下，该项下其他需要考虑的因素有月经初潮年龄、绝经年龄、生育胎数、首胎年龄。一种看上去普遍有理的观点是，生育年龄较早、生育过多胎以及母乳喂养的妇女，子宫癌、卵巢癌和乳腺癌的发病率就会降低。相反，如果初潮过早、总的行经周期过长，这些癌症的风险就会增加。因为有其他充分理由证明不应该过早生育或者生育多胎，因此帕金医生的研究小组并没有把它列入预防措施的选项之内。说到初潮过早，人们早就知道，良好的营养可以让儿童长得更大，让儿童性早熟。今时今日，故意让我们的女儿营养不良，推迟初潮年龄，以便于减少乳腺癌的风险，这种事不会有人去做的。至于你要为了预防肥胖，那又是另外一回事了。

乳腺癌，仅次于吸烟，是女性癌症死亡的第二大原因，因此它值得特殊关注，尤其是营养方面和饮酒的影响。阿姆斯特朗和多尔两位医生首先提出，脂肪摄入总量与乳腺癌相关。40 年来，人们对女性提出了各种各样的建议，而且经常互相矛盾。认为膳食脂肪与乳腺癌有关这一观念，可以追溯到当年的一项研究结果。那项研究发现，在 22 个国家中，乳腺癌的发病率都与女性饮食有明显关系。大家还记得我说过吧，传统饮食的日本女性乳腺癌发病率非常低。实际上，1964 年那项研究的数据公布之后，发现日本在乳腺癌发病率和脂肪摄入量两方面都是最低的。不过，我也说过多次，相关性并不等于因果性。在这之后进行的大规模流行病学研究，并没有发现二者之间的稳定关系。我在前面曾经提到过一个“女性保健计划”的研究项目，它引起了人们对荷尔蒙替代疗法的深切质疑。在这同一项研究中也没有发现乳腺癌与脂肪摄入量之间的关系。哈佛大学公共卫生学院的沃尔特·威利特，也许是这种说法的最主要反对者。他认为，乳腺癌真正的元凶是儿童发育早熟和中年体重增加。

令人欣慰的是，关于饮食的脂肪成分与乳腺癌关系方面，有越来越多的证据表明，脂肪含量很高的地中海饮食方式或许可以用来预防各种癌症，包括乳腺癌。地中海饮食中的脂肪，主要是植物不饱和脂肪和极少的动物脂肪。

在第七章，我详细讲解了肥胖以及相应的脂肪组织功能失调是如何可能导致慢性炎症的。基于这种机制，我倾向于认为，这正是大量流行病学研究证据所表明的，超重和肥胖能增加身体多个部位患癌的风险。无论男性和女性，肥胖使食管、结肠、直肠、胰脏、胆囊以及肾脏等部位的癌症风险都会增高。对女性来说，还要加上乳腺癌和子宫癌。

本章的前面我提到过，1982 年美国科学院的那个《膳食、营养与癌症》报告建议，饮酒必须适量。这个建议的依据来源于 5 年前的一项研究报告，这份报告发表于《国家癌症研究所杂志》。该研究发现，吸烟与饮酒都会增加各种癌症的风险，包括乳腺癌。这项研究报告，在当时并没有引起太多关注，部分原因是因为其中的另外一些因素相关性看起来不是那么有道理。比如，说大学教育和高收入也与某些癌症的高发病率有关。然而，从那时起有无数的后续研究都发现，饮酒与乳腺癌确实相关。其中最新的、也是最令信服的证据来源于“护士健康研究”这个项目。

1980 年，有 105 896 名美国护士填写了一份调查问卷，内容极其详尽，其中包括饮酒习惯。这些人随后被跟踪研究长达 20 年。在此期间，有大约 7% 的人得了乳腺癌。2011 年，温迪 · 陈及其同事们分析了这项研究的数据，结果出现了我们在第一章中曾经讲过的所谓“剂量 - 效应关系”。饮酒量越大，乳腺癌的风险越高。即使微量饮酒，比如每周 3 到 6 杯葡萄酒或等量的啤酒或白酒，影响都很明显。该研究报告的作者们估计，有 10% 的新增乳腺癌病例或许都能通过戒酒得以避免。在现实生活中，喜欢适量饮酒的女性们应该如何是好呢？我引用一下陈博士她们报告中的最后一句话：“微量到适量饮酒，在一定程度上会增加乳腺癌的风险，但微量到适量饮酒，同时也对心血管疾病有一定好处。在饮酒这个问题上，每个女性都应该在这两者之间做好权衡，做出最适合自己的选择。”

而 2013 年，美国国立癌症研究所的戴维 · E · 尼尔森及其同事们，又得出了一项不太乐观的结论。他们把自己的这项研究称为“30 多年里美国首次有关饮酒致癌死亡的综合研究”。他们的结论是，饮酒导致了 15% 的乳腺癌死亡，以及 3.5% 的其他所有癌症死亡，而且他们不同意适量饮酒有益心脏病的观点。饮酒不但无益，反而使心脏病风险增加10倍。最后，虽然他们发现饮酒量越大，风险就越高，但未发现完全没有风险的更小饮酒量。

换句话说，只要饮酒就有风险。

2010年4月8日的《纽约时报》的头条，刊登了一篇文章，大标题为“吃蔬菜并不能防癌”，文章作者是塔拉·帕克·蒲伯。这个结论的依据是西奈山医学院的保罗·保弗塔医生及其同事们的一项研究结果。这项研究进行了9年，研究了47.8万个欧洲人。《时代周刊》的这篇文章说，这是一项最新的研究结果，它揭穿了蔬菜可以降低癌症风险谎言。我倒希望，你最好没有看到过那期《纽约时报》。正如《柳叶刀》杂志上的一篇匿名作者所讲，《纽约时报》上的这种头条报道，就连那些最坚定的健康饮食支持者，士气也会受到打击。

我知道，报纸头条新闻的作用就是吸引眼球，但是这一条却适得其反，而且它完全无视了原研究报告中的最后一段话：“我们的研究结论，支持多吃水果和蔬菜，在一定程度上能预防癌症这种观点……”这个结论对水果和蔬菜的支持不温不火。2014年又有了一个更负面的结论，结论来自于哈佛公共卫生学院的一个研究小组，他们综合了16个研究项目中的80万人的数据资料。癌症虽然很可怕，但它不是我们死亡的唯一原因。另外我们也还要看到，这个研究小组的结论进一步指出：“多吃水果蔬菜，与较低的全因死亡风险相关，特别是与较低的心血管死亡风险相关。”

我前面给大家讲过，由帕金教授研究小组所做的最新综述结论是，水果和蔬菜摄入不足会增加咽癌、食管癌、胃癌、喉癌和肺癌的风险。蔬菜和水果中的纤维会明显降低结肠/直肠癌的风险。水果和蔬菜，可以取代膳食中那些不太理想的食物成分，如糖类和其他精制碳水化合物，从而可以保持健康体重。如果能够进一步取代红肉和加工肉类，就能降低结肠/直肠癌的风险。至于它们对心脏病和脑卒中的好处，我在第十四章再讲。尽情多吃你的水果蔬菜去吧！

在结束讨论饮食与癌症这个问题之前，我还想说几句关于一个特别的营养素，即番茄红素。番茄红素是一种类胡萝卜素，但与β-胡萝卜素不同，番茄红素不能转化为维生素A。在过去25年里，有些相关性研究认为，番茄红素水平偏低，可能与前列腺癌的风险增加相关，但没有最终结论。目前，FDA不支持番茄红素可以预防任何癌症的说法。

在本书第十章，我指出了前列腺癌是导致美国男性死亡的第二大癌症。作为一名美国老年人，我肯定也不想得这个癌症。这也是我在第十章中所指出的不想人为去增加睾酮水平的原因。另一方面，我特别爱吃西红柿以及西红柿制品。西红柿，是含番茄红素最丰富的食物。我的这个决定，是受到了哈佛公共卫生学院朱克博士及其同事报告的影响。他们的报告发表于2014年。报告描述的是始于1986年的一项研究，至今仍在进行当中。这项研究的对象，是多达5万多名的男性美国专业医学人士。他们研究了番茄红素摄入量与前列腺癌总数量、恶性前列腺癌数量和血管生成标记之间的关系。血管生成标记是癌症发展的一项指标。那些吃番茄红素最多的男性研究对象，这三项指标都降低了。其中最引人注意的就是，吃番茄红素最多的和最少的人相比，恶性前列腺癌的发病率减少了一半。因为加工过的番茄，提高了番茄红素的生物可用度，所以番茄汤、番茄酱和番茄沙司这些东西都是最好的选择。这回有理由去吃番茄酱意大利面和番茄酱比萨了吧！但也不要多吃哦。

> 我知道，“食品警察”往往把比萨也列入他们“绝对不能吃的食品”黑名单，这是没有依据的。还有，比萨饼上的奶酪和肉类馅料，你也可以放心地吃。

多种癌症都与老龄化的过程密切相关。大多数研究人员把其归结于我们身体 DNA 的累积性突变损伤。但先不管其原理到底如何，90% 以上的癌症都发生在 40 岁以后，这是个事实。2014 年，美国疾控中心估计，75 岁以上年龄段的癌症发病率是青少年的 126 倍。这就让我们更加有理由去竭尽可能地避免癌症。虽然无法想象，在我们的有生之年可以消灭所有癌症。即使消灭了癌症，还有心脏病和痴呆症呢。但我们每个人都应该仔细看一下，前面帕金医生给出的理论最佳风险接触量。不管你现在年龄多大，都请你采取预防计划吧。这样做的好处是，不但可以减少患癌的风险，而且可以同时缓解那些你想摆脱的老龄化症状。

第十四章

心脏病与脑卒中（中风）

——人类最凶残的两大杀手

威廉·哈维医生首次详细描述了人类心脏及血液循环系统的功能。从那时起到今天，过去将近400年了。这400年里，关于血液循环对身体健康和疾病的影响又有了大量发现。这些大部分发现，也都很好地被人们派上了用场。与1968年高峰时期比较，美国心血管疾病的死亡率大幅降低了70%。然而，人们死于心脏病和脑卒中的比例仍然远高于其他病因。死于心血管疾病的女性要比死于乳腺癌的高出8倍，死于前列腺癌的还不到死于心脏病的十分之一。幸运的是，在进一步减少心脏病和脑卒中（中风）风险方面，我们还有很多事情可以做。

1948 年，马赛诸塞州的弗雷明翰城开始了一项医学研究。这项研究，将永远地改变心血管疾病的局面。该研究过程中，首次引入了风险因子这个概念。这项研究总共招募到 5209 位居民，年龄 30~62 岁。所有参加者都要做身体检查和化验检查，询问生活方式，然后每两年跟踪一次，直到去世。“弗雷明翰研究”一直持续开展到今天，现在的研究对象里面已经有了最初参与者的第二代和第三代后人。

弗雷明翰研究人员定义的风险因子概念指的是能导致心血管疾病的、高于平均可能性的一种相关特征。他们统计到最后，风险因子的总数已经超过了 250 多种。然而，正如我们前面所看到的，相关性并不等于因果性。那些有最明显证据的风险因子，只不过有以下九种：家族史、性别、年龄、高血压、高胆固醇、肥胖、糖尿病、缺乏锻炼、吸烟。前面大家已经知道了，烟草中含有尼古丁，吸烟是一种可以致命的成瘾。抵制吸烟的理由有很多，我这里不再重复。

在剩下的八种风险因子中，家族史、性别和年龄都不是我们所能控制的。然而，我们却能把这些利用好。在某种意义上来讲，就是采取“东西还没坏，就不要去修理”的逆向做法。如果你是男性，你就要比绝经前的女性，更去关注自己的心脏病。同样道理，所有人都要随着年龄的不断增长更加关注自己心脏和血管的状态。家族史为我们提供了最清楚的参照，让我们能看到自己将来的可能状态。我们不能改变自己的先天基因，但我们能够想办法去对抗先天基因强加给我们的任何疾病。因为父亲早年被心脏病夺去生命，很多儿子们就会从中获得启示，通过改变其他风险因子，从而能让自己的人生之路与父辈不同。

预防的第一个原则，就是要知道风险因子不是独来独往的，预防措施也不能单打独斗，它们都是相互交织、相互影响的。在本书第七章和第八章，我们已经详细讨论过肥胖以及体重的减轻。我给大家讲过了那个假说，体内脂肪过多引起荷尔蒙变化是 2 型糖尿病的主要病因。8% 未经治疗的 2 型糖尿病病人也都会得高血压。血清中胆固醇过高，会进一步加剧高血糖对血管的损害。我们再来看预防措施方面。膳食和锻炼是不变的主题，而且要永远记着，在用药治疗之前，先考虑饮食和锻炼。饮食方式的改变，比如采取地中海饮食或抗高血压饮食，再加上有氧和无氧锻炼，可以同时改变肥胖、高血压、血清胆固醇和糖尿病。30 年前的一项大规模研究得出结论，年龄在 35~57 岁之间的男性，如果他不吸烟、胆固醇不高、血压正常，那么他死于心脏病的风险为 2.4‰。如果有高血压，风险为 3.86‰。如果吸烟，风险为 5.62‰。如果 HDL- 胆固醇偏高，风险为 6.12‰。如果这三项他占全了，风险是 17.49‰。在不到五年之内，他死于心脏病的可能性是正常人的 7 倍。

首先，我们来看看多家机构发布的各种健康指南。50 多年来，包括美国心脏病学会、美国农业部、美国心脏协会、美国国立卫生研究院下属的多家机构、美国肾脏基金会、美国糖尿病基金会以及多家专业团体在内的很多机构，先后发布了若干有关健康方面的多种指南。这些指南给人们提供了多个方面的具体指标，如体重、血压、血糖、胆固醇以及筛查各种疾病的具体做法，还有膳食方面的各种建议，如维生素、盐和脂肪。这些指南的初衷大部分都是好的，虽然有时候，那些食品巨头、药业巨头和农业巨头们在其中的影响也是显而易见的。不过，普通民众对这些指南的困惑也在与日俱增，因为这些指南一直在不断地改来改去。我们到底要不要减少饮食中的钠？我们到底要不要去筛查前列腺癌？血压多高才算高血压？什么情况下才需要采取药物治疗？女性在什么年龄才需要做乳房X光检查？人们迫切需要，一个对这些指南的“指南”。所有这些指南实际上都应该被看作，不过是在某个特定时期、人们根据已知的或以为已知的知识所给出的一种建议而已。因此，这些指南形式的建议，就难免随着时间的改变而做出相应的改变。这样变化的一个危险，就是可能会削弱公众对医疗体系的信任，导致怀疑一切，从而连那些有确实根据的医学建议也都一并否认了。

心脏病和大多数脑卒中的根源都是动脉粥样硬化，即血液中胆固醇的沉积和硬化阻碍了血液流通。这种情况大多发生在动脉之中，因此叫做动脉粥样硬化，即动脉血管变硬。随着粥样硬化的逐渐严重，在为心脏供血的动脉中形成的斑块会引起胸部的突然剧痛，这种症状叫心绞痛。如果斑块破碎，堆积凝聚，就会形成血栓或凝块，导致动脉血流的完全阻断，发生心肌梗死，这就叫心脏病发作。如果凝块松动了，就叫血栓。血栓可能会游走到很远的地方，阻碍血液流通。腿部静脉中产生的血栓有可能到达肺部并阻碍肺部血流。血栓到达大脑，就会导致脑卒中（中风）。

目前，对生活方式在引起和预防动脉粥样硬化方面的重视，会让人们误以为这是一种新的疾病。事实上，动脉粥样硬化是一种古老的疾病，其真实病因至今仍未被人们完全认知。

用现代医学影像技术，对公元前2世纪的埃及、秘鲁以及普韦布洛印第安人（位于今美国西南部）木乃伊的研究发现，三分之一有动脉粥样硬化的迹象。动脉粥样硬化是一种多因子疾病，受我们生活的各种因素影响。人们认为，其中最主要的就是受高血压的影响。跟骨质疏松一样，动脉粥样硬化的发生也是悄然而至的。除非经常测量血压，否则一般都是要等到事情不妙了，我们才知道动脉粥样硬化了。受其影响的主要器官，包括心脏、大脑、眼睛和肾脏。高血压的发病率，随着年龄的增长而增加。到了 65 岁，超过 65% 的美国人都有高血压。

血压的高低一般以毫米汞柱来表示。说血压为 120/70 毫米汞柱，就意味着高压（收缩压）等于 120 毫米汞柱的压力，即血管受到的最大血流压力；低压（舒张压）等于 70 毫米汞柱，即血管受到的最小血流压力。

高血压的危害很多，不过也仅在这一点上大家没有什么异议，而在其他方面则存在很多争论。1930 年，两位著名医生在《美国医学会杂志》上发表文章，把高血压的数值定义为 160/95 毫米汞柱。到了 1990 年，又把关注点放到了舒张压（低压）上面，低压在 90~104 毫米汞柱，即为轻度高血压。到了 2000 年，已故英国高血压学会前会长彼得·塞弗又建议人们完全不必去关注和测量舒张压了。直到最近，大多数的健康指南都把高血压定义为低压 80~90 毫米汞柱，并且同时高压为 140 毫米汞柱。塞弗医生还认为，只有收缩压达到 150 毫米汞柱，才需要采取介入治疗。对于身体没有其他风险因子或年龄超过 65 岁的人，高压达到 160 毫米汞柱，才需要采取介入治疗。这是因为塞弗医生还有其他一些医生都认为，低血压即收缩压过低，以及低血压所容易引起的跌倒，对老年人来说危害更大。

在美国，2014 年 2 月，又有最新指南发布，不过仍未能平息有关高血压的各种争议。这份指南把重点放在了需要采取药物治疗的血压数值上，共分为三种情况：年龄小于 60 岁的，140/90 毫米汞柱；60 岁及以上的，150/90 毫米汞柱；有糖尿病或肾病的，140/90 毫米汞柱。

对于把 60 岁或以上的人高血压治疗阈值提高到 150/90 毫米汞柱，人们立即做出了反应。这是美国人健康指南发布 40 多年以来，首次提高血压的建议上限值。美国心脏协会（AHA）、美国心脏病学会（ACC）和美国高血压学会（ASH）都提出了反对意见。在此前一年，美国国立心肺及血液研究所就停止参与了该健康指南的准备工作。这份指南的作者们也都承认，他们的这份指南报告，既没有得到美国国立心肺及血液研究所的认可，也没有反应出该研究所的观点。

那我们该怎么办好？我的倾向性是应该听取一下这种意见：原始部落人的心脏收缩压都不超过 120 毫米汞柱，心脏病发病率也非常之低。英国伦敦法尔健康信息学研究所的艾莱妮·拉普索曼尼基及其同事的一项研究结果与我的倾向性非常吻合。她们研究了多达 125 万份的健康成年人的电子病历。在长达 5 年的研究过程中，7% 的研究对象出现了心脏或血管方面的疾病迹象。研究人员发现，收缩压在 90~114 毫米汞柱之间、舒张压在 60~74 毫米汞柱之间，比如 102/67 毫米汞柱，这些人的患病风险最低。对有些人来说，这个目标无需借助药物手段即可实现，比如戒烟、经常锻炼、减肥、低盐饮食等。对于其他的大多数人就只能采取药物手段了。不过，首先你要有一个靠谱的医生，再结合你个人的健康史，设定一个谨慎的目标，这样才能实现。同时你也必须要考虑到，如果目标太过不现实，采用药物手段进行急剧的降压治疗可能会带来各种副作用，结果会事与愿违。正如我已经指出过的，这种做法对于老年人尤其不利，因为降压药物导致的低血压会让老年人容易跌倒，造成各种严重后果。

我在前提到过，大脑血管由于血栓堵塞能导致脑卒中，这种脑卒中的正式名称，叫大脑缺血性梗死。大脑组织由于缺失氧气和营养，很快就会死亡，这是第一种类型脑卒中。还有第二种类型的脑卒中，由于动脉血管爆裂导致血液流进大脑内部，这种脑卒中称为出血性脑卒中。这类脑卒中，占所有脑卒中的大约10%。控制血压，是减少出血性脑卒中的最关键因素。

> 随着我们年龄的增加，高血压和出血性脑卒中，也变得越来越重要，因为我们的脑血管会变得越来越脆弱。我们在前面第十二章讲过了，这是由于一种叫作淀粉样蛋白的物质在血管上的沉淀积累造成的，这种物质也是导致痴呆症的一种可能。

美国第三十二任总统富兰克林·德拉诺·罗斯福的身体情况与最后死亡，既很能说明这种疾病的严重后果，也能告诉我们对这种疾病的治疗进展情况。1945年2月初，罗斯福总统与英国前首相温斯顿·丘吉尔和前苏联领导人约瑟夫·斯大林在雅尔塔一起开会，部署“第二次世界大战”的进程。当时，罗斯福总统的血压是260/150毫米汞柱，不过他看起来身体并没什么问题，还能正常工作。那个时候，人们虽然已经知道高血压非常危险，但都认为高血压是无法治疗的。1945年4月12日，罗斯福总统的私人医生霍华德·布鲁恩海军中校给他量了血压，血压为300/190毫米汞柱！过了不一会，罗斯福说“我头疼得厉害。”这是罗斯福的最后一句话。他很快陷入昏迷，2小时后死亡。虽然当时并未做尸体解剖，但罗斯福极有可能死于大出血性脑卒中（俗称脑溢血）。1970年，布鲁恩医生这样写道，“我经常在想，如果当时有了现在这些控制高血压的办法，那么这个世界的历史进程，将会如何改写呢？”罗斯福总统享年63岁。

降低血压的办法有多种，很多人也都在同时采用几种方法降压。

我前面说过了，降压治疗的第一步就是饮食和锻炼。1940年后期，在英国医学研究理事会的赞助下，J·N·莫里斯和他的同事们开始了一项研究，目的是寻找“男性所从事的工作性质与冠心病之间的关系”。他们对比了伦敦双层公交车司机和售票员的情况，司机每天基本都是坐着开车，而售票员则在车厢里上下来回，几乎走个不停。

1953年11月，莫里斯医生发表了2篇研究报告指出，与司机相比，售票员得冠心病的情况要少，严重程度要小。又过了几年，莫里斯医生和玛格丽特·克劳福德医生共同指出，“对中年人来说，日常活动习惯是影响心血管疾病的主要因素，经常锻炼是保持中年健康的正确生活方式。”

让每个人都去当公交售票员而别去当司机来预防心脏病显然不现实。但是，如果工作上的身体活动对健康有益的话，那么工作之余的锻炼，是否也同样有好处呢？在以前，对高血压患者的一般建议，都是要放松，不要去做大运动量的锻炼，以避免心脏疲劳。1970年，圣地亚哥州立大学的约翰·波伊尔和弗雷德·卡施两位医生首次给出证据，证明有氧锻炼对于降低高血压有好处。我们在第四章和第五章讨论过了有氧锻炼。

波伊尔和卡施两位医生的研究对象，是45名年龄在35~61岁的男性，他们的不同点是血压各有不同，相同点是每天大都保持坐姿。他们把血压在140/90毫米汞柱之间的称为正常血压。有23人的血压为159/105毫米汞柱，他们称之为舒张压高血压。（当时人们的关注点，都是舒张压。）他们制定的锻炼计划是交替走路和跑步，每次30分钟，每周两次，为期6个月。你可能还记得，在第五章我们曾讲过，俄勒冈大学的沃尔多·哈里斯医生及其同事们，在此三年前也介绍过慢跑锻炼。

6个月之后，正常血压组的研究对象，舒张压平均降低了6毫米汞柱。高血压组的结果更令人兴奋，所有 23 人的舒张压都降低了而且平均血压都降到了 146/93 毫米汞柱。在随后几年里，又有很多研究人员，证实了波伊尔和卡施两位医生的研究发现并且得出结论：不管锻炼是否降低了你的体重，有氧锻炼本身就能降低血压。后续的研究发现或许更令人意外，人们发现力量锻炼也对血压有好处。这再一次说明，我们应该采取在第五章所讲的有氧和无氧相结合的锻炼方法。

在第七章里我讲过，我对肥胖的看法跟吸烟一样，百害而无一利。大家都应该努力把体脂保持在合理水平。话是这么说，但还有很多未知因素需要考虑，肥胖悖论就是一个。肥胖悖论，指的是有些已经患了心脏病和高血压的人，似乎肥胖不再会对他们有什么不好影响。虽然目前对肥胖悖论还无法给出肯定解释，甚至也有人对是否存在这个悖论还有不同意见，但是人们发现，所有关于这个悖论的研究结果里面，对于肥胖的定义都是采用的身高体重比指数（BMI）。我们早就知道，很多身体非常健康的运动员，如果按照这个 BMI 指标去衡量的话，就都属于超重或肥胖了。BMI 指标，对于定义肥胖来说只能是个粗略的工具。实际上，如果换一种指标，采用腰臀比（腰围臀围的比值），大多数的肥胖悖论就都烟消云散了。

所有人都一致认为，对于高血压和心血管疾病来说，锻炼身体和避免肥胖都是好事。但在吃的方面，又有哪些说法呢？下面我们又要回到那个争执不休的问题，也许我们可以称之为“食盐大辩论”。

钠，是一种银白色金属，硬度很低，液化点是 208 度，在某些核反应堆里用钠作冷却剂。把钠放进水里它就会爆炸，这是每个学化学的大学生都特别喜欢玩的实验。氯，是一种毒气，在“第一次世界大战”中的战壕战经常使用。氯和钠，这看起来并非般配的一对，结合在一起就变成了氯化钠，通常我们称之为食盐。盐是生命的必需品，自古以来也是人们买卖的商品。把钠溶解到含水的环境中，如大海、消化道或者血液中，那么盐的成分钠原子和氯原子就会释放出来。钠离子和氯离子，是人类生命所必需的，尤其我们心脏和大脑的电信号活动都离不开它们。正因为它们非常重要，我们的身体就自备了一个精妙的平衡机制，能通过饮食的摄入和肾脏的排泄来保持体内氯离子和钠离子水平在最佳状态。

长期以来，人们会把饮食中的盐与高血压联系起来。饮食中盐的含量，通常以含多少毫克的钠来计算（编者注：1 克盐约含纳 400 毫克）。从 1970 年开始，多个美国相关组织以及国际组织都建议，减少盐的摄入量以预防或减少高血压以及相关的心血管疾病。世界卫生组织建议，每天盐的摄入量不应超过 2500 毫克钠。2010 年，美国农业部颁布了《膳食指南》。美国心脏协会对此给予赞同，并建议进一步减少：减少盐的摄入量到每天 2300 毫克钠（美国最新版膳食指南里也是推荐每天 2300 毫克钠），对年龄超过 51 岁的人、非洲裔美国人、有高血压、糖尿病或慢性肾病的人进一步减少到每天 1500 毫克钠。为了让大家对 1500 毫克钠有个概念，下面我拿一个数据实例来说明。据估计，一个典型美国成年人，目前每天钠的摄入量为 3500~5000 毫克，这个数值远远超过了那些指南的建议数量，而且是我们每天最低需求量的十倍还多。目前，大约 90% 的美国人都超过了 2300 毫克的建议数量，摄入量低于 1500 毫克的人还不到百分之一。

那么大家的争论焦点到底是什么呢？几十年来，批评家们说，减少盐摄入量的呼吁是有误导性的，而那些真正的害处却是由于吃盐太少造成的。可想而知，这些批评者当中最主要的，就是美国盐业协会

（不要把美国盐业协会跟美国盐业文献研究所这家机构弄混了）。美国盐业协会这样描述自己，“盐业公司的协会性组织，致力于帮助消费者了解食盐”。美国医疗界，很少去关注美国盐业协会以及他们的发言人莫顿·沙丁（美国盐业协会的网站把此人称为“盐业宗师”）。美国心脏协会等机构给出的食盐指南，得以继续向大众宣传，而且得到了很多社会名流的支持，其中就有纽约市长迈克尔·布隆伯格和他的专员托马斯·A·法利先生。2014 年，法利博士把盐称为“隐藏在我们食物后面的公众健康危机”。

2011 年，位于英国牛津的一个著名医学机构“科克伦协作组织”，重新评估了之前有关钠摄入量与高血压及血管疾病的研究工作。他们在《美国高血压杂志》发表了文章，文章的题目叫《减少食盐摄入量与预防心血管疾病》。他们首先说：“我们的研究结果符合减少钠的摄入量对血压正常和高血压的人都有好处的这个观点。”接下来，他们也表达了保留看法。他们认为，实验数据并不能表明减少食盐可以降低心血管疾病的死亡率。相反他们还表示担心，有些人可能会因为大幅减少钠的摄入量受到了伤害。最后他们提出疑问，认为对一般公众的食盐膳食建议可能起不到什么作用，反倒是食品加工行业应该做出相应的改变。

很多人都反对“科克伦协作组织”的这个研究结论。伦敦出版的医学杂志《柳叶刀》发表了一篇评论员文章。文章作者是格雷厄姆·麦格雷戈，他一直反对钠的过量摄入。他直言不讳地说：“该组织的研究结论不正确。”不过，该组织的研究结论倒是得到了媒体的热烈欢迎。英国小报《每日快报》，在头版标题中写道：“现在可以放心地吃盐了。一直教训了我们这么多年，原来是‘健康法西斯们’搞错了。”《纽约时报》则显得低调很多，他们的说法是这样的：“有关研究对低盐饮食提出了质疑”“减少食盐对降低心脏风险影响不大”。2013

年5月，应美国疾病控制中心要求，成立了一个委员会，对低盐倡议提出了更多的质疑。这个委员会的研究结论，与“科克伦协作组织”的结论类似，减少钠的摄入量并不像以前人们认为的那样有好处，而且更应该引起注意的是，若每天盐的摄入量低于2300毫克，对有些人来说，可能真的会有害处。

“科克伦协作组织”以及美国医学研究所的相关研究结论，对于即将在2015年颁布的新版美国《膳食指南》有何影响，暂时还无从得知。那么，在目前两种不同观点争执不下的局面下，我们大家该如何做呢？最最重要的一点是要了解自己的血压情况。如果你在没有吃药的情况下，收缩压在120~130毫米汞柱范围、舒张压在80毫米汞柱以下，那么你就不必担心钠的问题。你就是幸运儿，你的血压不会受到饮食中钠的影响。不过，即使你的血压对食盐不那么敏感，你在吃菜的时候，也不能一上来就使劲加盐，你也要先尝尝咸淡。最起码，也要给做菜的厨师留点面子，让她觉得自己的厨艺很棒，味道刚刚好，不咸也不淡。相反，如果你的血压已经高于最佳值了，适当减少一点盐的摄入量是有好处的。

> 只有经常监测自己的血压，我们才能知道哪种应对措施是有效的。家用血压计很好用，也不太贵，最好家里常备一个。

在2011年“科克伦协作组织”的研究报告之后，影响我对食盐看法最大的一件事是迈克尔·H·奥尔德曼教授所写的一篇社论。他是《美国高血压杂志》的主编、阿尔伯特·爱因斯坦医学院医学和流行病学教授。在这篇社论文章中，奥尔德曼教授给出了一张图表，显示随着盐的摄入量减少，血压会持续降低。这正符合低盐倡导者的观点。同时，这张图表还显示出饮食中盐的成分与心血管疾病之间的一种特殊关系，而心血管疾病才是我们真正的关注点所在。图表显示，每天盐的最佳摄入量为2500毫克钠，这点也与世界卫生组织的指南相符合。高于或低于这个数值，疾病风险都会增加，这种关系称为“J型关系”。如果说，这些数据告诉了我们一个事实的话，那就是它支持你把目前每天盐的摄入量减少到2500毫克钠，此为最低值，不支持再进一步大量减少，比如像美国心脏协会所建议的那样少。

关于钠的讨论有点多了，就此打住，以免偏离了我们的关注重点。下面我们来看一下第二种离子，钾离子。钾，也是我们饮食中常见的一种元素离子，它的作用跟钠刚好相反。目前世界卫生组织的建议是每天3000毫克钾，美国的建议是每天4700毫克。据估计，只有不到2%的美国人达到了每天4700毫克钾的水平。前面我们指出过，多项研究表明，减少钠的摄入对高血压有好处。相反，增加饮食中钾的摄入会降低血压。其中最有说服力的一些研究证实了钠与钾的比例关系更为重要。研究表明，1：1的钠与钾，既对高血压有好处，也对心血管疾病和脑卒中有好处，可以减少死亡。

有一个简单办法，可以做到在减少钠的同时增加钾。那就是多吃未经加工的水果和蔬菜。水果和蔬菜，都属于低钠高钾食物。特别建议各种豆类、蔬菜、带皮土豆、香蕉、全谷物、干果和鱼类。以上这些食物，也正是抗高血压饮食和地中海饮食中最多见的种类。我个人最爱吃的是西红柿及其各种制品。西红柿几乎不含钠，但富含钾。加工类食品里，酸奶是比较好的一种，大部分酸奶品牌里，钾的含量都是钠的2~5倍。就连我几乎每天都吃的饱受批评的加糖燕麦里面，也含有很多钾，没什么钠。现在，加工食品中钠的含量要求必须标明，预计不久的将来，钾的含量也得要求标明了。看过第二章和第六章，大家都知道，我一般来说反对各种营养补充剂，对于钾当然也不例外。

通过未加工食物来摄入钾是最安全不过的，通过补充剂来摄入钾，则很容易超出健康剂量，尤其是对有肾病的人。

如果说心脏病和脑卒中的主要致病风险因子是高血压的话，那么2型糖尿病带来的风险，则与高血压不相上下，其影响仅次于高血压之后。事实上，高血压和糖尿病也紧密关联。糖尿病是很多高血压的潜在病因。正如我在本章前面讲过的，80%未经治疗的糖尿病也都会患上高血压。糖尿病对血管的损害是以下病症的主要原因：成年失明、晚期肾病、损伤神经导致疼痛和失去知觉、心脏病和脑卒中。糖尿病患者的腿和脚尤其容易溃疡和感染，并最终导致截肢。

所有糖尿病都是根据血液中的葡萄糖水平来定义的，但我们要注意区分糖尿病的两种主要类型，这很重要。

以前我们称为胰岛素依赖型或年轻发病型的糖尿病，是一种自身免疫障碍，它摧毁了胰脏中分泌胰岛素的β细胞，而胰岛素是调节血糖的主要物质。这种糖尿病现在称为1型糖尿病。虽然上个世纪20年代就发现了胰岛素，迄今也取得了巨大进展，但目前对于1型糖尿病还没办法做到预防，而且治疗效果也不完全令人满意。相反，大部分的2型糖尿病，虽然后果同样可怕，但通过避免肥胖或者减肥都可以做到预防。回到我们在第七章里，对密西西比州和康乃狄格州所做的对照研究，密西西比州的肥胖率高出58%，糖尿病的诊断发病率也高出75%。

最后要考虑的一个风险因子就是胆固醇，这也是大众普遍熟悉的。

在第六章第 2 节，我跟大家讲过了胆固醇的特性以及我们自身能够制造胆固醇，因此也不需要任何饮食来源的补充。另外，我还讲过了在 60 多年前，发现了饱和脂肪与血清胆固醇之间的关系。认为血清中的胆固醇偏高会影响心血管疾病，这个观点是 1850 年首次提出的，但直到 1938 年才由挪威医生卡尔·穆勒给出了令人信服的证据。穆勒医生描述了这样一群患者，他们先天就有患动脉粥样硬化的倾向性，这种病的名字叫家族性高胆固醇血症。顾名思义，这种病就是由基因造成的。它的主要特征是血液中的胆固醇水平很高。这种病的概率为百万分之一，患者会继承父母双方的缺陷基因。这类人注定会遭受到心脏病发作，甚至从儿童时期开始就会发病。虽然这种病十分少见，但家族性高胆固醇血症的研究也很有可能会为世界多数人带来有益参考。

胆固醇的主要合成地点是肝脏。胆固醇是油性的、不溶于水，而我们的血液是水性介质。油水不相容。那我们又是怎么把胆固醇从肝脏输送到全身细胞的呢？每个“家庭妇男”都知道，要想把油溶解到水里，你得使用洗涤剂。我们身体里能溶解胆固醇的“洗涤剂”就是脂蛋白。脂蛋白有很多种，通常都用它们的缩写来指称。例如最常见的，LDL 代表低密度脂蛋白，HDL 代表高密度脂蛋白。人们又把 LDL- 胆固醇称为“坏胆固醇”，因为它跟心血管疾病有关；把 HDL- 胆固醇称为“好胆固醇“，因为人们一直以来，认为它对人体有益（这个观点最近受到了质疑）。1985 年的“诺贝尔生理学或医学奖”，授予了德克萨斯大学的两位医生迈克尔 · 布朗和约瑟夫 · 戈德斯坦。他们发现，患有家族性高胆固醇血症的人，由于缺少 LDL- 脂蛋白胆固醇的受体，导致胆固醇不能正常进入细胞，于是多余的胆固醇就会沉积在动脉上，导致动脉粥样硬化。

著名的“弗雷明翰心脏研究项目”开始于 1948 年，其研究报告发表于 1965 年。报告的结论是，血清胆固醇是冠心病的主要风险因子。然而，这一结论是单纯基于流行病学的数据：高胆固醇与动脉粥样硬化的风险相关。还有另外一些令人不安的事实，至今仍在困扰我们。那就是很多患有心脏病的人，胆固醇水平都很正常，而几乎半数胆固醇偏高的人从来没有心脏病。1973 年，美国国立心肺研究所（现已改名为美国国立心肺及血液研究所）开展了一项研究，目的就是支持“心脏病与高胆固醇有关”这一观点。他们没有采用简单的、健康人群膳食与心脏病关系的研究方法。因为他们认为，除非研究对象的人数无限庞大，否则预期的研究效果将微乎其微，难以觉察。于是他们另辟蹊径，设计了新的研究方案（LRCT）。他们对心脏病高危人群使用“消胆胺”，采取药物治疗。“消胆胺”是当时常用的降低胆固醇的药物。

他们筛选了 50 万名男性（不含女性），然后选取了胆固醇指标排名在前 5% 以内的 3806 人。所有研究对象都采用特殊膳食，预计可以降低血清胆固醇 3%~8%。一半研究对象接受“消胆胺”药物治疗。平均跟踪研究时间 7 年半。该实验研究的主要结局有两种：死于冠心病或非致命性心脏病发作。

上述研究（LRCT）的结果报告，发表在 1984 年 1 月 20 日的《美国医学杂志》上。报告结论认为，药物治疗降低了血液胆固醇水平，胆固醇水平的降低与心脏病发作减少和死亡减少相关。媒体对这项研究结果的反应可以用爆炸来形容。《时代周刊》的封面文章，标题为《当心鸡蛋和黄油》，副标题为《胆固醇证明可以致命，我们的膳食将从此改变》。

但是，正如我们之前看到的那样，科学文献上的那些有所保留的信息以及那些警示事项，在经过大众媒体的传递和过滤之后，并非总是百分百不失真的，总是会发生曲解。

我们先来看看研究结果报告中的那些数据。死于心脏病的研究对象，药物治疗组有 32 人，对照组有 44 人，药物组较对照组少死亡 12 人，结果差异明显。但是除了心脏病，别忘了还有其他的死亡原因。“消胆胺”药物治疗组的总死亡人数为 68 人，对照组死亡人数为 71 人。这回结果的差异，就没有那么显著了。而且按照科学标准来说，这点误差很可能就是偶然误差。很多人心中都会闪过这种念头，药物治疗是降低了胆固醇，也可能确实挽救了一些人的生命，但也有可能由于某些未知的毒副作用夺走了另外一些人的生命。迄今为止，对于死于非心脏病人数的增加，还没有给出满意的解释。而且奇怪的很，那些额外的死亡原因不是事故，就是自杀或他杀。

那些媒体传递出来的信息就是，“你膳食中的胆固醇和脂肪含量越低，你患心脏病的风险就越低”。实际上，这些话是 LRCT 项目的研究主管巴兹尔·里夫金德所讲，《时代周刊》杂志 1984 年 3 月 26 日所引用。但 LRCT 实验不是膳食研究，而是一项药物研究。并且他们的研究对象也不是普通人群，甚至也不是正常人群。他们的研究对象是中年白人男性，平均胆固醇水平 292 毫克 / 分升，差不多是目前指南建议的三倍之多。

LRCT 项目的研究结果，再加上之前美国国立心肺研究所赞助的另外一项研究结果，如今代表着一项投资，几乎高达十亿美元的纳税人的投资。美国国立心肺研究所与此脱不了干系。1984 年 12 月 10 号，它召开了一个会议，即“协调发展促进会”，讨论如何降低胆固醇预防心脏病。专家小组给出了多项建议，其中绝大部分内容都借鉴了 LRCT 项目的研究结论。其中的一项建议是，所有美国人，2 岁到 99 岁，都应该把每天的胆固醇摄入量减少到 250~300 毫克，或者更低。我前面曾经指出过，如果按照这个标准的话，只要吃两个鸡蛋，你就大大超标了。

对上述建议的批评，很快如约而至。爱丁堡苏格兰大学的医学教授M·F·奥利佛在《柳叶刀》杂志发表文章，题为《冠心病的共识会议还是非共识会议》。洛克菲勒大学的爱德华·阿伦斯教授说，“建议应该基于客观确凿的科学事实，而不能基于信仰、热情或警示，”他还补充说，“现有的科学事实，还远远不足够。”西奈山医学院的托马斯·查莫斯教授说得更加不客气：“我认为那个专家小组昧着良心，夸大了所有数据。”

在接下来的几年时间里，美国国立心肺及血液研究所又陆续发布了几次有关高危人群胆固醇指标的明确指南。这些高危人群，指的是吸烟、糖尿病、高血压和肥胖。一次比一次低。从1988年的130毫克/分升，到2002年的100毫克/分升，再到2004年的低于70毫克/分升。那么对于没有这些风险因子的健康人群，又该如何建议呢？2013年年中，克利夫兰诊所给出了如下建议：“不论男女，不论年龄，不论有无心脏病，都应该保持一个较低的LDL-胆固醇水平，这对所有人都极为重要……建议最佳值为低于100毫克/分升。”梅奥诊所网站上给出的建议值稍微宽松一点：100~129毫克/分升。再到后来，2013年11月，美国心脏协会（AHA）和美国心脏病学会（ACC）联合发布了指南。

这是自2002年以来，美国心脏协会和美国心脏病学会对有关指南所做的首次重大修改，并且跟原来指南偏离很大。药物治疗的重点不再是胆固醇水平。实际上，也不再建议经常检测LDL-胆固醇了。相反，他们引入了风险计算器这个办法，除了胆固醇，还有很多其他指标也被纳入计算范围，比如性别、年龄、吸烟情况、家族和个人心脏病史、糖尿病、身高、体重、腰围、血压以及甘油三酯。因此，如果一个人年龄在40~75岁之间，他的心血管风险计算指标小于7.5%，那么即使他的LDL-胆固醇水平高达189毫克/分升，也不会建议他采取药物治疗。反之，如果心血管风险计算指标很高，比如那些得过脑卒中、或心脏病发作过、或有其他心血管疾病风险如心绞痛风险的人，那么不管你胆固醇的水平高低与否，都要采用大剂量药物治疗。

在讨论医学界对这个新版指南的反应之前，我们先来看一下常用的他汀类药物。我们大家对这类药物的商品名和通用名，应该都很熟悉，因为要么自己用过，要么见过广告。这些药物包括：瑞舒伐他汀、阿托伐他汀、辛伐他汀和洛伐他汀。所有这些药物的作用机制都是抑制肝脏中的一种酶，这种酶负责胆固醇的合成。这些药物的销售，一开始并不火爆，但随着临床的广泛应用以及一系列临床实验的治疗效果，这些药物逐渐赢得了医生们的信任。

美国心脏协会和美国心脏病学会的这份指南，立即引起了人们的反应，而且反应基本上都是负面的。批评意见都集中在那个风险指标计算器上。波士顿布列根和妇女医院的保罗·里德克尔和南希·库克两位医生指出，这个风险指标计算器把风险夸大了75%~150%之多，从而把成百上千万人置于终生接受他汀类药物治疗的风险之下。他们还指出，事实上几乎所有年纪大于66岁的男性和大于70岁的女性，按照那个风险计算器得出的风险因子，都会超过7.5%，即使采用最理想的风险因子来计算，也都会超过。如果按照这份新版指南，在现有的建议接受他汀类药物治疗的人群之上，还得再增加1300万人。现有的建议接受治疗的人口已经高达4300万了。

吉娜·科拉塔在《纽约时报》发表多篇文章，里面引用了克利夫兰诊所心血管治疗主任斯蒂文·尼森的话说，“这太耸人听闻了！我们需要暂停一下，要对这种方法做进一步评估。”布列根和妇女医院的心血管治疗主任彼得·利比医生说：“我们面临着严重信任灾难的包围。”斯坦福大学医学院的约翰·P·A·安尼迪斯医生在《美国医学会杂志》撰文指出，“现在还不好说，这是医学上的一项伟大成就，还是医学史上的一次大灾难。”安尼迪斯医生继续指出，编写这份新版指南的 15 名专家小组成员里面，有 8 人都与制药企业有瓜葛。（不过，要是与 2004 年的旧版指引南相比，还是要进步多了。当时的 15 位编写专家小组成员里面，有 14 人都与生产降胆固醇药物的制药企业有关系，只有 1 人与其没关系。）《美国医学会杂志》（国际版）的编辑丽塔·瑞德伯格说，“这些指南的好处都在于利好制药企业。药企是最大受益者。”

那你我该如何是好？答案当然还是，“去找你的医生”，这样你才能做到所谓的“分享型决策”。他汀类药物毕竟不是没有副作用，比如损害肝脏、引起肌肉疼痛等各种问题，增加糖尿病和白内障的风险。对于老年人来说，最大的担心还是可能造成认知能力的下降。2012 年，美国 FDA 警告说，他汀类药物可能引起记忆力缺失、健忘、失忆症以及思维混乱。很显然，对于所有药物，我们都要在其风险和效益这两者之间，做出取舍平衡。对于他汀类药物的取舍平衡，一定要做到因人而异。

套用一句临床医学的古老箴言：我们所知道的关于胆固醇的知识，有一半是错误的，但是哪一半，却不知道。如果痴迷于胆固醇的悲观一面，可能会让我们忽视一个事实，即动脉硬化是多种因素导致的疾病。如果你高血压、肥胖、糖尿病、抽烟、每天坐着不怎么动，然后仅仅是每天早晨不吃鸡蛋了，那么对最后结果，你早晚会失望。在采取药物治疗之前，不管是为了降低胆固醇，还是降低血压，都应事先加以修正那些非药理性的危险因素：戒烟；经常参加有氧和无氧锻炼；达到合适体重并能保持；采用符合抗高血压饮食和地中海饮食原则的饮食方式。

第十五章

骨质疏松

——关于破骨细胞和成骨细胞

与高血压的悄然而至一样，由骨质疏松症造成的骨质流失，一开始也是悄然无声，没有什么症状。往往都是要等到胳膊或椎骨或髋骨（胯骨）发生了骨折，人们才会意识到。斯密森学会自然历史博物馆里，展示着一具4000多年前的埃及女性骨骼，确切地显示出骨质疏松的证据——髋骨处有骨折。

由于骨质疏松的主要风险因素是年龄，之所以在古代社会很少发生这种症状，是因为很少有人能活得那么久，差不多都在出现骨质疏松症状之前就死亡了。骨质疏松情况的急剧多见，是由于医学的进步、健康水平的提高使得越来越多的人能够活得更老、活得更久。2013 年，据估计有 1500 万美国人患有骨质疏松症，每年骨折人数接近 200 万。住进护理院的老人，有四分之一都是因为骨折。花在治疗骨质疏松上面的费用也在逐年攀升，成为医疗费用增长的一个主要原因。

比金钱更重要，我们还是要从人性的角度看看骨质疏松的代价。髋骨骨折后，五分之一的人会在一年之内死亡。比这更不幸的是，有更大比例髋骨骨折的老年人，从此就会常年卧床不起了（用海因里希 · 海涅的话来说，就是“床上的坟墓”）。另外再想象一下，摔断的胳膊、坍塌的脊椎、弯腰驼背的孤老婆子，这些字眼应该能让我们真正领会到骨质疏松的悲惨后果。

在本书第六章讲维生素 D 的时候，我们讨论了佝偻病及其成人形式——软骨病。这两种症状的特点都是由于钙化不够骨头变软。佝偻病和软骨病，几乎都是由维生素 D 缺乏导致钙吸收不足造成的。而软骨病又特别不同，骨头看上去还能正常钙化，只是数量太少。严重的软骨病，稍微受压就会骨折，有时候打个喷嚏，也会导致骨折。这种疾病的病变机制，人们已经知道了很久，可是预防和治疗它的有效方法却一直没有定论。

人们很容易以为，骨骼一旦形成了就会固化，就稳定不变了。事实上，骨骼是人体最活跃的组织之一，它在我们一生当中不断地在进行着重构。成骨细胞负责建造骨骼，破骨细胞负责破坏骨骼。理想状态下，这两者达到平衡。该平衡受到多种因素影响，包括睾酮、雌激素和甲状旁腺激素。失去平衡之后，比如绝经期雌激素分泌不足，破骨细胞占了上风，造成骨质流失，就可能发生骨折。

在“第二次世界大战”以前，研究骨质疏松的人，往往容易把原因归结为饮食中缺钙。这种解释未免过于简单，在当时，就有人不同意这种看法。1941年5月31日那期的《美国医学会杂志》发表了一个新鲜观点。文章作者是麻省总医院的富勒·奥尔布赖特、派翠西·史密斯以及安娜·理查德森三位医生，文章的标题是《绝经后骨质疏松的临床表现》。

奥尔布莱特医生及其同事，一开始就“想尽可能地排除掉膳食因素的影响”。因为她们知道，南非班图地区的人，虽然钙的摄入量还不及今天美国建议摄入量的十分之一，但骨质疏松症和髋骨骨折的发病率却非常之低。于是，她们把重点放在了这个事实上：女性骨质疏松要比男性常见，在摘除卵巢或绝经之后出现骨质疏松。那这是否意味着，雌激素的相对不足或完全缺失才是骨质疏松的主要根源呢？

“第二次世界大战”之后的十年里，雌激素假说逐渐深入了美国医生的思想。骨质疏松，被认为是一种非常简单的、由雌激素缺乏所导致的疾病，并可简单地通过给绝经后妇女补充雌激素来加以预防。再加上我前面讲过的，很多美国医生都认为，采用雌激素替代疗法，不但可以缓解女性老年化方面的一些苦恼症状，预防骨质疏松，而且还能减少心脏病的发病率。于是就有了前面我所说的那个所谓的“女性保健计划”，也就有了那些与初衷相反的研究结果：雌激素替代疗法增加了心脏病、脑卒中、血栓和乳腺癌的风险。不过，在权衡风险和收益之后，现在仍建议那些骨质疏松高危人群接受雌激素治疗，但用药剂量要尽可能小，用药时间要尽可能短。

诊断骨质疏松的依据是，通过双能X线骨密度吸收测定法（DXA）来测量骨密度（BMD）。美国国家骨质疏松基金会建议，65岁以上的女性都要测量骨密度，男性可以等到70岁再测。不过，如果已经发生了骨折、或有家族病史、或出现了一种或多种其他风险因子，则就要尽早做骨密度测定。其中最主要的风险因子有：吸烟（又一个戒烟的理由！）、酗酒以及用皮质类固醇治疗发炎性疾病。这些发炎性疾病包括类风湿性关节炎、慢性阻碍性肺炎和炎症性肠病。还有，我们的基因也很重要。人们长期以来就知道，非裔黑人比白人的骨头要结实。虽然白人和黑人都会随着年纪增长，而出现骨质流失，但黑人由于骨质疏松导致骨折的风险要低很多。实际上，白人女性髋骨骨折的风险是黑人男性的五倍。

目前还没有什么好方法，既能预防又能治愈骨质疏松。话虽如此，我们还是有几件事可以做的。

儿童时期、青年时期和成年早期，骨质生长最旺盛，在这些期间打下的骨骼基础，要承受我们的身体一辈子。骨质增长在20多岁达到顶峰。在这些期间，摄入足够而又不超量的维生素D和钙是最好的。还有，与保持其他方面的健康一样，锻炼身体对骨质疏松的作用也同样重要。弗雷德里克·德特尔及其同事们，在2013年发表了一项研究报告。他们研究了瑞士学龄儿童后发现，把瑞士学校的标准锻炼时间由每周 60 分钟增加到每周 200 分钟之后，孩子们的骨密度得到显著提高。研究开始的时候，这些孩子们的年龄为 6~9 岁，男孩女孩都有，一直跟踪研究了五年。

> 虽然维生素 D 和钙能预防骨质疏松的这种说法还有待证实，但目前仍建议，70 岁以上的男性和女性都要把维生素 D 的摄入量提高到 800 国际单位，相对年轻的成年人，建议每天 600 国际单位。建议所有 50 岁以上女性，钙的摄入量增加到每天 1200 毫克，无论钙的来源如何，当然最好是来自膳食。对于男性，可以等到 70 岁以后，再开始提高钙的摄入量。

不过，正如我在前面第六章的 15 节和 18 节所指出的那样，不管是补钙还是补维生素 D，如果过量就都会有风险。如果确实需要补充的话，对维生素 D 和钙的补充剂产品也要多加小心，肯定不是越多越好。更不能吸烟和酗酒。女性在绝经的时候，都要去看下医生，咨询一下是否需要使用雌激素替代疗法。对于有明显骨质疏松家族史或有其他风险因素的人来说，雌激素替代疗法或许是一种明智的选择。

在第四章和第五章我们已经知道，如果不活动，肌肉就会萎缩，活动拉伸，肌肉就会生长。骨骼对活动的反应原理一样。骨骼的这种非凡特性，是由于成骨细胞的前体细胞与神经元细胞相同。就像神经元细胞一样，成骨细胞能伸出很长的突触，其作用就是感知由肌肉收缩和地球引力所带来的骨骼压力。

创伤后骨质疏松症这个术语，首次出现在一百多年前的医学文献中。这种现象指的是，身体缺乏活动导致骨质流失。因伤肌肉麻痹或有小儿麻痹的人，就会出现骨质流失，同时肌肉萎缩。由于太空失重，宇航员的钙流失也肯定大于钙摄入。不管我们对太空失重和肌肉麻痹这些现象感到多么无法理解，我们身体骨骼对这两种情形的反应却是极其自然的。你钙摄入再多，如果没有压力，骨头也无法形成。因此也就不难理解，为什么钙补充剂不能预防由于缺少活动导致的骨质流失。但是，如果因缺少压力导致骨骼比正常纤弱的话，那么施加更大压力是否就可以让它变得粗壮呢？这个问题问得很有道理，这个问题的答案看上去也很有道理。我们的希望也在这里，希望某种形式的活动锻炼，可以预防乃至逆转骨质疏松症。

有一个简单办法，可以用来评估锻炼身体对于骨密度的作用，那就是拿运动员和非运动员做个比较。瑞典隆德大学的两位医生博·尼尔森和尼尔斯·韦斯特林，就首次进行了这样一个比较研究，这成为后来类似研究的参考模板。他们的研究对象，包括 64 名运动员和 39 名健康男性，后者作为对照组。每个研究对象，都测量股骨密度。运动员中有举重运动员、赛跑运动员、足球运动员和游泳运动员，其中有 9 人曾代表瑞典参加过国际比赛。对照组，又分为经常运动的和不经常运动的两组。

尼尔森和韦斯特林的研究结果无疑支持锻炼可以增加骨密度这种观点。从整体上看，国际级运动员的骨密度是不运动的对照组的一倍半多。不过，这项研究的一个更重要结果还在于“非运动员健康男性”的锻炼效果。研究发现，经常锻炼的普通男性骨密度要比不锻炼的人高 21%，而且仅比那些参加国际比赛的顶级运动员低 18%。实际上，经常锻炼的普通人与国际级赛跑、足球和游泳运动员的骨密度在统计学上并不存在明显差别。

尼尔森和韦斯特林于 1971 年发表了他们的研究结果报告。在当时，我信心十足地认为，锻炼身体可以预防甚至扭转骨质疏松的这个假说，在十年之内就会得到证实。哎，可是 40 多年过去了，这个问题还没有得到令人满意的结论。很多研究确实表明，骨密度可以通过锻炼来提高，但骨密度仅仅是一个替代性指标，我们真正想要知道的是骨折发生率是否降低了。2013 年，德国埃朗根大学医学物理学研究所的沃尔夫冈·克姆勒教授及其同事们，在总结评估了过去 30 年里的多个研究结论之后，已经接近于给出一个确切的答案了。锻炼确实能够明显减少各种骨折的发生，尤其是椎骨骨折。

还没有绝对证据说明，锻炼可以减少髋骨骨折。眼下我不想去理会这事。就假定锻炼身体是件好事，我来说说，我们应该选择哪种锻炼方式。实际上，我在前面第四、第五两章所讲的有氧锻炼和无氧锻炼都适用。这里我要强调一下力量锻炼。力量锻炼的强度要适中，一开始就要在正规的指导下锻炼。在力量锻炼中，不要去效仿那些举重运动员在比赛中咬紧牙关用尽全力去举起重量，就像你进行有氧锻炼也不要去学那些自虐狂一般的超级马拉松运动员一样。不过，有氧和无氧两种运动，你都要定期做。对那些自制力强的人，每周 7 天有氧锻炼，隔 1 天力量锻炼。对那些自制力不太强的人，每周也要至少两次锻炼，有氧和力量。

如果你打算开始并坚持体育锻炼来增强骨密度、减少骨质疏松可能导致的骨折，那么关键的一点就是，你要选择好一种你喜欢并能坚持下去很多年的锻炼方式。从常说的所谓“高强度举重锻炼”的角度来看，爬山、大运动量舞蹈以及网球等这些方式，与跑步和高强度有氧等更正式的方式同样有益。还可以再简单一点，只要有机会，你就别做电梯，去爬爬楼梯，也同样对身体有益处。不过还要再说一遍，锻炼时仍然要遵守在第五章中所讲的强度和时长原则（过度锻炼对膝关节有损伤）。最后说一句，关于身体平衡。力量锻炼和有氧锻炼可以改善身体的平衡能力。但是随着年龄增长，采取一些更正式的锻炼方法才是上策。我前面曾经建议过使用平衡板。实际上，打太极拳和练瑜伽也都有助于锻炼平衡能力。

既然锻炼对骨骼有好处，那么是否锻炼得越多，骨质疏松的风险就越低呢？不是的！虽然这种说法听起来有点像弯弯绕，但却很有意思。人类的进化，似乎在很久以前，就给女性身体植入了相应的措施，世道艰难时期，就不让她们怀孕。一百万年前，还没有失业率或贫困线等说法，大自然就用身体脂肪成分所占比例来作为世道是否艰难的晴雨表。当女性身体脂肪比例下降到某个水平就不怀孕、不排卵、不来月经。

很多女性可能会觉得，不来月经是好事儿啊。不幸的是，脂肪过低就等同于内分泌学上的过早绝经。而反过来，过早绝经又会加速骨质流失。如果锻炼能够增加骨密度，而身体脂肪的过度减少也间接降低骨密度，那么合适的平衡点又在哪里呢？一个女性如何才能知道她是否已经到达了极限呢？这些问题的答案还不十分清楚。也许最好的观测指标就是月经是否规律或者有没有绝经。经常锻炼的节食女性永远不会达到那个极限。不过另一方面，据说美国西海岸某大学的女子越野长跑队员们都已绝经十年了。还有，关于各种饮食失调包括厌食症也能导致骨质流失的文献记载也有很多。所有女性，都应该在高水平的体育训练或想拥有时装模特那种苗条身材与伤害自己身体骨骼之间做到平衡。关于我们身体骨骼，我想借用一下“布鲁明·戴尔法则”，但要把它改动一下，变成：钱越多越好，但人太瘦不行。（译者注：这个法则的原话是，钱越多越好，人越瘦越美。）

我在这里用了“我们”的字眼，是因为有些证据表明，男性也会有类似的脂肪偏低导致的骨质流失现象。

在过去多年里，人们尝试了多种化学手段来治疗肥胖，但都没有什么结果。但今天人们发现，有那么几种药物对预防骨折会多多少少有那么一点效果。但跟很多药物一样，它们都有严重的副作用，需要严格评估治疗风险与获益。举个例子，比如二膦酸盐类药物，很多美国人熟悉的是“骨维壮”。

“骨维壮”于2003年被首次批准，并在著名演员莎莉·菲尔德的宣传下得以迅速普及。莎莉曾是两届“奥斯卡奖”得主，自称“绝经并患有骨质疏松”。她在电视报纸等媒体上，为“骨维壮”做广告代言。“骨维壮”的生产商声称，“服用‘骨维壮’一年之后，十分之九的女性都治好了骨质疏松。”从2005~2009年，“骨维壮”及同类药物的处方量达到了1.5亿个。然而，从2010年开始，FDA强制要求药厂发布广告，并登载以下更正声明:“重要修正：没有证据表明‘骨维壮’治好了十分之九女性的骨质疏松。‘骨维壮’也不能治愈绝经后骨质疏松症……‘骨维壮’的功效还有待观察。”

在早些时候，FDA已经发出过警告，使用“骨维壮”会出现严重的骨痛、关节痛以及肌肉痛，有时甚至会使人完全失去能力。FDA的监管措施和警告再加上越来越多大众认识到，二膦酸盐类药物具有令颌骨骨折和股骨骨折恶化的两种罕见后果，因此也就不奇怪，在2008~2011年期间，“骨维壮”的销量下降了75%。不过，现在人们的一致意见是，二膦酸盐类药物在高危髋骨骨折人群的治疗上仍有一定作用。除了“骨维壮”，这类的药物还有：唑来膦酸盐、阿伦膦酸盐和利塞膦酸盐。

2010年，FDA批准了“普罗利亚”（地诺塞麦），这是另一种药物，它可以代替“骨维壮”。跟“骨维壮”一样，这个药物的广告代言人也是一位女演员，叫布莱思·丹纳。布莱思的广告用语是，“我和我的医生，都选择普罗利亚”，并且建议“想用‘普罗利亚’的话，就去找你的医生吧”。“普罗利亚”通过调节成骨细胞与破骨细胞之间的平衡来发挥作用，但它的作用机制与二膦酸盐类药物有些不同。遗憾的是，“普罗利亚”也有多种潜在副作用，包括抑制免疫系统而可能引起致命感染。而且与“骨维壮”一样，“普罗利亚”也会使颌骨骨折和股骨骨折恶化。不过，因为二膦酸盐类药物的名声已经不好，再加上人们对新鲜事物的好奇，可以预见，到2015年，“普洛利亚”的销量将达到40亿美元。至于“普罗利亚”及其后来者们的功效，与“骨维壮”相比到底有哪些优点，我们还要拭目以待。

与我们前面讨论过的疼痛、痴呆症、癌症以及心血管疾病一样，骨质疏松也是一种老年常见症状，年纪越大，发病率越高。所有这些症状，目前我们都无法做到彻底预防，但我们能够减少它们发病的可能性。对骨质疏松来说，大家都很熟悉的简单的预防方法包括：充足的营养、尤其是饮食中的维生素D和钙、合理的体重、少量饮酒或戒酒、不吸烟、各种体育锻炼，尤其是针对骨骼的锻炼。

第十六章

最后的乐章

——死亡与尊严

"死亡与尊严"，原是一篇文章的标题，发表于1991年3月7日《新英格兰医学杂志》。该文章的作者为提莫西·奎尔，他是纽约罗切斯特市杰纳西医院的一位主治医生。

奎尔医生在文章中讲述了陪伴45岁的女患者戴安走完生命最后一程，在患者痛苦的时候，帮助她使用了镇静药物。患者死亡后，奎尔医生告知验尸官死亡原因是急性白血病，这是戴安几个月前的诊断结论。奎尔医生的文章在当时是一个不折不扣的大胆坦白，因为在纽约州，如果一个人被指控协助他人自杀是要被判刑十年到十五年的（大陪审团最终并没有给奎尔医生定罪）。

奎尔医生当然不是第一个提倡或者参与协助绝症患者死亡的医生。西格蒙德·弗洛伊德之死和英王乔治五世之死，都是在医生协助下进行的，而且也都早于奎尔医生。然而，作为一名受人尊敬的医生和临终关怀项目的前主任，奎尔医生明显有别于杰克·凯沃尔基安。杰克·凯沃尔基安是一位密歇根州的病理学家，人称“死亡医生”。奎尔医生也有别于德里克·亨弗里先生。亨弗里不是医生，而是一本畅销书的作家。他在自己的书中，给出了18种处方药的致命剂量。

亨弗里先生承认，曾经帮助三位家庭成员自杀，其中包括他的前妻。相反，奎尔医生代表的是医学界倡导协助某些人死亡的合理声音。在戴安死后的21年，奎尔医生这样写道:“……尽管接受了最先进的姑息治疗，还是有一小部分患者会遭受难以忍受的痛苦，这其中有些患者又希望医生能够帮他们减轻最后一程的痛苦。医生们应该去寻找伤害最小的有效办法去回应那些无法忍受的要命痛苦，并尊重所有过程参与者的价值观。”

首先，我们来理一理有关的术语定义。先来看看什么叫自杀，自杀就是主动、故意结束自己生命的行为。安乐死一词，来源于希腊语，意思是“死的轻松”，安乐死指的是出于人道主义理由杀死一个绝症患者。荷兰在2002年开始，就把安乐死合法化了。安乐死在荷兰还有更加精确的定义：根据患者的请求，采用致命药物、由医生执行、目的明确、结束患者生命的方法。在荷兰，安乐死与“医生协助死亡”是两个概念，虽然医生协助自杀也是合法的。后者的定义是：医生开方知情，患者自行使用致命药物。在美国的部分地区，法律所允许的就是这种“医生协助死亡”。

我请大家考虑两种自杀情形。一种是看起来愚蠢的、也是大部分人都难以理解的自杀行为；另外一种是理性思考的结果。我自从成年开始，就知道华莱士·休姆·卡罗瑟斯这个人，那时候他是个化学家。他的自杀，就是第一种自杀形式的最好例子。当年，卡罗瑟斯师从美国几位最著名的化学家，并于1924年获得博士学位。他先是在哈佛大学和伊利诺伊大学进行学术研究工作，后来加入了杜邦公司的实验室。在杜邦公司，他和同事们一起做出了多项发明。他们的这些发明促成了合成橡胶的首次发明，因此也就有了后来的尼龙。尼龙是一种真正革命意义上的纤维。他在1936年当选为美国科学院院士，这对当时工业界的科学家来说实为一项殊荣。当选院士两个月之后，他与本公司的一位女同事结了婚，妻子也是一位化学家。

结婚后第一年，1937年4月29日，在他41岁生日后的两天，也是在他的女儿简出生前的七个月，卡罗瑟斯博士在费城的一家旅馆里用氰化物结束了自己的生命。毕竟是化学家，他是用柠檬汁把毒药喝下去的，因为他知道酸性环境可以让毒药更快地吸收。现在回头看，很明显，卡罗瑟斯博士当时正挣扎于一种内源性抑郁症的痛苦之中。这是一种史无前例的疾病，在当时还没有治疗这种症状的药物。

虽然今天人们在信心满满地谈论着，化学物质的失衡、多巴胺和血清素这类神经递质的紊乱以及有了几种药效一般的药物，但是像卡罗瑟斯博士所患的那种内源性抑郁症所导致的自杀原因，仍然是一个谜。与痛苦的内源性抑郁症所导致的自杀，形成鲜明对照的是，一个认知和心理都健全的人所做出的理性自杀行为。这方面的例子有很多，下面我就给出其中的四个。

美国海军军校学生的教育都是从介绍海军英雄人物事迹开始。因此，在 20 世纪 50 年代，我在海军军校里知道了约翰保罗琼、戴维·法拉格特、詹姆斯·劳伦斯还有很多其他英雄。我也知道了，在“第二次世界大战”中，有一位小切斯特·尼米兹，他是美国海军五星上将老切斯特·尼米兹的儿子。老尼米兹当时是太平洋盟军总司令，也是击败日本海军的主要指挥者。1944 年 8 月，小尼米兹作为指挥官，率领美国潜艇“驼背大马哈鱼号”在中国南海进行第七次战斗巡逻。在这次巡逻任务中，小尼米兹击沉了两艘日本驱逐舰，这为他赢得了不朽的荣誉和海军十字勋章。驱逐舰是潜艇的主要攻击目标。另外，也是在本次巡逻任务中，“驼背大马哈鱼号”，还重伤了一艘日本驱逐舰，击沉了累积吨位达 17 000 吨的多条日本商船。从“第二次世界大战”和“朝鲜战争”退役后，小尼米兹将军又开始了一个不同凡响、长达 23 年的经商生涯，最后做到了铂金埃尔默公司首席执行官的高位。

2002 年 1 月 2 日，小切斯特·尼米兹和结婚 63 年的太太琼·尼米兹用过量的安眠药双双结束了各自的生命。他们俩去世年龄，分别是 86 岁和 89 岁。正如以前一样，小尼米兹将军什么事都要自己做主。他之所以要等到这一天离世，是出于给自己儿孙们遗产税方面的考虑。这是新的遗产税法实行的第一年的第一天。他在留下的便签上，这样写道：

> 我们的决定是经过长期考虑作出的，是深思熟虑的，并非仓促行事。我们俩的精神也都很正常。我们是清醒的、理性的、故意的，是出于我们自己的自由意志，在今天采取行动结束生命。主要原因就是年纪太大，身体受限，多有不便，影响生活质量，视力模糊，骨质疏松，腰疼腿疼胳膊疼，全身骨头疼。

我们很多人年老时的一个担心就是生活无法自控。小尼米兹夫妇自杀后，记者萨拉·里默在《纽约时报》发表文章，其中引用了小尼米兹太太妹妹琼说的话："他们俩无论如何不想看到，在自己最后的日子里，在医院里，完全听由仪器维生。"

莫里斯·查菲茨 1948 年学医毕业，然后在哈佛医学院精神科实习。住院实习期结束后，他当时能够找到的唯一工作，就是在一家新成立的政府资助的酗酒治疗中心做医疗主任。一开始，他对这份工作毫无热情，但是很快就意识到错了。用他自己的话说，"这是由于我自己的偏见，加上别人的偏见。"后来成立的美国国立防止酒精滥用与酒精中毒研究所，莫里斯就是促成此事的一位先驱者。1970 年，他被任命为该研究所的首任所长。

莫里斯和玛丽安结婚于 1946 年。65 年后，妻子玛丽安，在马里兰州贝塞斯达的一家护理院去世，享年 86 岁。妻子去世后的第二天一早，莫里斯就把三个儿子叫了过来，跟孩子们说，他自己也不想活了，他当时 87 岁。用他多本书的合作作者丹尼尔·鲍威尔的话来说，"莫里斯的生活中不能没有玛丽安。他肯定不想活了，结果他还真就去死了。"莫里斯与玛丽安的故事，虽然男女角色刚好对调，但还是让我不禁联想到了三个世纪前，亨利·沃顿爵士为她侄媳妇所写的那个墓志铭，《悼念阿尔伯特·莫顿爵士的妻子》：

亡夫先她而去。
她曾试着，
一个人，
努力让生活继续。
可她无法做到。
悲苦孤寂，
让她不久也追随先夫而去。
（译者注：亨利·沃顿爵士，英国作家、外交家；阿尔伯特·莫顿，亨利·沃顿的侄子，也是英国外交家。）

我要给大家讲的最后两例“理性自杀”，都发生在俄勒冈州。俄勒冈州有一个法律，叫做“死亡尊严法”，生效于1997年11月。这项法律允许患了绝症的俄勒刚州成年居民，通过医生处方获得致命剂量的药物，通常是巴比妥类药物。到2011年，一共开出了935个这样处方，共有596人死去。这其中的大部分使用者都受过良好教育，有医疗保险，得了癌症，而且都年纪较大。2011年，选择这种死法的年龄中位数是70岁。超过95%的人都得到了临终关怀，几乎95%的人都是在家中死去。

要想参加俄勒冈州的这种做法，我只需填一张表格，表格的名称叫“以人道和有尊严的方式结束生命的药物申请表”。在表格里我要写明我得了哪种绝症、我是否已经把这个决定通知了家人、我完全明白我所做决定的后果、我有权撤回这个申请、我自愿提出这个申请。我的申请签字需要有两人做见证，其中一人既不能是我的亲戚，也不能是我任何财产的继承人。主治医生还要填一份附属表格，以证实我是至少相隔了15天提出了两次申请、我的生命时间只剩不到六个月、我是自愿的、我没有精神疾病、我是俄勒冈州居民等一大堆内容。

40年前，一位俄勒冈州医生彼得·古德温协助了一位绝症患者死亡。跟罗切斯特的奎尔医生情形一样，他这样做也是冒着坐牢和丢掉医生饭碗的风险。幸运的是他的行为，只有患者以及患者妻子知道。后来古德温医生积极倡导这种做法，并最终促成了俄勒冈州的《死亡尊严法》。稍有讽刺意味的是，正是该部法律也允许了古德温医生在2012年3月11日结束了自己的生命。他是在妻子和四个子女的陪伴下这样做的。

在最后一次接受《时代周刊》特约编辑贝琳达·勒斯科姆采访时，古德温医生描述了他的痛苦。那是一种不断恶化的神经疾病，他丧失了大部分肌肉自主功能，这种疾病很快就会夺走他的生命。到那时，他的境况会更加悲惨。古德温医生说，他的做法与那些“典型自杀”行为不同，这也正是他想明确指出的。他说:“典型自杀是冲动的、暴力的、而且几乎总是自己一个人偷偷干的。相反，我的做法是在家庭支持下，经过了深思熟虑。这是一种温柔的死法。”他还说，“作为医生，他们所接受的教育，就是治疗，治疗，没完没了地治疗！……你很难让一个医生放弃给你治疗……医生们的死法与大部分患者的死法不同，他们才不想做了大量化疗之后再去死。他们都有自己的招儿，有自己的‘出路’。”俄勒冈州的《死亡尊严法》以及其他一些州的类似法律，如华盛顿州、佛蒙特州、蒙大拿州等，也都给不是医生的人提供了这种“出路”。

对于那些还没有想好是否要按照《死亡尊严法》去做的人，或者居住所在的州还在等大家投票去进行类似立法的人，我建议你们去看一部HBO的纪录片，叫《如何在俄勒冈州死去》（我是在网飞

（NetFlix）上看的）。片子的导演是彼得·理查德森，他跟踪拍摄了好几个利用这部法律的人。

这部片子的很大部分内容讲述了一位叫做科迪·柯蒂斯的俄勒冈州居民，她当年 52 岁。2007 年“圣诞节”刚过两天，她得知自己患了肝癌。做了手术，切除了肿瘤，但很快她就得知自己命不久矣。柯蒂斯意识到，在大限来临之际，“她将闭上双眼，让灵魂慢慢飘走。”她给自己开好了司可巴比妥，放在身边，随时准备用上。尽管疾病不断恶化，但是这位可爱、通达、健谈的女士一直保持了尊严和乐观。但上天是残酷的。2009 年 11 月，在确诊后差不多两年整，疼痛发作越来越频繁之际，她决定按原计划实施。2009 年 12 月 7 日，在丈夫、两个孩子还有医生的陪伴下，科迪·柯蒂斯在自己家中安详离去。我的叙述不足以再现她的故事，也不如电影来得震撼。你们最好还是自己去看看。

基督教教义认为，自杀在道德上是错误行为。圣·奥古斯汀就明确指出，自杀是一种不可宽恕的罪过，必然要受到诅咒下地狱。圣·托马斯阿奎那后来又指出，自杀作为罪过有三个原因：一，自杀有悖于大自然的自爱精神，大自然的初衷是要保护我们；二，自杀有害于整个社会群体；三，自杀违背了我们对上帝的责任，因为只有上帝才能决定我们的阳寿。很显然，不管是奥古斯汀还是阿奎那，他们都没能预测到肾透析、饲管营养技术、呼吸机、心脏起搏器以及其他各种 21 世纪的神奇发明。现在的重症监护室，能让人在失去意识之后还能继续维持生命体征。当然作为一个美国人，我尊重利用一切可能的技术手段不惜代价延续生命的权利，只要医疗费用来源正当不偏不倚，不影响别人的医疗服务，不损害整个社会的共同利益。

丹尼尔·格林伯格多年以前就说过，越来越多的人开始热衷于计划死亡。我必须承认，我自己也应该做一下这方面的计划，但我却做得远远不够。说到医生协助终结生命这一点，荷兰最高法院前法官、著名法律学者、赫伊伯特·德利英先生的话恰好说出了我的心声：

> “在我看来，如果到了自己认为合适的时候，能有一种自己可以接受的方式来结束自己的生命，很多老年人的心里都会感到踏实……我不确定到时候能我是否能这样做，因为我不够勇敢……”

说完这段话13年后，德利英法官在睡梦中仙逝，享年87岁。他因此也就无需再纠结自己是否该采取安乐死方案了。不过，正如德利英法官所期待的那样，我也期待将来能有一天，所有那些希望在医疗减轻痛苦协助之下了却残生的人们，都能够如愿以偿。

致谢

我要感谢的人有很多。布法罗大学卫生科学图书馆的职员们为我提供了很多帮助，在此我无法一一列出他们的名字。该图书馆馆藏文献极为丰富，我在那里度过了许多愉快的阅读时光。本书的基本框架，就得益于那些阅读收获。电子版文献很便捷，省去了我老跑图书馆的麻烦，但也减少了我与馆员们当面交流的机会，很是遗憾。我所参阅的那些医学文献是众多科学家、医生以及学者们集体智慧的结晶，其中有些文献我列出了名单，但还有更多文献，我未能一一列出，对这些文献作者，我都心怀感念。

我在布法罗大学医学及生物医学院药理学和毒理学系的同事们，也在很多方面给我提供了帮助。我要特别感谢我的系主任玛格丽特 · 杜伯科维奇博士，她为我提供了非常给力的写作环境。我还要感谢艾伦 · 雷纳德博士、穆瑞儿 · 多特梅尔霍夫博士、理查德 · 拉宾博士、李俊旭博士、弗雷瑟 · 西姆博士、斯科特 · 赫斯里博士以及鲁西 · 马斯特兰德烈博士等朋友，他们阅读了本书部分手稿，并给出了各自的意见和建议。如果本书有事实或理解上的偏差，均归我本人负责。另外，我的几个孩子，小杰拉德、科特和杰西卡，也都对本书提出了很多建设性意见，我也要感谢他们。我要特别感谢我的大女儿安妮，她通读了本书全部手稿，并且给出了相应意见。谨将本书献给我的妻子芭芭拉，我们俩休戚与共 54 载，她永远是我努力前行的动力源泉。

图书在版编目（CIP）数据

优雅老去：你的前 100 岁健康指南 /（美）杰罗尔德·温特（Jerrold Winter）著；阎少华译．—北京：人民卫生出版社，2019
ISBN 978-7-117-28372-4

Ⅰ. ①优… Ⅱ. ①杰… ②阎… Ⅲ. ①保健－指南
Ⅳ. ①R161-62

中国版本图书馆 CIP 数据核字（2019）第 072378 号

人卫智网 www.ipmph.com 医学教育、学术、考试、健康，购书智慧智能综合服务平台
人卫官网 www.pmph.com 人卫官方资讯发布平台

优雅老去：你的前 100 岁健康指南

策　　划　周　宁
整体设计　尹　岩　赵　丽
译　　者　阎少华
出版发行　人民卫生出版社（中继线 010-59780011）
地　　址　北京市朝阳区潘家园南里 19 号
邮　　编　100021
E - mail　pmph @ pmph.com
购书热线　010-59787592　010-59787584　010-65264830

印　　刷　北京盛通印刷股份有限公司
经　　销　新华书店
开　　本　710 × 1000　1/16　印张：23.5
字　　数　293 千字
版　　次　2019 年 6 月第 1 版　2020 年 10月第 1 版第 5 次印刷
标准书号　ISBN 978-7-117-28372-4
定　　价　59.00 元

打击盗版举报电话：010-59787491　E-mail：WQ @ pmph.com
（凡属印装质量问题请与本社市场营销中心联系退换）